理学療法実践レクチャー

栄養・嚥下理学療法

吉田 剛 監修
山田 実 編集

医歯薬出版株式会社

This book was originally published in Japanese
under the title of :

Rigakuryouhou Jissen Rekucha Eiyou・Enge Rigakuryouhou
(Practice Lecture of Physical Therapy Nutrition & Swallowing Physical Therapy)

Chief Editor :
Yoshida, Tsuyoshi
  Professor, Department of Physical Therapy,
  Takasaki University of Health and Welfare

© 2018 1st ed.

ISHIYAKU PUBLISHERS, INC.
  7-10, Honkomagome 1 chome, Bunkyo-ku,
  Tokyo 113-8612, Japan

序

 超高齢社会において健康寿命を延伸するためには，心身の活動を支える基本となる栄養が大切であり，それを保証する嚥下機能の重要性も一般に認識されてきています．地域で行われている予防活動のなかでも，ロコモ予防や認知症予防と並んで，栄養と口腔・嚥下機能が啓発すべき4本柱のなかに取り上げられています．

 また，リハビリテーション医療において回復を阻害する大きな因子として，低栄養や誤嚥性肺炎があります．低栄養に対して積極的なリハビリテーション栄養を行う過程で，栄養状態に見合った運動処方や活動量に関する情報提供など，栄養理学療法が果たす役割は重要です．また，摂食嚥下リハビリテーションチームにおいて，誤嚥性肺炎に対する予防，姿勢や呼吸調整などの役割について嚥下理学療法への期待が大きくなっています．

 すべての理学療法対象者にとって栄養状態の把握は，リスク管理の観点から必ずチェックすべきバイタルサインであり，運動療法の成否を決める重要な要素です．また，口腔・嚥下機能は，頸部・体幹機能がベースとなり，座位機能の影響を大きく受けて，フレイルにもつながる基本的生命維持機能の一つです．

 しかし，これまでの理学療法教育のなかでは，栄養と嚥下を基本的理学療法の一つとして取り扱ってはきませんでした．この数年でリハビリテーション栄養のなかでの理学療法士の役割を認識し，日本リハビリテーション栄養学会のなかで活躍する理学療法士も増えてきています．また，摂食嚥下リハビリテーションのなかで新たな視点で理学療法士の役割を模索する理学療法士の活躍がみられています．

 本書は，栄養・嚥下理学療法にとって初めてのテキストです．3年前に日本理学療法士学会のなかに新設された「栄養・嚥下理学療法部門」の運営幹事メンバーが中心となり，栄養・嚥下理学療法の土台を作ろうと本書の企画に取り組みました．目の前の対象者に対応する臨床家のために，また2020年から始まる指定規則の改定に対応して，理学療法教育の場で使えるように心がけて作りました．

 本書のなかでは，「訓練」という用語は極力使用しないように統一しましたが，すでに摂食嚥下リハビリテーションのなかで一般的に使用されている用語については，そのまま用いている箇所があります．これも学際領域ゆえのことですが，これからの活動のなかで理学療法士はこれらにも意識していく必要があると思います．

 これから本書を通して，栄養・嚥下理学療法分野の基本的知識を身につけ，その裾野を広げ，皆でエビデンスを構築し，対象者の栄養・嚥下の問題に取り組む力を高めて，フレイル，サルコペニア，誤嚥性肺炎の予防に貢献していくことが期待されています．また，本書を手にとってご覧いただく多職種の方には，理学療法士が栄養・嚥下に対してどのような視点をもって，チームのなかでどのような役割を果たせるのかを再認識していただき，チームの一員としてその役割を与えていただくきっかけとなれば幸いです．

 最後に，本書の企画・発刊にご協力いただいた栄養・嚥下理学療法部門の運営幹事の先生方，そのなかでも編集の労をお取りいただきました山田実先生，および医歯薬出版の塚本あさ子さん，そしてタイトな締め切りのなかご執筆いただきましたすべての執筆者の先生方に感謝いたします．

2018年9月

監修者
栄養・嚥下理学療法部門代表運営幹事　吉田　剛

〈日本栄養・嚥下理学療法部門　運営幹事（2015年～）〉
吉田　剛（代表運営幹事）
山田　実
小泉　千秋
髙橋　浩平
南谷　さつき
中島　活弥

本書は，本部門の運営幹事（2015年～）の協力を得て発行した．

〈執筆者一覧〉

●監　修
吉田　剛　　高崎健康福祉大学保健医療学部理学療法学科

●編　集
山田　実　　筑波大学大学院人間総合科学研究科

●執筆（執筆順）

吉田　剛	監修に同じ
高橋浩平	田村外科病院リハビリテーション科
渡邉直子	横浜市立大学附属市民総合医療センターリハビリテーション部
若林秀隆	横浜市立大学附属市民総合医療センターリハビリテーション科
吉岡明美	埼玉県立小児医療センター保健発達部
中本亮二	ユニバース株式会社
宮崎慎二郎	KKR高松病院リハビリテーションセンター
山田　実	編集に同じ
大隈　統	武蔵台病院リハビリテーション課
中島活弥	藤沢湘南台病院リハビリテーション科
備瀬隆広	熊本リハビリテーション病院理学療法科
吉松竜貴	東京工科大学医療保健学部理学療法学科
吉田貞夫	ちゅうざん病院副院長／金城大学客員教授
三枝英人	東京女子医科大学附属八千代医療センター耳鼻咽喉科・小児耳鼻咽喉科
内田　学	東京医療学院大学保健医療学部リハビリテーション学科理学療法学専攻
新屋順子	浜松医療センターリハビリテーション技術科
神津　玲	長崎大学大学院医歯薬学総合研究科内部障害リハビリテーション学
黒川洋明	島田療育センターはちおうじリハビリテーション科
田上裕記	足助病院リハビリテーション技術科
小泉千秋	神奈川リハビリテーション病院理学療法科
鈴木典子	みえ呼吸嚥下リハビリクリニック
南谷さつき	株式会社gene訪問看護事業部門訪問看護ステーション仁 春日井

理学療法実践レクチャー
栄養・嚥下理学療法

目 次

序 iii

栄養理学療法編

プロローグ　栄養理学療法とは　高橋浩平　………………………………………………………… 2
1 栄養障害（低栄養，過栄養）と理学療法／2 栄養管理における理学療法の重要性／
3 栄養理学療法とは何か？：理論的研究による定義化／4 栄養理学療法の有用性

第1章　栄養理学療法に必要な栄養の基礎知識　渡邉直子　若林秀隆　……………… 8
1 各栄養素の消化と代謝／2 健康維持に必要な栄養の理解／
3 栄養量の考え方／4 低栄養と過栄養

第2章　栄養理学療法のポイント　高橋浩平　……………………………………………… 21
1 栄養理学療法評価／2 栄養理学療法のゴール設定／3 栄養理学療法の介入／4 モニタリング

第3章　小児の栄養理学療法　吉岡明美　…………………………………………………… 33
1 小児と栄養の特徴／2 小児の栄養の現状／3 評価／4 小児の理学療法と栄養

第4章　スポーツのための栄養理学療法　中本亮二　…………………………………… 41
1 スポーツと栄養の理解／2 アスリートにおける食事・栄養に関連する評価／
3 アスリートに対する栄養理学療法アプローチ／4 理学療法士の役割と連携

第5章　生活習慣病（肥満）の栄養理学療法　宮崎慎二郎　…………………………… 51
1 肥満と栄養の理解／2 肥満症の治療／3 肥満症の運動療法／
4 サルコペニア肥満／5 理学療法士の役割と連携

第6章　サルコペニアの栄養理学療法　山田 実　………………………………………… 62
1 サルコペニアと栄養の理解／2 サルコペニアの評価／3 骨格筋の加齢変化／
4 サルコペニアに対するアプローチ／5 理学療法士の役割と連携

第7章　がんの栄養理学療法　大隈 統　…………………………………………………… 72
1 がんと栄養の理解／2 がんの栄養理学療法の評価／3 がんの栄養理学療法の考え方／
4 がんの栄養理学療法介入時の留意点／5 がんの栄養理学療法における多職種連携と役割

第8章　時期別栄養理学療法の実際
CASE ① 急性期　中島活弥　………………………………………………………………… 83
1 急性期における栄養理学療法の実践例／2 急性期で理学療法を行ううえでの留意点
CASE ② 回復期　備瀬隆広　………………………………………………………………… 90
1 回復期における栄養理学療法の実践例／2 回復期で理学療法を行ううえでの留意点
CASE ③ 生活期　吉松竜貴　………………………………………………………………… 96
1 生活期における栄養理学療法の実践例／2 生活期で理学療法を行ううえでの留意点

第9章　病院NSTにおける栄養理学療法　高橋浩平　吉田貞夫　……………………… 101
1 NSTとは／2 栄養スクリーニング／3 栄養アセスメント／4 栄養管理プランと介入／
5 モニタリングと再評価／6 NSTにおける理学療法士の役割と連携

嚥下理学療法編

プロローグ　嚥下理学療法とは　吉田 剛 …… 112
1 嚥下理学療法の定義／2 摂食嚥下障害への理学療法士の関わりの必要性／
3 嚥下理学療法を行うために必要な基礎知識／4 嚥下理学療法の内容／5 嚥下理学療法の発展と啓発

第10章　嚥下理学療法に必要な嚥下の基礎知識　三枝英人 …… 117
1 ヒトの嚥下・呼吸とその背景／2 ヒトの嚥下運動の実際／
3 嚥下と呼吸，下顎骨および顎運動の系統発生／
4 ヒトの嚥下と直立，呼吸，下顎骨，顎運動との関係／5 ヒトの嚥下をみる原型

第11章　嚥下理学療法のポイント　吉田 剛 …… 129
1 嚥下理学療法の基礎／2 嚥下運動障害に関する理学療法評価／
3 全身と局所（嚥下筋）へのアプローチ

第12章　脳卒中の嚥下理学療法　吉田 剛 …… 145
1 脳卒中による嚥下障害／2 脳卒中者に対する嚥下理学療法評価／3 脳卒中者に対する嚥下理学療法

第13章　難病の嚥下理学療法　内田 学 …… 157
1 パーキンソン病の嚥下理学療法／2 脊髄小脳変性症

第14章　呼吸器疾患の嚥下理学療法　新屋順子　神津 玲 …… 167
1 COPDにおける呼吸と嚥下の理解／2 摂食嚥下障害の評価／3 理学療法介入の実際／
4 理学療法介入時の留意点／5 理学療法士の役割と連携／6 まとめ

第15章　重症心身障害児の嚥下理学療法　黒川洋明 …… 177
1 重症心身障害児の栄養・嚥下障害の特徴／2 重症心身障害児の栄養・嚥下障害の評価／
3 理学療法介入の考え方

第16章　加齢変化による誤嚥性肺炎予防のための嚥下理学療法　吉田 剛 …… 190
1 加齢による誤嚥性肺炎の背景／2 評価／3 予防と治療／
4 高齢者に対する指導を行う際のリスクと留意点

第17章　時期別嚥下理学療法の実際
　CASE① 急性期　田上裕記 …… 201
　　1 急性期における嚥下理学療法の実践例／2 急性期で理学療法を行ううえでの留意点
　CASE② 回復期　小泉千秋 …… 208
　　1 回復期における嚥下理学療法の実践例／2 回復期で理学療法を行ううえでの留意点
　CASE③ 生活期　鈴木典子 …… 215
　　1 生活期における嚥下理学療法の実践例／2 生活期で理学療法を行ううえでの留意点

第18章　摂食嚥下障害のチーム医療における理学療法士の役割と連携　南谷さつき …… 221
1 社会的背景／2 関連職種の役割／3 協働と連携／4 嚥下チームにおける理学療法士の役割

理学療法実践レクチャー
栄養・嚥下理学療法

一言メモ 目次

プロローグ
- バランスのよい食事が健康の秘訣 …………… 3
- 高齢者と食事 …………… 4
- 栄養サポートチーム（NST），
  リハビリテーション栄養と栄養理学療法 …………… 4

第1章
- 消化液 …………… 8
- インスリンの働き …………… 9
- アミノ酸プール …………… 10
- BCAA …………… 10
- ケトン体 …………… 11
- 単糖類，二糖類，多糖類 …………… 12
- n-3系とn-6系とエイコサノイド …………… 12
- 基礎代謝 …………… 16
- 活動量レベル …………… 16
- NPC/N比 …………… 17
- マラスムス型とクワシオルコル型 …………… 18
- COUNUT …………… 18
- 窒素平衡 …………… 18

第2章
- 週に1回は体重測定を …………… 22
- ゴール設定は"SMART"に …………… 27
- refeeding（リフィーディング）症候群とは …………… 28

第3章
- 発育と発達 …………… 35
- 発育区分（小児は15歳未満） …………… 35
- 代替案の例 …………… 37
- 発達評価 …………… 38
- GMFCS（gross motor function classification system） …………… 39

第4章
- コンディションとコンディショニング …………… 42
- Energy Availability
  （EA：利用可能エネルギー） …………… 42
- スポーツドリンク …………… 46

第5章
- 肥満症とメタボリックシンドローム …………… 52
- アディポネクチン …………… 54
- 総エネルギー消費量とNEAT …………… 58
- サルコペニア肥満の定義 …………… 58

第6章
- フレイルとは …………… 62
- サルコペニア肥満 …………… 63
- 骨格筋 …………… 63
- SMI …………… 64
- 骨格筋内脂肪 …………… 65
- 運動単位の減少 …………… 65
- 仕事量 …………… 66
- 運動継続の工夫 …………… 67
- トレーナビリティーとは …………… 68
- 骨格筋量の推定方法 …………… 69

第7章
- ワールブルグ効果の意味 …………… 72
- がん細胞の成長速度 …………… 73
- MENAC試験 …………… 74
- がん関連疲労 …………… 76
- 運動負荷を下げる際の配慮 …………… 78
- がんのリハビリテーションの認知度 …………… 79

第8章
- 救命期で患者本人から聴取できない場合 …………… 84
- 起立運動 …………… 92
- 重度要介護者では推定身長値を …………… 98
- スクリーニングだけでなく総合評価を励行しよう …………… 98

第9章
病院は低栄養の発祥地? ……………… 101
NST 専門療法士 ……………………… 102
バクテリアルトランスロケーションとは ……… 105

第10章
哺乳類における咀嚼筋群と唾液腺の分化 ……… 123
聴覚の分化 …………………………… 123

第11章
嚥下筋は運動連鎖の影響を受けやすい ……… 131
相対性喉頭位置 ……………………… 138
ベッド上ギャッジアップ座位の嚥下への影響 …… 139
舌前方保持嚥下練習 ………………… 142
嚥下筋に対する電気刺激療法 ……… 142

第12章
嚥下障害重症度と運動要素との関係 ……… 146
頸椎固定の影響 ……………………… 147
発症からの時期別にみた
　脳卒中による嚥下運動障害の特徴 ……… 148
積極的なリハビリテーションアプローチを
　行った場合の指標変化(縦断研究) ……… 149

第13章
口腔内から咽頭へ …………………… 159
嚥下介入の方法 ……………………… 161
適性な食形態 ………………………… 162
難病の問診 …………………………… 162
脊髄小脳変性症の患者が
　生活で困っていること ……………… 163
脊髄小脳変性症の嚥下機能評価 …… 163

第14章
嚥下造影検査(VF)と
　嚥下内視鏡検査(VE) ……………… 171
問診の重要性 ………………………… 174
栄養補助食品の活用 ………………… 174

第15章
重症児の特有動作 …………………… 179
スクリーニング評価スケール ……… 181

第16章
オーラルサルコペニア ……………… 190
肺炎への誤嚥の関与 ………………… 191
EAT10 ………………………………… 192
KT バランスチャート ……………… 193
健口体操指導 ………………………… 193
三大唾液腺 …………………………… 194

第17章
頭頸部周囲筋の特徴 ………………… 210
定位に関わる知覚 …………………… 211
行為を遂行するための姿勢制御活動 …… 211
嚥下障害治療のポイント …………… 212
知覚と気づき ………………………… 212

第18章
協働とは ……………………………… 225
誤嚥防止機構 ………………………… 227

索引 …………………………………… 229

本文, カバーデザイン：松 利江子

栄養理学療法編

プロローグ　栄養理学療法とは

近年，理学療法の対象者は多岐にわたっているが，栄養障害を合併していることが少なくない．動くため，生きるために栄養は重要であり，理学療法と栄養は切り離して考えることはできない．理学療法と栄養管理を併用した栄養理学療法を実践することで栄養状態，機能，活動，参加，QOL（Quality of life，生活の質）がより改善する可能性があるため，理学療法士は臨床栄養の知識をもつ必要がある．

1　栄養障害（低栄養，過栄養）と理学療法

　ヒトが健康を維持し，生きていくために栄養は重要である．食事から摂取した栄養素が各臓器で消化，吸収，代謝され，エネルギーや筋肉，骨などの身体の構成成分に作り替えられることで，私たちは身体活動や生命維持が可能となる．また，「食べる」ことは楽しみや満足感などを得る重要な意義がある．しかし，何らかの原因で食事摂取ができなくなると，エネルギー産生や骨格筋量が減少することにより身体機能は低下し，また食べる楽しみを失うことでQOLも低下する．栄養状態がさらに悪化すると，免疫能低下，臓器障害などを引き起こし，やがて生命維持が困難となる（図1）[1]．

　近年，理学療法の職域は拡大しており，その対象者は障害者や要介護高齢者だけでなく，フレイル高齢者，健常者，アスリートなど多岐にわたるが，いずれの対象者においても栄養障害を伴う可能性がある．

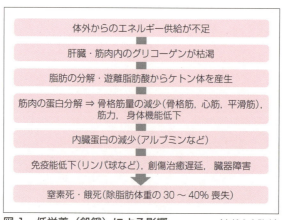

図1　低栄養（飢餓）による影響　　　　　　　　　　（文献1を改変）

表1　理学療法士に必要な臨床栄養の知識・技術

必要な知識	必要な技術
・栄養学，代謝学 ・栄養障害（低栄養・過栄養），脱水の原因と機序 ・静脈栄養，経腸栄養に関する知識 ・サルコペニア，フレイルの機序 ・急性疾患，慢性疾患に対する栄養管理 ・摂食嚥下の解剖生理学，運動学　など	・栄養評価 ・サルコペニア評価 ・フレイル評価 ・摂食嚥下評価 ・エネルギー必要量の算出 ・栄養・嚥下理学療法 ・食事時のシーティング，ポジショニング ・スタッフ教育 ・NST・嚥下回診への参加・協働　など

わが国の報告では，回復期リハビリテーション病棟入棟中の高齢者の43.5%[2]，老人保健施設入所中の高齢者の69.0%が低栄養であった[3]．また，フレイル高齢者の46.9%，健常高齢者の2.2%は低栄養のリスクがあったと報告されている[4]．さらに，アスリートにおいても運動によるエネルギー消費量の増大や極端な食事制限によりエネルギー不足（Low Energy Availability；LEA）となることが少なくない[5]．低栄養を合併している場合，骨格筋量の減少や免疫力の低下を引き起こすため（図1），高齢者では身体機能，ADL，QOLが低下し，再入院率，死亡率が高くなり[2,3,6]，アスリートでは健康状態やパフォーマンスに影響を与える[5]．一方，心血管疾患，脳卒中，糖尿病，変形性関節症患者は過栄養と関連し，肥満を合併していることが多く，肥満は転倒やADL障害のリスクを高める[7]．

対象者の機能，活動，参加，QOLを最大限に高めるためには，多職種と連携しながら栄養状態を常に把握し，適切な栄養管理のもとで理学療法を実践していく必要がある．そのためには理学療法士も栄養の重要性を理解し，基本的な臨床栄養の知識をもつ必要がある（表1）．

2 栄養管理における理学療法の重要性

栄養障害のある対象者への治療は，栄養管理のみではうまくいかないことがある．たとえば，低栄養患者に積極的な栄養療法を行っても，運動を併用しなければ体脂肪量が増加し，それがADLの阻害因子になることがある．また，肥満患者に食事制限のみを行っても，体重減少とともに骨格筋量が減少し，かえって筋力や身体機能が低下する可能性がある．つまり，運動をするかしないかで栄養の効果は左右されるといえる．摂取した栄養素がうまく代謝され，骨格筋に変換されて機能改善につなげていくためには，運動が必須である．適切な栄養管理のもと，レジスタンストレーニングなどの運動を行うことで，筋蛋白合成系が活性化され，骨格筋量が増大する（図2）[10]．また筋力も強化され，バランス練習や歩行練習，ADL練習などの複合的な運動を加

> **一言メモ**　バランスのよい食事が健康の秘訣
>
> バランスのよい食生活をしている人は，循環器疾患や脳血管疾患による死亡リスクが低くなることが報告されている[8]．また，食品摂取の多様性が高い（肉類・魚介類・卵類・牛乳・大豆製品・緑黄色野菜・海藻類・果物・芋類・油脂類の10食品のうち，毎日7食品以上摂取）と，加齢に伴う身体機能低下を防ぐことが報告されている[9]．バランスよく，いろいろなものを食べることが健康維持の秘訣である．

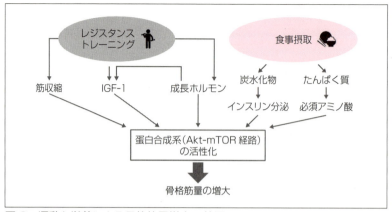

図2　運動と栄養による骨格筋量増大の効果　　　　　（文献10を改変）

えることで，身体機能，ADLがより改善していく[11]．

このように理学療法は栄養の効果を向上させるため，栄養管理を行ううえで重要な役割がある．

3 栄養理学療法とは何か？：理論的研究による定義化

筆者らは理論的研究の一つである構造構成的本質観取[15]を用いて（表2），「栄養理学療法」を以下のように定義した．

栄養理学療法とは，「対象者の機能・活動・参加，QOLを最大限高めるために，栄養障害，サルコペニア，栄養素摂取の過不足を把握したうえで，状況に適したゴールを設定し，理学療法を実践するものである．それにあたって，理学療法士は管理栄養士などの多職種と栄養評価や理学療法評価を共有し，活動量，筋緊張，不随意運動などを考慮した栄養管理と栄養理学療法を検討する」ものである．

栄養理学療法を実践するうえで，「栄養状態を考慮した理学療法」と「理学療法の効果を最大限発揮できる栄養管理」の両方の視点をもち，管理栄養士などの他職種と連携していくことが大切である．

一言メモ　高齢者と食事

日頃の生活のなかで食事を楽しみの一つとしている人は多い．在宅高齢者の約8割が日常生活のなかで食事を楽しみとしているという報告がある[13,14]．食べることへの支援はQOLの向上に直結する．理学療法士は栄養理学療法，嚥下理学療法の知識，技術の向上を図り，高齢者のQOL向上に貢献したい．

一言メモ　栄養サポートチーム（NST），リハビリテーション栄養と栄養理学療法

NSTやリハ栄養はチーム医療で実践されるものである．しかし，チームのなかで理学療法士がどのような役割を担うべきかについては明確ではなかった．「栄養理学療法」を定義し，確立することで，理学療法士に必要な臨床栄養の知識・技術が整理され，NSTやリハ栄養チームにおける理学療法士の役割が明確になっていくと考えられる．

表2 構造構成的本質観取による定義付け

(1) 関心を定める．
テーマ「栄養理学療法とは何か？」
(2) 哲学的構造構成を遂行する．
構造の成立条件を検討する．
● 栄養理学療法が成立する条件
・栄養状態やどのような栄養管理がなされているかを把握したうえで，理学療法を実践する．
・栄養状態に合わせて，理学療法を実践する．
・理学療法のゴール設定，プログラムを把握したうえで，栄養管理を行う．
・活動量，筋緊張，不随意運動を考慮し，多職種で栄養管理を考える．
・理学療法の効果を最大限発揮できるような栄養管理を多職種で検討する．
・栄養管理のアウトカムとして理学療法評価を報告する．など
● 栄養理学療法が成立しない条件
・栄養状態やエネルギー摂取量を知らずに，理学療法を行う．
・栄養障害，サルコペニアの原因を考えずに，理学療法を行う．
・理学療法での活動量，筋緊張，不随意運動が考慮されずに，管理栄養士が栄養管理を行う．
・理学療法のゴールを把握せずに，管理栄養士が栄養管理を行う．など
(3) 関心相関的想像変容を遂行する．
以下のような，時期，対象者など立場の違いを越えて納得できる条件になるよう精査する．
時期：急性期，回復期，生活期，終末期
対象者：障害者，フレイル高齢者，小児，健常者，アスリート，ターミナル患者
(4) 本質の原理化を試みる．
先行研究をふまえて論証を重ねる．
・リハ実施患者の30〜50％は低栄養を合併しており，リハのアウトカムに影響を与える[4]．
・栄養評価において，身体機能，ADL評価も重要．栄養士は理学療法士と協同し，栄養評価を行うべきである[16]．
・栄養障害は，運動機能回復の阻害となる．そのため，理学療法士も栄養に関する知識をもち，評価する必要がある[17]．
(5) 原理の妥当性を吟味する．
学会発表で討論を行い，吟味する．

4 栄養理学療法の有用性

　リハ実施患者に栄養管理を併用すると，筋肉量，筋力，身体機能，QOLがより向上することが示されている．わが国でもその有用性が報告されている（表3）[18-22]．理学療法の効果を最大限に発揮するためには，栄養管理を併用することが重要であり，管理栄養士と密に連携していく必要がある．具体的な栄養理学療法の内容については，第1章以降で説明していく．

　理学療法の対象者は栄養障害を伴うことが多いため，他職種と連携して栄養理学療法を進めていくことが重要である．栄養理学療法を実践するためには，管理栄養士と理学療法士が相談できる場が必要である．NSTに理学療法士が参加する，あるいはリハカンファレンスに管理栄養士に参加してもらう機会を作るとよい．そこで栄養評価や理学療法評価を共有しながら，より適切な栄養管理と理学療法を検討し，対象者の機能，活動，参加，QOLを最大限に高める栄養理学

表3 運動療法と栄養療法を併用した介入研究

対象者	介入群	対照群	結果・結論
急性期の大腿骨近位部骨折術後高齢患者38名	運動：起立着席運動，歩行練習など．栄養：32.2gの乳清蛋白を運動前後に摂取．	運動のみ	2週間後，介入群の方が膝伸展筋力とADL（移乗，歩行，トイレ動作）がより改善した[18]．
筋肉量が低下した回復期リハ病棟の高齢患者39名	運動：レジスタンストレーニング，起立着席運動，歩行練習など 栄養補助：リソースペムパルアクティブ（200 kcal/125 ml, vitamin D 12.5 μg, たんぱく質10.0 g, BCAA 2.5 g含有）1本を運動後30分以内に摂取	運動のみ	退院時，介入群の方が筋肉量，ADL，アルブミン値がより改善した[19]．
介護老人保健施設入所中の高齢者30名	運動：20分，週5～8回 栄養：アミノケアゼリーロイシン40（30 kcal, ロイシン1.2 g含有）	なし	12週間後ADL，栄養状態に改善を認めた[20]．
地域在住75歳以上のサルコペニアに該当した高齢女性155名	運動：レジスタンストレーニング，バランス練習，歩行練習など 栄養：ロイシン6 g摂取	運動のみ，栄養のみ，健康教育のみ	12週間後，介入群で骨格筋量，筋力，歩行速度が有意に改善した[21]．
BMI19以下の安定期COPD患者32名	運動：最大酸素摂取量の40～50%の低強度運動 栄養：200 kcal/200 mlの栄養剤（ω3系多価不飽和脂肪酸，ビタミンA・C・E, βカロテン含有）を1日2本	健康教育	12週間後，介入群の方が，体重，エネルギー摂取量，筋力，呼吸機能，6分間歩行距離，健康関連QOLが改善し，炎症性サイトカインが低下した[22]．

理解すべき臨床キーポイント

● 理学療法における栄養の重要性を理解する．
● 栄養管理における理学療法の重要性を理解する．
● 栄養理学療法とは何かを理解する．

高橋 浩平

●引用文献

1) 若林秀隆：リハビリテーション栄養ハンドブック，医歯薬出版，2010，p50.
2) 西岡心大，髙山仁子，他：本邦回復期リハビリテーション病棟入棟患者における栄養障害の実態と高齢脳卒中患者における転帰，ADL帰結との関連．静脈経腸栄養 30：1145-1151，2015.
3) Nishida Y, Wakabayashi H, et al：Nutritional status is associated with the return home in a long-term care health facility. J Gen Fam Med 19：9-14, 2017.
4) Bollwein J, Volkert D, et al：Nutritional status according to the mini nutritional assessment (MNA®) and frailty in community dwelling older persons：a close relationship. J Nutr Health Aging 17：351-356, 2013.
5) Logue D, Madigan SM, et al：Low Energy Availability in Athletes：A Review of Prevalence, Dietary Patterns, Physiological Health, and Sports Performance. Sports Med 48：73-96, 2018.
6) Marshall S, Bauer J, Isenring E：The consequences of malnutrition following discharge from rehabilitation to the community：a systematic review of current evidence in older adults. J Hum Nutr Diet 27：133-41, 2014.
7) Hegerová P, Dědková Z, et al：Effect of obesity on falls, injury, and disability. J Am Geriatr Soc 60：124-129, 2012.
8) Kurotani K, Akter S, et al：Japan Public Health Center based Prospective Study Group Quality of diet and mortality among Japanese men and women：Japan Public Health Center based prospective study. BMJ 352：i1209, 2016.
9) Yokoyama Y, Nishi M, et al：Dietary Variety and Decline in Lean Mass and Physical Performance in Community-Dwelling Older Japanese：A 4-year Follow-Up Study. J Nutr Health Aging 21：11-16, 2017.
10) Spiering BA, Kraemer WJ, et al：Resistance exercise biology：manipulation of resistance exercise programme variables determines the responses of cellular and molecular signalling pathways. Sports Med 38：527-40, 2008.
11) Cadore EL, Rodriguez-Mañas L, et al：Effects of different exercise interventions on risk of falls, gait ability, and balance in physically frail older adults：a systematic review. Rejuvenation Res 16：105-114, 2013.
12) 馬場裕美，隆島研吾：「食する」満足度を高める理学療法アプローチ．PTジャーナル．47：1097-1102，2013.
13) 小坂信子：在宅高齢者のQOL-PGモラールスケール・フェイススケールを用いた調査から-．日赤秋田短大紀要 12：47-53, 2007.
14) 小田良子，加藤恵子，他：高齢者の生活習慣に関する調査―身体状況と健康意識について-．名古屋文理大学紀要 8：41-48, 2008.
15) 京極真：理論的研究の方法論としての構造構成的本質観取．吉備国際大研究紀要 21：19-26, 2011.
16) Russell MK：Functional assessment of nutrition status. Nutr Clin Pract 30：211-218, 2015.
17) Morris DM, Kitchin EM, et al：Strategies for optimizing nutrition and weight reduction in physical therapy practice：the evidence. Physiother Theory Pract 25：408-423, 2009.
18) Niitsu M, Ichinose D, et al：Effects of combination of whey protein intake and rehabilitation on muscle strength and daily movements in patients with hip fracture in the early postoperative period. Clin Nutr 35：943-949, 2016.
19) Yoshimura Y, Uchida K, et al：Effects of nutritional supplements on muscle mass and activities of daily living in elderly rehabilitation patients with decreased muscle mass：A randomized controlled trial. J Nutr Health Aging. 20：185-191, 2016.
20) 苅部康子，若林秀隆：介護老人保健施設入所の要介護高齢者に対するロイシン高配合必須アミノ酸混合物によるADL改善効果．日本静脈経腸栄養学会誌 32：1526-1530, 2017.
21) Kim HK, Suzuki T, et al：Effects of exercise and amino acid supplementation on body composition and physical function in community-dwelling elderly Japanese sarcopenic women：a randomized controlled trial. J Am Geriatr Soc 60：16-23, 2012.
22) Sugawara K, Takahashi H, et al：Effects of nutritional supplementation combined with low-intensity exercise in malnourished patients with COPD. Respir Med 104：1883-1889, 2010.

第1章 栄養理学療法に必要な栄養の基礎知識

理学療法を行ううえで，運動は必要不可欠である．しかし運動を行うために充分なエネルギーを摂取していないと，筋力向上や耐久性の向上は見込めないばかりか，体力が消耗していくリスクもある．適切な栄養療法と運動処方を行うことが理学療法士には求められている．

1 各栄養素の消化と代謝

食物を身体に取り込めるように形を変えたり，分解する過程を消化という．
消化には，咀嚼や消化管運動による「物理的消化」と，消化酵素による「科学的消化」，腸内細菌による「生物学的消化」がある[1]．最終的に食物は消化され，栄養素が腸管から吸収されて血液やリンパ管に入って体内へと送られる．

外界から取り込んだ食物を消化・吸収し，貯蔵したり，身体構成組織としたり，生体を維持するエネルギーとする．このような体内でおきる化学反応を代謝という[2]．エネルギーを用いて，糖質，たんぱく質，脂質などを合成する過程を同化といい，糖質，たんぱく質，脂質などを分解してエネルギーを得る過程を異化という[4]．この生体内で利用されるエネルギーを保有するのがATP（アデノシン三リン酸）という高エネルギーリン酸化合物である．

1）糖質の消化と代謝

糖質とは炭水化物のなかから食物繊維を除いたものをいう．食物として取り入れる糖質は主に砂糖として使われるショ糖，牛乳などの乳汁に含まれる乳糖，穀物などに含まれるでんぷんである．ショ糖はスクラーゼという消化液の働きによりグルコースとフルクトースに，乳糖はラフターゼによりグルコースとガラクトースに分解される．でんぷんはアミラー

> **一言メモ　消化液**
>
> 消化液は消化腺から分泌され，科学的消化に関与する．
> 胃では胃液が分泌される．胃液には塩酸とアルカリ性粘液，ペプシノーゲンが含まれる．ペプシノーゲンは塩酸により活性化され，たんぱく質分解酵素のペプシンとなる．十二指腸では膵液と胆汁が分泌される．膵液にはたんぱく質分解酵素のトリプシンや炭水化物分解酵素のアミラーゼ，脂肪分解酵素のリパーゼなどの消化酵素が含まれる．

キーワード 消化，代謝，エネルギー産生　エネルギー消費　低栄養と過栄養

ゼの働きで二糖類のマルトースになり，小腸でグルコースに分解される．グルコース，フルクトース，ガラクトースは小腸上皮細胞に吸収されて門脈に入り肝臓に運ばれる．肝臓ではグルコースをグリコーゲンに合成する．また血液中に放出されたグルコースはインスリンの働きで，筋肉でグリコーゲンとして貯蔵されたり，脂肪細胞で中性脂肪となったりする．

　糖質の代謝は，細胞質で解糖系に入り，グルコースがピルビン酸へと代謝される．解糖では 2 mol の ATP を作り出し，無酸素の状態ではピルビン酸から乳酸へと反応する（嫌気性代謝）．酸素供給下ではピルビン酸はミトコンドリア内に入りアセチルコリン CoA へと変換され，その後 TCA 回路へと続く（好気性代謝）．TCA 回路とその後の電子伝達系で ATP が 36 mol 生成される．この TCA 酸回路はたんぱく質や脂質の最終的な代謝経路でもある（図1）．糖質の代謝は酸素の有無で変わってくる．激しい運動や末梢循環障害など酸素供給が不足していると，嫌気性代謝が進み，乳酸が溜まる．また充分な酸素が供給された条件での運動では多くのエネルギーが生成され，長時間の運動に耐えられる[2]．無酸素下で生じた乳酸は，大部分は肝臓でグルコースに再生される．また過剰に糖質を摂取すると，アセチル CoA から脂肪酸が合成され，体脂肪として体内に蓄積される[5]．

　血中に放出されたグルコースは各組織でエネルギー源となるが，食後 2 時間ほどで血中グルコース量（血糖値）は減少してくるため，食間および食前は主に肝臓のグリコーゲンの分解によってエネルギーが供給される[6]．肝臓のグリコーゲンは，糖質を全く摂取しないと約 1 日で枯渇する．その場合，血糖値を一定に保つために，筋肉で生じた乳酸やアミノ酸，脂肪組織内のグリセロールが肝臓でグルコースに変換される．このような糖質以外の栄養からグルコースを作り出すことを糖新生という．なお筋肉内のグリコーゲンは血糖値の維持には利用されず，筋収縮に利用される．

2）たんぱく質の消化と代謝

　たんぱく質はアミノ酸から構成されている．体内には 20 種類のアミノ酸が存在する．

　たんぱく質は，小腸粘膜上皮細胞でアミノ酸，ジペプチド，トリペプチドの形で吸収される．ジペプチドとトリペプチドも最終的にアミノ酸まで分解され，門脈を経て肝臓へと送られる．肝臓でアミノ酸は血漿たんぱくなどの合成に使われ，その他はアミノ酸プールに入る．肝臓に入ったアミノ酸は血液に乗って全身に回り，筋肉などに合成される．アミノ酸プールに入れなかったアミノ酸は分解されてグリコーゲンや脂肪に合成されたり，アンモニアに変換され，肝臓でアンモニアは尿素回路を経て尿素となり，腎臓で尿として排出される．体内には約 10～11 kg の体たんぱく質があり，そのうちの 2～3% が毎日分解されてア

📝 一言メモ　インスリンの働き

インスリンは，食後血糖値が上昇したときに，膵臓のランゲルハンス島のβ細胞から分泌されるホルモンで，主な働きは以下のものである．
①組織へのグルコース取り込み促進と血糖値低下
②肝臓と筋におけるグリコーゲンの合成促進
③脂肪細胞での中性脂肪の合成促進
④体たんぱく質の合成と分解抑制

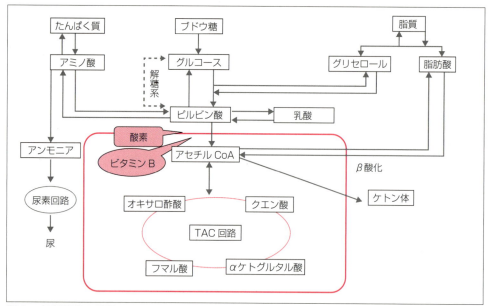

図1　各栄養素の代謝

ミノ酸となり，たんぱく質の合成やTCA回路に入ってエネルギー産生に使われる．一方で同量の体内遊離アミノ酸が体たんぱくに合成される（代謝回転）．アミノ酸の多くは肝臓で代謝されるが，分岐鎖アミノ酸（branched chain amino acid；BCAA）は主に筋で代謝され，糖新生にも利用される．

3）脂質の消化と代謝

食事から摂取する脂質の90〜95％はトリアシルグリセロール（中性脂肪，トリグリセリド）であり，その他はリン脂質，コレステロールなどである[5]．トリアシルグリセロールは1分子のグリセロールに3分子の脂肪酸がついている構造である．この脂肪酸を構成している炭素の量で，短鎖脂肪酸（炭素数2-6），中鎖脂肪酸（炭素数8-12），長鎖脂肪酸（炭素数14以上）に分類される．

脂質は膵リパーゼにより脂肪酸とグリセロールに分解される．長鎖脂肪酸トリアシルグリ

✎一言メモ　アミノ酸プール

体重60kgの人では，一日に180gの体たんぱく質を合成し，同量を分解している．体たんぱく質の原料となるものは，血液や各組織に貯蔵されている遊離アミノ酸である．この貯蔵されている遊離アミノ酸をアミノ酸プールという．このアミノ酸プールには食事摂取から得られるアミノ酸のほか，体たんぱく質が分解されてできたアミノ酸も含まれる．体内で最も大きいアミノ酸プールは骨格筋である．

✎一言メモ　BCAA

BCAAにはバリン，ロイシン，イソロイシンがある．このなかでもロイシンは筋たんぱくの合成を促進し，筋たんぱくの分解を抑制する働きがあることが知られており，運動時に補給することで筋量の増大が期待される．

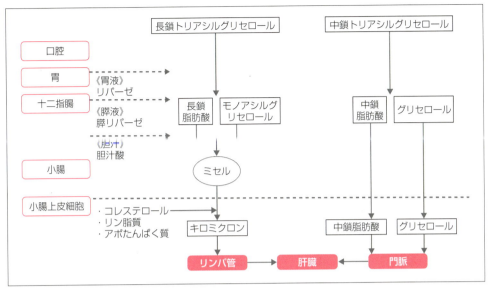

図2 脂質の消化

セロールは，膵リパーゼにより，長鎖脂肪酸とモノアシルグリセロールに分解されたあと，胆汁酸によりミセルを形成し，小腸上皮細胞で吸収され，トリアシルグリセロールに再合成される．その後，他の脂質であるコレステロールやリン脂質，アポたんぱく質とともにキロミクロンを形成し，リンパ管へ入る．リンパ管から血中へ入って全身に送られる．長鎖脂肪酸以外のトリアシルグリセロールは膵リパーゼにより脂肪酸とグリセロールに分解されたあと，小腸上皮細胞に取り込まれ，門脈を経て肝臓に送られる（図2）．

キロミクロンはリンパ管から血管に出たのち，リポたんぱく質リパーゼという酵素により脂肪酸とグリセロールに分解される．グリセロールは各細胞内で解糖系に入ってエネルギーを産生したり，肝臓や腎臓で糖新生の材料となったりする．脂肪酸は脂肪細胞に取り込まれてトリアシルグリセロールとして貯蔵される．また肝臓でβ酸化を受けてアセチルCoAとなり，TCA回路に入りエネルギー源となる．脂肪酸の酸化速度が速く，TCA回路での処理が追い付かなくなるとケトン体を産生する（図1）[3]．

4）飢餓時と侵襲時の代謝

空腹時など血糖値が下がると，肝臓のグリコーゲンを分解して血中にグルコースを放出し，血糖値を維持する．絶食などでグルコースの再供給がない場合は，肝臓のグリコーゲンは約1日で枯渇してしまう．そのため筋肉内の筋たんぱく質を分解して得られるアミノ酸や，脂肪組織の脂肪（グリセロール）が，糖新生によりグルコースに変換される．長期の飢

> **一言メモ　ケトン体**
>
> ケトン体とはアセト酢酸，3-ヒドロキシ酢酸，アセトンのことをいう．脂肪酸のβ酸化によってアセチルCoAとなるが，当面のエネルギー産生に必要でない分や，またβ酸化の速度が速すぎて代謝が間に合わないときにアセチルCoAから作られる．ケトン体は肝臓で産生される[5]．

餓になると，遊離脂肪酸を分解して生じるケトン体をエネルギー源として利用する．

侵襲とは，手術や外傷，熱傷，感染症など，生体の内部環境の恒常性を乱す可能性がある刺激[7]である．侵襲時の早期（障害期）は代謝が抑制される．異化期は，免疫系の活性や組織の修復などのために栄養が供給される．異化期には，肝臓のグリコーゲンが短時間しか供給されないため，肝臓で乳酸とアミノ酸から糖新生により供給されるグルコースが末梢組織で利用される．また筋組織のたんぱく質分解により産生されるアミノ酸も糖新生に利用される．敗血症時には1kg/日相当の筋肉が減少する[3]侵襲時は肝臓でのケトン体合成は飢餓のときより少ない．

2 健康維持に必要な栄養の理解

1）栄養素とその働き

人が代謝を営むために外界から体内へ摂取する物質を栄養素という．栄養素には糖質，脂質，たんぱく質，ビタミン，ミネラルがある．糖質，脂質，たんぱく質を三大栄養素といい，体内で必要とされるエネルギーを産生することができる．

2）糖質

糖質は単糖類（$Cn(H_2O)n$）を基本構造とし，単糖類が縮合したものを二糖類，多数縮合したものを多糖類と分類される．

糖質の働きは，①血糖の調節と生体の主たるエネルギー源である．糖質1gで約4kcalのエネルギーを産生する．生体では糖質，脂質，たんぱく質などをエネルギーとして使用するが，特に脳にとって，糖は最も利用しやすいエネルギー源であり，赤血球のようにミトコンドリアが乏しい細胞にとっては必須のエネルギー源である[3]．その他，②糖たんぱく質や糖脂質などの構成要素，③一部の脂質やアミノ酸の原料にもなっている．

3）たんぱく質

たんぱく質は20種類のアミノ酸が結合してできる．アミノ酸には，体内で必要量を充分生成できないため，体外から取り入れる必要がある必須アミノ酸と，体内で必要量を合成で

一言メモ 単糖類，二糖類，多糖類

単糖類にはグルコース（ブドウ糖），フルクトース（果糖），ガラクトースなどがある．二糖類にはマルトース（麦芽糖），スクロース（ショ糖），ラクトース（乳糖）などがある．多糖類には，でんぷん，グリコーゲンなどがある．

一言メモ n-3系とn-6系とエイコサノイド

不飽和脂肪酸のなかでも，n-3系とn-6系の役割に注目されている．n-3系は魚油や食物油に多く含まれる．αリノレン酸は体内で，エイコサペンタエン酸（EPA），ドコサヘキサエン酸（DHA）に合成される．EPAやDHAは血中のコレステロールを減少させ，動脈硬化や血栓予防，虚血性心疾患予防などが期待される．n-6系は食物油に多く含まれる．アラキドン酸からエイコサノイドといわれる生理活性物質が合成される．n-3系のEPAやDHAからもエイコサノイドは合成されるが，アラキドン酸から合成されるもののほうが，強い作用がある．エイコサノイドは，炎症を促進したり，血小板を凝集したり，一方で炎症を抑制したり，血小板凝集を抑制したりして，体内の免疫反応を調整している．

表1 アミノ酸の種類

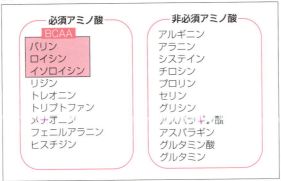

きる非必須アミノ酸がある（表1）．

　たんぱく質の働きは，①生体組織（筋肉，皮膚，骨，毛髪，結合組織など）の構成要素，②生体内でおこる反応の触媒（酵素），③生体防御反応（免疫グロブリン，インターフェロンなどの抗体），④生体の調整に必要なホルモン（成長ホルモンなど），⑤物質の運搬（赤血球内のヘモグロビンなど），⑥エネルギー源など，多岐の機能がある．1gのたんぱく質で4kcalのエネルギーを産生する．

4）脂質

　脂質はエーテルやクロロフォルムに溶け，水となじまない性質をもつ有機化合物である．脂肪酸のうち炭素水素基に二重結合のないものを飽和脂肪酸，二重結合があるものを不飽和脂肪酸という．不飽和脂肪酸のうち，生体に必要だが生体内で必要量を合成できない脂肪酸を必須脂肪酸という．不飽和脂肪酸のなかで，末端のメチル基（CH_3）から数えて3番目に二重結合があるものをn-3系（αリノレン酸　エイコサペンタエン酸など），6番目にあるものをn-6系（リノール酸，アラキドン酸など），9番目にあるものをn-9系（オレイン酸など）という．

　コレステロールは生体膜を構成し，胆汁酸やステロイドホルモンの原料でもある．コレステロールは肝臓で生成され，LDH（低比重リポたんぱく質）により末梢組織に運ばれる．末梢組織で余ったコレステロールはHDL（高比重リポたんぱく質）により肝臓に運ばれる．HDLの減少とLDLの増加は，心血管疾患（心筋梗塞・狭心症）や脳血管疾患の危険因子の一つである[6]．

　脂質の働きは，(1) 生体のエネルギー源として9kcal/gのエネルギーを産生，(2) 細胞膜の構成要素（リン脂質，コレステロール），(3) ステロイドホルモンや胆汁酸，ナイアシンの合成成分などがある．

5）ビタミン

　ビタミンは微量で生体の生理機能，代謝を円滑にし，健康を保つために重要な役割を果たす栄養素である[5]．ビタミンは水溶性ビタミンと脂溶性ビタミンに分けられる．水溶性ビタミンにはビタミンB群とビタミンCが，脂溶性ビタミンにはビタミンA, D, E, Kがある．水溶性ビタミンは過剰摂取しても尿に排泄されるため，過剰症はないといわれる．それぞれの働きを表に示す（表2）．

表2 ビタミンの働きと欠乏症・過剰症

		主な働き	欠乏症・過剰症
水溶性ビタミン（ビタミンC以外はB群）	ビタミンB_1	糖代謝の補酵素，アミノ酸代謝の補酵素	欠乏：脚気，ウエルニッケ・コルサコフ症候群
	ビタミンB_2	酸化還元反応の補酵素，糖代謝，脂質代謝の補酵素	欠乏：口内炎，口角炎，皮膚炎 成長抑制
	ビタミンB_6	アミノ酸代謝の補酵素 ヘモグロビン合成	欠乏：皮膚炎，口内炎
	ビタミンB_{12}	メチオニン（アミノ酸）代謝の補酵素，造血，核酸合成	欠乏：巨赤芽球性貧血，動脈硬化 末梢神経障害
	ナイアシン	酸化還元反応の補酵素，ATP産生，脂肪酸生成	欠乏：ペラグラ（皮膚炎・下痢・神経症状，精神症状）
	パントテン酸	糖・脂質・アミノ酸代謝の補酵素 脂肪酸・コレステロール合成	欠乏：成長障害，副腎障害，しびれ頭痛，疲労，食思不振
	葉酸	核酸合成 メチオニン合成 造血機能	欠乏：巨赤芽球性貧血，動脈硬化 胎児の神経管欠損
	ビオチン	糖・脂質・たんぱく質代謝の補酵素 脂肪酸の合成	欠乏：皮膚炎，舌炎，食思不振，成長障害
	ビタミンC	抗酸化作用，コラーゲン合成，鉄吸収の促進 造血機能	欠乏：壊血症
脂溶性ビタミン	ビタミンA	ロドプシン（網膜で光を感知）の形成 細胞の増殖・分化など	欠乏：夜盲症，皮膚・粘膜の角化，生殖機能低下，成長遅延 過剰：頭蓋内圧亢進 関節痛 脱毛 皮膚落屑
	ビタミンD	Ca, Pの吸収促進 骨の代謝	欠乏：くる病，骨軟化症，骨粗鬆症 過剰：高Ca血症 腎不全 尿路結石
	ビタミンE	抗酸化作用（過酸化脂質の生成抑制）	欠乏：溶血性貧血 過剰：出血傾向
	ビタミンK	血液凝固因子の形成，骨形成の調節	欠乏：血液凝固障害

補酵素とは，酵素が化学反応の触媒として働くさいに，酵素を活性化させるために必要な低分子の有機化合物のこと．多くの酵素は補酵素と結合することで化学反応を触媒することができる．

　糖質や脂質，たんぱく質の代謝にビタミンB群が補酵素として働く（図1）．ビタミンB1が不足すると，ピルビン酸からアセチルCoAへの変換が障害され，エネルギー産生ができなくなる．また造血や成長促進，神経や骨の発達促進などに関わるビタミンもある．さらにビタミンCやEは抗酸化作用（酸化により生成された活性酸素の除去や，酸化による変性の防止）に働く．

6）ミネラル

　人体は炭素（C），酸素（O），水素（H），窒素（N）で約95％が構成されており，それ以外の元素をミネラルとよぶ[5]．ミネラルのなかで，一日の必要量が100 mg未満，または生体内に鉄より少量の元素を微量ミネラル（微量元素）という．微量ミネラルは体内で生成されないため，食事から摂取する必要がある．ミネラルは骨や歯などの体の構成成分となったり，酵素の構成成分となったり，また浸透圧や酸塩基平衡の調整，神経の興奮や筋の収縮に

表3 ミネラルの働きと欠乏症・過剰症

	元素	働き	欠乏症・過剰症
多量ミネラル	カルシウム Ca	骨，歯の成分 筋の収縮，神経伝達作用　ホルモン分泌	欠乏：くる病　骨軟化症　骨粗鬆症 過剰：ミルクアルカリ症候群　高 Ca 血症
	リン P	骨，歯の成分　糖代謝の促進　リン脂質，核酸の成分 浸透圧維持	欠乏：くる病　骨軟化症 　　　低 P 血症（横紋筋融解，心不全　血小板低下） 過剰：骨軟化症
	ナトリウム Na	浸透圧維持　筋・神経の興奮伝達	欠乏：低ナトリウム血症（意識障害・痙攣など） 過剰：高ナトリウム血症（血圧上昇）
	カリウム K	浸透圧維持　筋・神経の興奮伝達	欠乏：低カリウム血症（脱力，嘔吐，不整脈） 過剰：高カリウム血症（嘔吐，しびれ，不整脈）
	マグネシウム Mg	骨や歯の形成，神経・筋の興奮性，酵素の構成成分	欠乏：嘔吐，脱力感，痙攣，虚血性心疾患のリスク 過剰：下痢
微量ミネラル	鉄 Fe	ヘムたんぱく質の構成要素（ヘモグロビン，ミオグロビンなど） 酸素運搬，	欠乏：鉄欠乏性貧血（易疲労，筋力低下など） 過剰：ヘモクロマトーシス
	亜鉛 Zn	活性酸素分解酵素の構成成分　たんぱく質合成（成長，創治癒） DNA 合成	欠乏：味覚障害　皮膚炎 成長障害，免疫機能障害
	銅 Cu	活性酸素分解酵素の構成成分　ヘモグロビンの成分	欠乏：メンケス症候群　成長障害　白血球減少 過剰：ウィルソン病
	ヨウ素 I	甲状腺ホルモンの構成成分	欠乏：甲状腺腫 過剰：甲状腺機能亢進
	マンガン Mn	骨代謝，糖・脂質代謝 活性酸素分解酵素の構成成分	欠乏：骨の成長障害
	クロム Cr	糖・脂質代謝 インスリン作用増強	欠乏：耐糖能低下
	モリブデン Mo	アミノ酸代謝，尿酸代謝	欠乏：頻脈，多呼吸，昏睡　成長障害 過剰：尿酸値上昇　痛風
	セレン Se	活性酸素分解酵素の構成成分 抗酸化作用　糖代謝	欠乏：心筋障害 過剰：皮膚炎，脱毛，爪剥離

かかわるなど，身体機能を保つうえで重要な役割を果たしている．ミネラルは不足すると欠乏症を生じるが，摂取しすぎでも過剰症になる．ここでは主要なミネラルの働きを示す（表3）．

3 栄養量の考え方

　生体機能を維持し，身体活動するために必要なエネルギーを体外から摂取しなくてはならない．エネルギー量やそれぞれの栄養素が，体内で過不足なく働くために，どれくらいの量

表 4　基礎代謝の推定式

①基礎代謝基準値
　　男性：21.5〜61.0×体重
　　女性：20.7〜59.7×体重
②国立健康・栄養研究所の式
　　男性：((0.1238+ (0.0481×体重 kg) + (0.0234×身長 cm) − (0.0138×年齢)
　　　　−0.5473) ×1000/4.186
　　女性：((0.1238+ (0.0481×体重 kg) + (0.0234×身長 cm) − (0.0138×年齢)
　　　　−1.0946) ×1000/4.186
③Harris-Benedict の式
　　男性：66.47+ (13.75×体重 kg) + (5.00×身長 cm) − (6.76×年齢)
　　女性：665.1+ (9.56×体重 kg) + (1.85×身長 cm) − (4.68×年齢)

をとる必要があるのかは，年齢や性別，体重，活動量などで変化してくる．

1）一日のエネルギー必要量

エネルギー必要量は，エネルギー消費量とエネルギー蓄積量から推計する．

推定エネルギー必要量＝エネルギー消費量＋エネルギー蓄積量

となる[7]．栄養状態が良好であればエネルギー蓄積量は 0 に，栄養状態の改善を目指す場合は，蓄積量を +200〜1000 kcal にする．また減量を目指す場合は，蓄積量を -200〜-1000 kacl で計算する

一日あたりのエネルギー消費量は，基礎代謝，活動時代謝，食事誘発性熱産生の合計で構成される[1]．

基礎代謝は，個別に正確に測定することは難しいため，様々な推定式が用いられている．代表的なものとして，①基礎代謝基準値（日本人の食事摂取基準 2015 年度）[8]，②国立健康・栄養研究所の式（Ganplule ら）[9]，③Harris-Benedict の式などがある（表 4）．

①は日本人を対象に測定された研究より推定されているが，参照体重から大きく外れると実際の基礎代謝量との誤差が大きくなりやすい．②の式も日本人を対象としており，BMIが 30 kg/m^2 程度までならば体重による誤差が少ないと報告されている．③の式は白人を対象にした研究から作成されているため，推定基礎代謝が過大に評価されやすい[9]．

一言メモ　基礎代謝

基礎代謝は体成分の合成，分解，および体温の維持や最低限の臓器の活動を維持するために必要とされるエネルギー量である．活動時の代謝は運動や日常生活活動で消費されるエネルギー量である．食事誘発性熱産生は食事摂取後の消化や吸収などで生じるエネルギー量である．

一言メモ　活動量レベル

低い：生活の大部分が座位で静的な活動が中心．
ふつう：座位中心の仕事だが職場内での移動や立位での作業・接客など，あるいは通勤・買い物・家事，軽いスポーツなどのいずれかを含む．
高い：移動や立位の多い仕事への従事者，あるいはスポーツなど余暇における活発な運動習慣をもっている場合．

表5 活動係数とストレス係数

活動係数		ストレス係数	
寝たきり（意識低下状態）	1.0	飢餓状態	0.6〜0.9
寝たきり（覚醒状態）	1.1	手術後合併症なし	1.0
ベッド上安静	1.2	小手術	1.2
ベッド外活動	1.3〜1.4	中等度手術	1.2〜1.4
一般職業従事者	1.5〜2.0	高度手術	1.3〜1.5
機能訓練室でのリハビリ	1.3〜2.0	長管骨骨折	1.1〜1.3
		がん/COPD	1.2〜1.3
		重症感染症/多発外傷	1.2〜1.3
		熱傷	1.2〜2.0
		発熱（1℃ごと）	1.2〜

健常人の場合は「基礎代謝量×身体活動レベル」が一日の推定エネルギー消費量となる．身体活動レベルは，「低い」が 1.5，「ふつう」が 1.75，「高い」は 2.0 としている．

病院などの疾病者を対象とする場面においては，一日のエネルギー消費量を，「基礎代謝量×活動係数×ストレス係数」という Long の式で求める[10]．

活動係数とストレス係数の例を表に示す（表5）．実際の臨床場面では基礎代謝を③の Harris-Benedict の式を使用していることが多い．また，このほかにエネルギー消費量の計算として，日本人のための簡易式がある（男性 14.1 kcal×体重 kg+620 kcal 女性：10.8 kcal×体重 kg+620 kcal）[11]．

2）各栄養素の必要量

各栄養素の量を決定する際は，まずたんぱく質量を決定し，その後，脂質と糖質の量を決めていく．たんぱく質量は体重当たり 0.8〜1.0 g/kg/日を基準とし，病態およびストレスの程度に応じて増減する[10]．ストレスレベルが軽度の場合は 1.0〜1.2 g/kg/日，中等度の場合 1.2〜1.5 g/kg/日，高度の場合は 1.5〜2.0 g/kg/日を目安とする．保存期腎不全では 0.6〜0.8 g/kg/日，人工透析患者では 1.0〜1.2 g/kg/日を推奨している[3]．また運動療法を行い，積極的に筋肉量を増加させたい場合も，たんぱく質を多めに摂取する．

たんぱく質量を決定する際は，非たんぱく質熱量/窒素比（non-protein calorie/nitrogen：NPC/N 比）を考慮する．侵襲が大きい場合はたんぱく質が必要なため，NPC/N 比は小さくなる．慢性腎不全などで尿素排出が困難な場合はたんぱく質摂取量を減らす必要があるため，NPC/N 比は大きくなる．

脂質の投与量は全体のエネルギー量の 20〜30% としている[8]．COPD（慢性閉塞性肺疾患）や ARDS（急性呼吸促拍症候群）など二酸化炭素が溜まりやすい疾患の場合は呼吸商の小さい脂質を多めにしてもよい．

🖉 一言メモ　NPC/N比

NPC/N 比＝（総エネルギー量）−（たんぱく質によるエネルギー量）／（たんぱく質量）×1.06
通常は NPC/N 比＝150〜200 であるが，熱傷 80〜100 侵襲時 100〜150，透析導入前の腎不全では 300〜500 程度とする．

糖質は全体のエネルギー量の50〜65％なるようにする．食物繊維は成人男性で20 g/日以上，女性で18 g/日以上の目安が示されている[8]．

4 低栄養と過栄養

1）低栄養とは

低栄養は栄養素の摂取または取り込み不足により，体組成（除脂肪量の減少）および体細胞成分の量が変化し，身体的および精神的機能低下と疾患の予後を悪化させる状態を指す[12,13]．従来は低栄養のタイプを，著明なるい痩が特徴のマラスムス型と，腹水や浮腫が特徴のクワシオルコル型に分類していた．しかし近年，成人（高齢者）の低栄養が問題となり，あらたにESPEN（欧州静脈経腸栄養学会）では，低栄養を①炎症を伴う疾患関連低栄養，②炎症を伴わない疾患関連栄養，③疾患を伴わない低栄養の3タイプに分類している[12,13]．この分類によれば，外傷や急性の炎症，がんによる悪液質などは①に，飢餓は③に分類される．飢餓の場合に過度に運動を行うことは，さらなるエネルギー消費を進めてしまうため，低栄養を増悪させてしまう．

低栄養になると筋や脂肪の減少をきたす．筋の減少とそれに伴う機能低下をきたすとサルコペニアを招く．そのほか免疫機能低下や創傷治癒の遅延なども生じる[14]．

2）低栄養の評価

栄養状態を把握するために，簡単なスクリーニング方法が開発されている．主なものに，SGA（Subjective gloval assessment）がある（表6）．

その他簡易な栄養評価ツールとして，MNA®（mini nutritional assessment）[15] MUST（malnutrition universal screening tool）[16]，CONUT などがある．

一言メモ　マラスムス型とクワシオルコル型

マラスムス型はたんぱく質と熱量が両方不足しており，クワシオルコル型はたんぱく質の欠乏が主体となる．たんぱく質が不足することで，アルブミンが不足し，浸透圧の影響により，血管外に水分が移動して，浮腫を生じる．

一言メモ　COUNUT

COUNUT（Controlling Nutrition Status）は2003年にESPENで発表された栄養評価方法．生化学データのアルブミン，総コレステロール，リンパ球数をスコア化したもの．たんぱく質代謝，脂質代謝，免疫機能を反映している．

一言メモ　窒素平衡

窒素平衡はたんぱく異化が優位か，たんぱく同化が優位かを判定できる．
窒素平衡は以下の式で求めることができる
窒素平衡（NB）＝投与アミノ酸量（g/日）/6.25 －尿中尿素窒素（g/日）× 5/4
摂取したアミノ酸より，排出されるアミノ酸が多いほど体内ではたんぱく異化が進んでいるといえる．

表6　SGAの項目

病歴	身体的所見
(1) 年齢・性別 (2) 身長・体重，体重変化（過去6カ月・2週間） (3) 食事摂取量の変化（期間，食形態） (4) 消化器症状（2週間以上の持続：悪心，嘔吐，下痢，食欲不振） (5) ADL（期間，日常生活可能，歩行可能，寝たきり） (6) 疾患と栄養必要量との関係（代謝ストレス）	(1) 皮下脂肪の減少（上腕三頭筋，胸部） (2) 筋肉の喪失（大腿四頭筋，三角筋） (3) 浮腫（くるぶし，仙骨部） (4) 腹水

（文献8より引用）

客観的なアセスメントとして，①身体計測（身長・体重・BMI，上腕三頭筋部皮脂肪厚，上腕周囲長，握力），②尿（クレアチニン，尿素窒素など：窒素平衡），③血液生化学データ（アルブミン，プレアルブミン，トランスフェリン，レチノール結合たんぱく，CRP，ヘモグロビンなど）で評価する．

3）過栄養とは

過栄養は摂取エネルギーが消費エネルギーを上回り，体重が増えていく状態をいう．体重が増えると肥満になる．ESPENのガイドラインではBMIが25～30 kg/m^{2}の間を過体重（overweight）といい，BMIが30 kg/m^{2}を超えると肥満（Obesity）という[15]．わが国では，日本肥満学会によりBMIが25 kg/m^{2}以上を肥満と規定している．過栄養は生活習慣病に直結し，肥満症，糖尿病，脂質異常症，高血圧，メタボリックシンドロームなどにつながり，ひいては動脈硬化性疾患を誘導する[9]．また肥満でありながら筋量低下を伴うサルコペニア肥満も近年みられており，サルコペニア肥満は，肥満を伴わないサルコペニアに比べてIADL低下のリスクが高い[17]．

運動療法を用いて機能改善を目指すのが，我々理学療法士の役割である．しかし低栄養状態の患者さんに強い運動を行うと，運動の効果が出ないばかりか，低栄養を悪化させたり，消耗させてしまうこともある．患者さんが食事を食べられているか，どのような栄養状態なのかを評価し，現在の栄養状態が運動の効果を期待できるのかまでを考慮したうえで運動処方することが，今後必要である．

理解すべき臨床キーポイント

- 生命活動を維持するためのエネルギーの源である各栄養素の代謝経路を理解し，充分な栄養が摂取できない場合に，身体のなかでどのような変化が起きているかを理解する．
- 栄養アセスメントに基づき，栄養状態に応じた運動の量や質を処方できるようになる．

渡邉　直子　若林　秀隆

●引用文献

1) 田地陽一編：栄養科学イラストレイテッド，基礎栄養学，第3版，羊土社，2016.
2) 渡邉直子：栄養と食事．解剖学・生理学・運動学に基づく動作分析（奈良勲編），医歯薬出版，2017，pp306-319.
3) 日本静脈経腸栄養学会編：静脈経腸栄養ハンドブック，第4版，南江堂，2012
4) 中村謙吾，藤島一郎：摂食・消化吸収・排泄．PTジャーナル 50：303-309，2016.
5) 栢下淳・他：栄養の基礎．リハビリテーションに役立つ栄養学の基礎（栢下淳，若林秀隆編），第2版，医歯薬出版，2018，pp19-82.
6) 中恵一，三輪一智：系統看護学講座 生化学 人体の構造と機能②，第13版，医学書院，2014.
7) 若林秀隆：理学療法士・OT・STのためのリハビリテーション栄養 栄養ケアがリハを変える，医歯薬出版 2010，pp2-47.
8) 菱田明・他監修：日本人の食事摂取基準，2015年版，第一出版，2014.
9) Miyake R, Tanaka S, et al：Validity of predictive Equations for basal metabolic rate in Japanese adults．J Nutr. Sci Vitaminol 57：224-231, 2011.
10) 日本静脈経腸栄養学会：栄養療法の進め方と評価．静脈経腸栄養ガイドライン，第3版，照林社，2013，pp139-176.
11) 田中弥生：栄養管理の実際．日本呼吸ケア・リハ学会誌 25：345-349，2015.
12) 西岡心大：低栄養/摂食障害に対する栄養療法．PTジャーナル 52：109-115，2018.
13) T. Cederholm, R. Barazzoni,et al：ESPEN guidelines on definitions and terminology of clinical nutrition, Clinical Nutrition 36：49-64, 2017.
14) C. Löser：Malnutrition in hospital: the clinical and economic implications．Dtsch Arztebl Int 107：911-917, 2010.
15) http://www.mna-elderly.com/mna_forms.html
16) Malnutrition, Advisory Group.A Standing Committee of BAPEN：The 'MUST', Explanatory Booklet. A Guide to the 'Malnutrition Universal Screening Tool' ('MUST') for Adults. BAPEN, 2003
17) 葛谷雅文：高齢者の過栄養について．静脈経腸栄養 28：3-6，2013.

第2章 栄養理学療法のポイント

　栄養理学療法の実践には，評価，ゴール設定，介入，モニタリング，再評価が重要である．評価は，ICFに基づいた理学療法評価と多職種で協働した栄養評価を併用する．次に，評価をもとに理学療法と栄養管理の両方のゴールを設定し，栄養障害の原因に応じて適切な理学療法と栄養管理を行う．介入後は，体重，筋肉量，筋力，身体機能，ADL能力，検査値を用いてモニタリングを行い，栄養理学療法が適切かを判断する．

1 栄養理学療法評価

　栄養理学療法評価は，①国際生活機能分類（ICF）に基づいた理学療法評価と②栄養評価を併用する．

1）ICFに基づいた理学療法評価

　栄養理学療法の目的は，対象者の機能，活動，参加，QOLを最大限に高めることであるため，ICFに基づいて評価を行う．ICFとは，生活機能を健康状態，心身機能・構造，活動，参加，個人因子，環境因子の6つの要素に分類して，全人的に評価するものである．ICFの心身機能・身体構造には，摂食機能，消化機能，同化機能，体重維持機能，全般的代謝機能，水分・ミネラル・電解質バランスの機能など栄養関連の項目が含まれている．栄養障害は機能障害の一つであると捉え，栄養状態もあわせて評価する[1]．ICFでの評価例を表1に示す．

　また，理学療法士が臨床で日常的に評価する筋力（握力を含む），四肢周径，身体機能，ADL能力は栄養管理のアウトカムとして重視されており[2]，後述するモニタリングにも必要な項目となる．理学療法士は栄養管理の重要なアウトカムをみているという意識をもつことが大切である．

2）栄養評価

　理学療法を実施する際は意識状態，血圧，脈，呼吸状態，体温などと同様に栄養状態もバイタルサインの一つとして必ず評価する．栄養状態は管理栄養士やNSTに確認することで評価できるが，リスク管理として理学療法士自らも栄養評価の一部は行うようにする．

　理学療法士が行える栄養評価に，栄養スクリーニング，身体計測，検査値がある．ほかにも栄養素摂取の過不足や栄養障害の原因評価も重要であるが，これらは多職種と協働して行

キーワード ICF，栄養評価，低栄養，栄養理学療法

表1 ICFに基づく理学療法評価例

健康・病気	第1腰椎圧迫骨折，誤嚥性肺炎，高血圧
機能障害	・四肢筋力（低下）：MMT上肢4レベル，下肢3〜4レベル，握力14kg ・持久力（低下）：6分間歩行距離150m 身体機能（低下）：10M歩行速度（サークル型歩行器使用）19秒 ・摂食・嚥下機能（低下）：水飲みテストむせあり，反復唾液嚥下テスト2回 ・体重維持機能（障害・るいそう）：身長150cm，体重41kg，BMI18.2，下腿周径26cm
活動制限	歩行活動（制限），家事活動（制限），Barthel Index：80点
参加制約	家庭復帰（困難），家庭内役割（制約），旅行（制約）
個人因子	72歳，女性，内向的，趣味は外出，旅行
環境因子	3人暮らし，一軒家（2階建て．廊下，トイレ，風呂に手すりあり），要介護1

う．以下に，(1) 栄養スクリーニング，(2) 身体計測，(3) 検査値，(4) 栄養素摂取の過不足，(5) 栄養障害の原因について解説する．

(1) 栄養スクリーニング

栄養スクリーニングの種類は様々あり（第9章参照），他の職種が行っている場合もあるが，リハ実施患者に対しては理学療法士が行ってもよい．特にMNA®-SF（Mini Nutritional Assessment-Short Form，図1)[3]やMST（Malnutrition Screening Tool，表2）は理学療法士でも実施しやすい．MNA®-SFは3〜4分程度で実施でき，リハのアウトカムと関連することが報告されている[4,5]．MSTは体重減少と食事摂取量の2項目のみからなる最も簡便な栄養スクリーニングであり，リハ実施高齢者の予後予測にも有用であることが報告されている[6]．

(2) 身体計測：体重，BMI，体組成，四肢周径

身体計測では，体重，BMI（Body Mass Index），体組成（筋肉量，体脂肪量），四肢周径が重要である．特に，体重は栄養評価のなかで最も重要であり，各栄養スクリーニングにおいても必須項目である．またBMIや体重減少率をみることで，現在の栄養状態やエネルギー摂取量の過不足がある程度評価できる（表3）．

体組成は生体電気インピーダンス（BIA）などで測定することが有用である．しかし，そ

一言メモ　週に1回は体重測定を

MSTの項目からわかるように，体重と食事摂取量は栄養評価において最重要項目の2つである．担当患者の体重を週に1回は測定し，同時に「最近食べる量は減っていませんか？」と確認すれば，最低限の栄養評価が行える．体重と食事摂取量が低下していれば低栄養を疑い，管理栄養士に相談する．理学療法士も手軽にできるこの2つは確認し，リスク管理にいかしたい．

図1 簡易栄養状態評価表（MNA® SF）

氏名：	性別：		
年齢：	体重： kg	身長： cm	調査日：

スクリーニング欄の□に適切な数値を記入し，それらを加算する．11ポイント以下の場合，次のアセスメントに進み，総合評価値を算出する．

スクリーニング

A 過去3カ月間で食欲不振，消化器系の問題，咀嚼・嚥下困難などで食事量が減少しましたか？
 0＝著しい食事量の減少
 1＝中等度の食事量の減少
 2＝食事量の減少なし □

B 過去3カ月間で体重の減少がありましたか？
 0＝3kg以上の減少
 1＝わからない
 2＝1〜3kgの減少
 3＝体重減少なし □

C 自力で歩けますか？
 0＝寝たきりまたは車椅子を常時使用
 1＝ベッドや車椅子を離れられるが，歩いて外出はできない
 2＝自由に歩いて外出できる □

D 過去3カ月間で精神的ストレスや急性疾患を経験しましたか？
 0＝はい 2＝いいえ □

E 神経・精神的問題の有無
 0＝強度認知症またはうつ状態
 1＝中等度の認知症
 2＝精神的問題なし □

F BMI 体重（kg）÷［身長（m）］²
 0＝BMIが19未満
 1＝BMIが19以上，21未満
 2＝BMIが21以上，23未満
 3＝BMIが23以上 □

スクリーニング値：小計（最大：14ポイント） □□
 12〜14ポイント： 栄養状態良好
 8〜11ポイント： 低栄養のおそれあり（At risk）
 0〜7ポイント： 低栄養
「より詳細なアセスメントをご希望の方は，引き続き質問G〜Hにおすすみください．」

表2 Malnutrition Screening Tool（MST）

Q1：最近，意図しない体重減少はありますか？	
なし	0
分からない	2
「はい」の場合，どれくらい体重が減りましたか？	
1-5 kg 減少	1
6-10 kg 減少	2
11-15 kg 減少	3
15 kg 以上減少	4
分からない	2
Q2：食欲の低下により食事摂取量が減っていませんか？	
減っていない	0
減っている	1

合計　　　　　点
　0〜1：低リスク，週1回スクリーニング．
　2〜3：中等度リスク，48〜72時間以内に管理栄養士に相談．
　4〜5：高リスク，24時間以内に管理栄養士に相談．

表3 体重減少率

体重減少率（％）＝（通常体重−現体重）÷通常体重×100

期間	有意な体重減少 ＝低栄養の疑いあり
1週間	2％以上
1カ月	5％以上
3カ月	7.5％以上
6カ月	10％以上

（文献7より引用）

表4 下腿周径のカットオフ値

	対象者	カットオフ値
低栄養	入院高齢者	男性 28 cm 以下，女性 26 cm 以下 [8]
	回復期脳卒中片麻痺患者※	男性 31 cm 以下，女性 30 cm 以下 [9]
サルコペニア（筋肉量低下）	入院高齢者	男性 30 cm 以下，女性 29 cm 以下 [8]
	在宅高齢者	男性 34 cm 未満，女性 33 cm 未満 [10]

※非麻痺側で測定

のような機器が備わっていない場合は，上腕周径，上腕三頭筋皮下脂肪厚（TSF），下腿周径でも代用できる．上腕周径と TSF で上腕筋周囲や上腕筋面積が算出でき，筋肉量の目安になる．

上腕筋周囲（cm）
＝上腕周径（cm）－上腕三頭筋皮下脂肪厚（cm）×3.14

上腕筋面積（cm^2）
＝{上腕周径（cm）－上腕三頭筋皮下脂肪厚（cm）×3.14}2÷4×3.14

下腿周径は栄養状態や全身の筋肉量と相関することが報告されており，日本人を対象としたカットオフ値が示されている（表4）[8-10]．これらの報告は対象者の特性が異なるため，そのことを考慮し評価する．また，体重測定や四肢周径では浮腫の影響も考慮する．

（3）検査値

検査値をみることで対象者の全身状態，栄養状態が把握できる．主な検査項目と基準値を表5に示す．アルブミン，ヘモグロビン，リンパ球数（白血球×リンパ球÷100），コリンエステラーゼ，総コレステロールが栄養指標となる[11]．しかし，これらは脱水や炎症，肝機能障害があると変動するため，その場合は栄養指標にはならないことがある．他の検査値とあわせて総合的に評価する．また，C 反応性蛋白（CRP）は後述する低栄養の原因の評価に有用である．

（4）栄養素摂取の過不足

栄養素摂取の過不足は管理栄養士と協働して評価する．この評価には疾患の有無，病態，活動量，筋緊張，不随意運動，食事摂取状況など，多くの情報が必要となる．理学療法士は理学療法での活動量や対象者の身体状況などを管理栄養士に報告する．

栄養素摂取の過不足の評価方法は，まずエネルギー消費量と摂取量を比較する．エネルギー消費量は図2のような推定式で算出し[11]，エネルギー摂取量は経口摂取量＋経管栄養＋静脈栄養で算出する．これにより，「今後栄養状態はどうなりそうか」を予測する（図3）．ただし，エネルギー消費量，摂取量ともに推定であるため，誤差が生じる可能性に留意する．

表5 検査項目と基準値

項目	異常を示す場合 （点線の上段は高値，下段は低値の場合）	基準値
アルブミン	脱水	3.8〜5.1 g/dL
	低栄養，肝障害，ネフローゼ症候群，炎症性疾患など	
ヘモグロビン	多血症，脱水など	11.5〜15.0 g/dL
	貧血，低栄養状態，出血，悪性腫瘍など	
白血球数	急性感染症，組織壊死，急性心筋梗塞，悪性腫瘍，白血病など	3500〜9000/μL
	血液疾患（再生不良性貧血など），膠原病，薬剤（抗生物質）投与など	
リンパ球	感染症など	18〜49%
	低栄養など	
総コレステロール	高脂血症，ネフローゼ症候群，糖尿病など	130〜220 mg/dL
	低栄養，甲状腺機能亢進症，劇症肝炎など	
コリンエステラーゼ	ネフローゼ症候群，肝がん，脂肪肝など	250〜500 IU/L
	肝臓の蛋白合成能力低下，低栄養状態など	
CRP	感染症，膠原病，悪性腫瘍	0.5 mg/dL 以下
窒素バランス※	代謝ストレス（蛋白異化），飢餓	0 g/日

※窒素バランス＝投与アミノ酸量/6.25 －尿中尿素窒素排泄量×1.25

（文献11〜13を参考に作成）

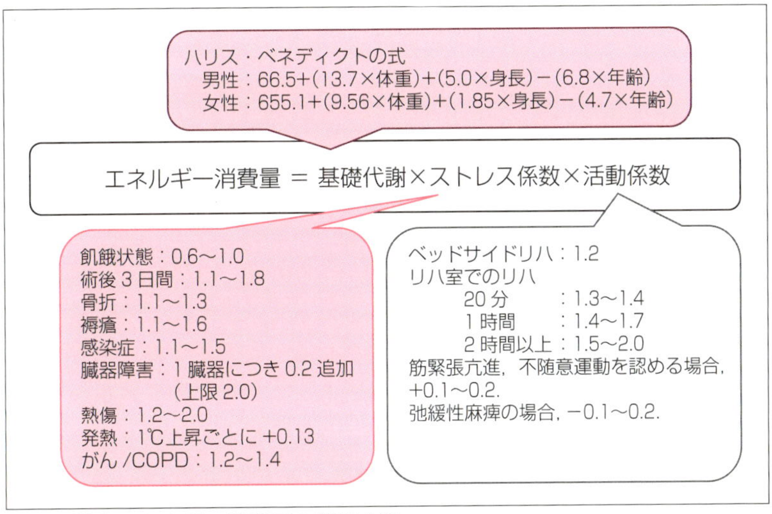

ハリス・ベネディクトの式
男性：66.5＋(13.7×体重)＋(5.0×身長)－(6.8×年齢)
女性：655.1＋(9.56×体重)＋(1.85×身長)－(4.7×年齢)

エネルギー消費量 ＝ 基礎代謝×ストレス係数×活動係数

飢餓状態：0.6〜1.0
術後3日間：1.1〜1.8
骨折：1.1〜1.3
褥瘡：1.1〜1.6
感染症：1.1〜1.5
臓器障害：1臓器につき0.2追加
　　　　　（上限2.0）
熱傷：1.2〜2.0
発熱：1℃上昇ごとに＋0.13
がん/COPD：1.2〜1.4

ベッドサイドリハ：1.2
リハ室でのリハ
　20分　　　：1.3〜1.4
　1時間　　 ：1.4〜1.7
　2時間以上：1.5〜2.0
筋緊張亢進，不随意運動を認める場合，
＋0.1〜0.2．
弛緩性麻痺の場合，－0.1〜0.2．

図2 推定エネルギー消費量の算出方法

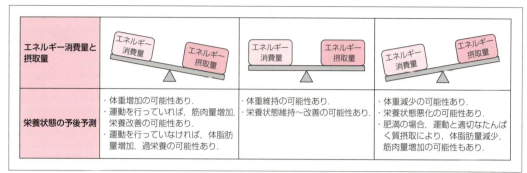

図3 栄養状態の予後予測

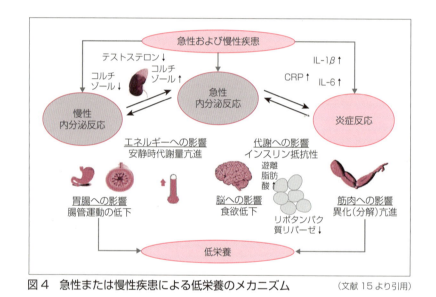

図4 急性または慢性疾患による低栄養のメカニズム　　（文献15より引用）

次に，栄養素のなかで特にたんぱく質の摂取量が重要であるため，その過不足も確認していく．なお，たんぱく質の必要量は，病態などにより異なる（第9章，105頁，表4参照）．

(5) 栄養障害の原因

栄養障害を認めた場合，その原因を評価する．栄養障害の原因により栄養理学療法のゴール，介入方法が異なる．

成人の低栄養の原因は，「社会生活環境に関連した低栄養（飢餓）」，「急性疾患または外傷に関連した低栄養（侵襲）」，「慢性疾患に関連した低栄養（悪液質）」の3つに分類されている[14]．つまり，低栄養は食事の影響（飢餓）以外にも，疾患により生じることがある（図4）[15]．急性疾患または外傷など生体に侵襲が加わると，損傷を受けた組織の修復や免疫能を活性化させるために炎症とエネルギー産生が亢進し，低栄養状態となることがある．また，がん，関節リウマチ，慢性心不全，慢性呼吸不全などの慢性疾患では，持続的な炎症により複雑な代謝変動が生じ，低栄養状態となることがある．これを悪液質と呼ぶ（悪液質の診断基準は7章72頁参照）[16]．

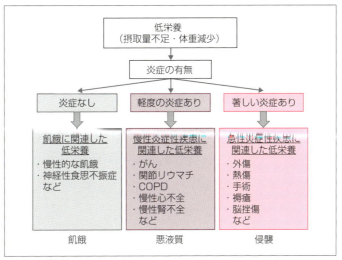

図5　低栄養の原因　　　　　　　　　　　　　　（文献14より引用，一部改変）

低栄養の原因は，疾患と炎症の有無で判断する（図5）．たとえば，炎症の指標であるCRPが陰性であれば飢餓，急性疾患に伴う急激な高い値を認めれば侵襲，慢性疾患に伴い0.5 mg/dl以上であれば悪液質の可能性を考える．ただし，高齢者では原因が重複していることがある．

また，肥満はエネルギー摂取過多（過食や脂質過剰摂取）とエネルギー消費過少（運動不足）によって生じることが多いが，その背景には遺伝的因子や精神的因子，薬剤性の要因が関わっていることがある．

このように栄養障害は様々な因子により生じるため，原因を多職種で分析することが重要である．

2 栄養理学療法のゴール設定

栄養理学療法評価をもとに，状況に適したゴールを多職種で考える．たとえば，全身状態，栄養状態が良好であれば機能改善を目標とし，低栄養で今後の栄養状態が悪化しそうであれば，機能維持と栄養状態の改善を当面の目標とする．

理学療法と栄養管理の両方のゴールを設定し，これを多職種で共有しておくことが重要である．また，全身状態や栄養状態が変化すれば，それに応じて適宜ゴール設定を変更する．

> **一言メモ　ゴール設定は"SMART"に**
>
> ゴール設定では，"SMART"を意識するとよい．SMARTとは，Specific（具体的な），Measurable（測定可能な），Achievable（達成可能な），Related（関連した），Time-bound（期間が明確）の頭文字をとったものである．リハでは明確なゴールを設定することが重要であり，SMARTを意識すれば，より良いゴールを立案できる．たとえば，「1カ月後に体重2 kg増加，歩行器歩行ペースで自宅内ADL自立」などはSMARTなゴールである．

表6 食欲不振に対する理学療法

食欲不振の原因	理学療法
摂食嚥下障害	嚥下理学療法（第10章以降を参照）
呼吸不全	呼吸理学療法（呼吸介助，排痰など）
食事時の疲労	シーティング，ポジショニング，リラクセーション
姿勢不良	シーティング，ポジショニング，座位バランス練習，関節可動域運動
疼痛	リラクセーション，物理療法，シーティング，ポジショニング
腸管運動の低下	下肢・体幹の運動[21,22]，腹部へのホットパック，離床，歩行練習，
抑うつ	レクリエーション，リラクセーション

3 栄養理学療法の介入

　以下，栄養状態に応じた栄養理学療法について解説する．ここでは主に低栄養に対する栄養理学療法について解説する．肥満に対する栄養理学療法は第5章（51頁）を参照されたい．

1）栄養状態が良好，栄養管理が適切な場合

　栄養状態が良好の場合や，栄養管理が適切で今後の栄養状態が改善すると予測された場合には，機能改善を目標としたレジスタンストレーニングや持久力増強運動など積極的な理学療法を実施する．また，運動と分岐鎖アミノ酸含有の栄養剤を摂取すると，筋肉量，筋力，身体機能がより向上する可能性がある[17,18]．

2）飢餓に対する栄養理学療法

　飢餓時に高負荷な運動を行うと筋蛋白分解が助長され，機能や栄養状態がさらに悪化するため，レジスタンストレーニングや持久力増強運動は禁忌である．一方，飢餓時に安静臥床を続けていると，廃用性筋萎縮がより進行する可能性があるため[19]，離床や低負荷の運動は行っていく．適切な運動負荷量については低栄養の重症度によるが，廃用症候群の予防や機能維持を目標に2～3メッツ以下の理学療法を行う．具体的には関節可動域運動，ストレッチ，ポジショニング，物理療法，呼吸理学療法の一部（レジスタンストレーニングは除く），座位練習，ADL練習を行う[20]．機能維持が目標であっても，効率のよい動作指導や動作しやすい環境設定を行うことで，ADL能力の向上が図れることもある．

　また食欲不振の場合，その原因を精査し，理学療法で改善が可能であるかを考える．食欲

✐一言メモ　refeeding（リフィーディング）症候群とは

慢性的な飢餓状態の患者に対し急速な栄養投与を行うと，低リン血症や低カリウム血症などの電解質異常，うっ血性心不全，耐糖能異常など致死的な合併症が生じることがある．これをrefeeding（re＝再，feeding＝摂取）症候群と呼ぶ．特にBMI18.5未満で，5日以上飢餓状態の患者は，refeeding症候群の高リスクとされている．その場合，栄養投与は5～10 kcal/kg/日程度から始め，電解質をモニタリングしながら1週間かけて目標量に達するようにする[23]．

不振は，摂食嚥下障害，呼吸不全，疲労，姿勢不良，疼痛，抑うつ，腸管運動の低下で生じることがある．これらが原因の場合は，理学療法の介入により食欲が改善する可能性がある．原因に応じて適切な理学療法を実施し，食欲の改善を目指す（表6）．

飢餓時の栄養管理では栄養状態の改善を目標とする．体重増加を目指す場合はエネルギー消費量に200〜750 kcal 上乗せした摂取量を目指す．ただし，長期飢餓の場合はrefeeding症候群に留意し，エネルギー摂取量は段階的に増やしていく．適切な栄養管理が実施されれば，機能改善を目指した積極的な運動療法を徐々に始めていく．

3）侵襲に対する栄養理学療法

侵襲による低栄養の場合，異化期か同化期かで栄養理学療法の対応が異なる．

異化期は，炎症によりエネルギー消費量が増加し，筋蛋白分解が進んでいる時期であるため，筋肉量の増大は期待できない．この時期に積極的な栄養管理を行うと，高血糖，安静時代謝量の亢進，筋蛋白分解の促進，浮腫の増悪などが生じ，逆効果となる[24]．そのため，エネルギー消費量よりも少なく投与することが推奨されている[24,25]．理学療法も筋蛋白異化を助長しないように廃用症候群の予防，機能維持を目標とし，離床や2〜3メッツ以下の運動療法を実施する．つまり，異化期は栄養管理，理学療法ともに維持あるいは悪化防止が目標となる．

一方，疾患の治療が奏功し炎症が改善すれば，同化期に至る．同化期は体重や筋肉量の増加が期待できる時期であるため，機能改善，栄養改善を目標とし，エネルギー消費量以上の栄養管理とレジスタンストレーニングや持久力増強運動を含めた積極的な理学療法を行う．

異化期か同化期かの判断は，窒素バランスやCRPを用いる．窒素バランスがマイナスであれば異化期，プラスであれば同化期と判断する．仮説であるがCRPが3〜5 mg/dL以下になれば，同化期と判断する．

4）悪液質に対する栄養理学療法

悪液質の場合，疾患の治療，栄養療法，運動療法，薬物療法を含めた包括的な介入が有用である．このなかでも運動療法（レジスタンストレーニング，有酸素運動）は抗炎症作用があることから，悪液質の重要な治療として位置付けられている[26]．悪液質と判断された場合は体重や筋力をモニタリングしながら，低〜中等度の負荷量でレジスタンストレーニングや持久力増強運動を行うと，食欲や栄養状態が改善する可能性がある．栄養管理では，エネルギー必要量を算出したうえで，高たんぱく食（1日1.5 g/kg）や分岐鎖アミノ酸の投与を検討する[29]．

ただし，がんのターミナルのような不応性悪液質の場合は，体重や筋肉量の増加は期待できないため，機能維持や緩和，QOLの向上を目標とした理学療法を実施する．

4 モニタリング

栄養理学療法を介入し，その介入が適切かを判断するためにはモニタリングが重要である．栄養理学療法のモニタリングは，身体計測（体重，筋肉量，四肢周径など），筋力，身体機能（歩行速度，TUG，6分間歩行距離など），ADL能力，検査値で行う．低栄養患者の体重と筋肉量が増加し，筋力，身体機能が改善していれば，栄養理学療法はうまくいってい

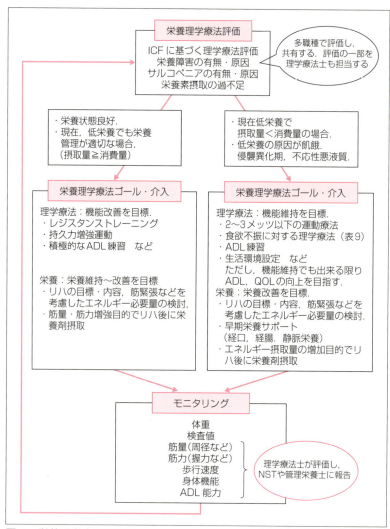

図6 栄養理学療法の流れ

ると考えられる．しかし，体重や筋肉量が減少し，筋力，身体機能の改善が乏しければ，栄養管理と理学療法プログラムの両方を見直す必要がある．栄養障害の重症度にもよるが，1〜2週間に1回はモニタリングすることが望ましい．

以上の栄養理学療法の評価⇒ゴール設定⇒介入⇒モニタリング⇒再評価までの流れを図6に示した．

栄養理学療法を実践するためには，栄養学や代謝学の知識が必要となる．どのようなメカニズムで栄養障害が生じているかを理解しておくと，評価や介入がより的確となる．また知識をもつことで，管理栄養士と共通言語ができ，会話もしやすくなり，連携が強化される．

栄養評価・管理を「他の職種が行うこと」と考えず，理学療法士の専門性をいかしながら多職種と協働し，評価，介入していくことが望ましい．全身，筋肉を視診，触診し，筋力や

動作,持久力を日常的に評価している理学療法士は,これらを栄養学的な視点からみることで栄養評価にそのままいかすことができる.また,筋力,筋肉量,持久力が向上し,活動範囲が広がるためには,その根源である栄養(エネルギーと栄養素)が重要であることをあらためて認識したうえで,管理栄養士などの多職種と連携を強化し,栄養理学療法を実践していってほしい.

理解すべき臨床キーポイント
- 栄養理学療法に必要な評価を実施することができる.
- 管理栄養士などの多職種と協働し,適切な栄養理学療法のゴール設定,介入ができる.

高橋 浩平

● 引用文献

1) 若林秀隆:栄養と理学療法.PTジャーナル46:829-836,2012.

2) Russell MK:Functional assessment of nutrition status. Nutr Clin Pract 30:211-218, 2015.

3) 雨海照祥,葛谷雅文・他:高齢者の栄養スクリーニングツール MNAガイドブック,医歯薬出版,2011.

4) Nishida Y, Wakabayashi H, et al:Nutritional status is associated with the return home in a long-term care health facility. J Gen Fam Med 9:19:9-14, 2017.

5) Nishioka, Wakabayashi H, et al:Nutritional Improvement Correlates with Recovery of Activities of Daily Living among Malnourished Elderly Stroke Patients in the Convalescent Stage:A Cross-Sectional Study. J Acad Nutr Diet 116:837-843, 2016.

6) Marshall S, Young A, et al:Nutrition Screening in Geriatric Rehabilitation:Criterion (Concurrent and Predictive) Validity of the Malnutrition Screening Tool and the Mini Nutritional Assessment-Short Form. J Acad Nutr Diet 116:795-801, 2016.

7) Tappenden KA, Quatrara B, et al:Critical Role of Nutrition in Improving Quality of Care:An Interdisciplinary Call to Action to Address Adult Hospital Malnutrition. J Acad Nutr Diet 113:1219-1237, 2013.

8) Maeda K, Koga T, et al:Predictive Accuracy of Calf Circumference Measurements to Detect Decreased Skeletal Muscle Mass and European Society for Clinical Nutrition and Metabolism-Defined Malnutrition in Hospitalized Older Patients. Ann Nutr Metab 71:10-15, 2017.

9) Nishioka, S, Wakabayashi, H, et al:Accuracy of non-paralytic anthropometric data for nutritional screening in older patients with stroke and hemiplegia. Eur J Clin Nutr 71:173-179, 2017.

10) Kawakami R, Murakami H, et al:Calf circumference as a surrogate marker of muscle mass for diagnosing sarcopenia in Japanese men and women. Geriatr Gerontol Int 15:969-976, 2015.

11) 若林秀隆:リハビリテーション栄養アセスメント.PT,OT,STのためのリハビリテーション栄養-栄養ケアがリハを変える-,第2版,医歯薬出版,2015,pp40-45.

12) 田屋雅信,松田正弘:リハに役立つ検査値の読み方・とらえ方,羊土社,2018.

13) 森沢知一:理学療法士に必要な検査データの知識.理学療法兵庫18:1-6, 2012.

14) White JV, Guenter P, et al:Consensus statement of the Academy of Nutrition and Dietetics/American Society for Parenteral and Enteral Nutrition:characteristics recommended for the identification and documentation of adult malnutrition (undernutrition). J Acad Nutr Diet 112:730-738, 2012.

15) Schuetz P:"Eat your lunch!" controversies in the nutrition of the acutely, non-critically ill medical inpatient. Swiss Med Wkly 145:w14132, 2015.

16) Evans WJ, Morley JE, et al:Cachexia:a new definition. Clin Nutr 27:793-799, 2008.

17) Kim H, Suzuki T, et al:Effects of exercise and amino acid supplementation on body composition and physical function in community-dwelling elderly Japanese sarcopenic women:a randomized controlled trial. J Am Geriatr Soc 60:16-23, 2012.

18) Kim H, Suzuki T, et al:Long-term effects of exercise and amino acid supplementation on muscle mass, physical function and falls in community-dwelling elderly Japanese sarcopenic women:A 4-year follow-up study. Geriatr Gerontol Int 16:175-181, 2016.

19) Biolo G, Ciocchi B, Calorie restriction accelerates the catabolism of lean body mass during 2 wk of bed rest.Am J Clin Nutr 86：366-372, 2007.

20) 若林秀隆：リハビリテーションと臨床栄養．リハ医学 48：270-281，2011.

21) Morisawa T, Takahashi T, et al：The effect of a physiotherapy intervention on intestinal motility. J Phys Ther Sci 27：165-168, 2015.

22) Morisawa T, Takahashi T, et al：Passive exercise of the lower limbs and trunk alleviates decreased intestinal motility in patients in the intensive care unit after cardiovascular surgery. J Phys Ther Sci 29：312-316, 2017.

23) 大村健二：Refeeding 症候群．栄養塾－症例で学ぶクリニカルパール－，医学書院，2010，pp223-231.

24) 寺島秀夫，只野惣介・他．：周術期を含め侵襲下におけるエネルギー投与に関する理論的考え方．静脈経腸栄養 24：1027-1043, 2009.

25) 小谷穣治，江木盛時・他：日本版重症患者の栄養療法ガイドライン．日集中医誌 23：185-281，2016.

26) Lira FS, Antunes Bde M, et al：The therapeutic potential of exercise to treat cachexia. Curr Opin Support Palliat Care 9：317-324, 2015.

27) Sugawara K, Takahashi H, et al：Effects of nutritional supplementation combined with low-intensity exercise in malnourished patients with COPD. Respir Med 104：1883-1889, 2010.

28) Gielen S, Adams V, et al：Anti-inflammatory effects of exercise training in the skeletal muscle of patients with chronic heart failure. J Am Coll Cardiol 42：861-868,2003.

29) Ali S, Garcia JM：Sarcopenia, cachexia and aging：diagnosis, mechanisms and therapeutic options - a mini-review. Gerontology 60：294-305, 2014.

第3章 小児の栄養理学療法

　高齢者や障害者だけでなく小児においても，栄養の問題を理解することは理学療法を円滑に遂行するために重要である．近年注目されているDOHaD（Developmental Origins of Health and Disease）の概念は，「将来の健康や特定の病気へのかかりやすさは，胎生期や生後早期の環境の影響を強く受けて決定される」というものであり，子どもたちの健康をサポートするためには，胎生期から（母になる人の）食生活への介入が必要とされている[1]．

　バランスの良い食事をとり，運動や遊びで身体を動かし，よく眠るという基本的な生活習慣は，病気や障害の有無にかかわらず，すべての子どもたちの発達を支える．

1　小児と栄養の特徴[2-3]

小児は成人とは異なる特徴をもつ．その違いについて列挙する．
①発育と発達を遂げていく過程にある．
②栄養の摂取方法や内容が新生児期から幼児期にかけて大きく変化する（表1）．
③成長率の高い胎児期から幼児期前半までの栄養障害は，永続的な欠陥や機能障害を招きやすい．
④親や養育環境に大きく影響される．
⑤基礎代謝が大きい．
⑥体重比では必要とされる栄養量が成人より多い（①＋⑤より）．
⑦体組成（体脂肪と体水分量の比率）が乳児期に大きく変化する．
⑧臓器（腎臓・肝臓・消化器）が未熟である．
⑨特に多く必要とされる栄養素がある（たんぱく質・カルシウム・鉄）．

2　小児の栄養の現状[4-5]

　親の基本的生活習慣（食事と睡眠）は，子どもに影響を与えながら受け継がれる．
　胎児や新生児の重篤な栄養障害は中枢神経系に影響を与え，知能面・行動面の障害など，一生涯続く合併症を引き起こす．また，小児の肥満・やせは，将来に健康問題が発生する割合を高くすると言われている．

キーワード　小児栄養評価，小児理学療法，哺乳支援，肥満

表1 哺乳摂食行動の発達

	早産			満期産								
月齢	32週~	35週~	37週~	0ヵ月~	2ヵ月~	4ヵ月~	7ヵ月~	9ヵ月~	11ヵ月~	12~18ヵ月	~24ヵ月	~36ヵ月
哺乳摂食行動	経腸栄養		経口哺乳開始	哺乳反射全盛期	遊び飲み（だらだら）	ながら飲み離乳開始	舌潰し食べ	歯茎噛みからすり潰し			咀嚼の完成へ	
口腔機能	吸啜嚥下反射成熟	哺乳可能だが易疲労体	呼吸との調整能力向上	哺乳拒否能力未熟	周囲への反応性増大	味覚の感受性低下 舌前後運動	舌上下運動	舌側方運動 顎上下運動	臼磨運動		臼歯萌出→生えそろう（個人差大）	
食物の硬さ	ミルク（液体）					ペースト トロトロ ~ベタベタ	舌で潰せる	歯茎で潰せる		歯茎ですり潰せる	乳歯ですり潰せる	
食器の使用	全介助					哺乳瓶に手を添える程度			手づかみ	スプーン フォーク 蓋付マグ	スプーン・フォーク コップ・（箸）	自食
粗大運動発達						定頸	寝返り 腹這い	座位 四つ這い	伝い歩き	歩行	走行	

成長ホルモンは，夜10時から朝の睡眠中に高まり，骨や筋肉の成長のための細胞増殖を促す．2015（平成27）年の食育白書では，0～6歳児の20％が夜10時以降に就寝しており，その親の35％が深夜1時以降に眠っている（生活の夜型化）．

　脳の重量は，新生児で350～400 g，3歳で1,000 g，4～6歳では1,200～1,500 g（成人の95％）になる．脳の発育が著しい幼児期に朝食を欠くことは，脳の栄養不足をきたし，集中力の低下やイライラを招く．

　その他，偏食，丸飲み，個食・孤食の問題など多くの課題がある．

3 評価

1）栄養評価

（1）主観的包括的栄養評価：SGA

　成人で使用されているSGA（subjective global assessment）は，問診や簡単な身体計測で，主観的かつ簡便に評価する方法である．小児においても，栄養障害，創傷の治癒遅延，感染症などのリスクのある患者をスクリーニングするためによく用いられている．2007年に子ども用として報告されたPSGR（pediatric subjective global assessment）は広く普及してはいない[2]．

（2）成長曲線

　子どもの心身の変調や障害は身長・体重の変化として現れるため，継時的な変化を追うことが大切である．成長曲線は日本小児内分泌学会などのインターネットサイトからダウンロードできる．身長・体重が測定されたときに何歳何カ月であったかを記入して，グラフを作成する．急速に身長の伸びが悪くなる場合は，脳腫瘍や，虐待・愛情剥奪症候群などが隠されていることがある[5]．

（3）Watentowの分類（図1）

　小児期の栄養スクリーニング法としてよく使用されている．体重／身長比（weight for height：W/H）と身長／年齢比（height for age：H/A）を用い，発育を考慮して小児の栄養障害パターンを評価する[6]．W/Hは急性の栄養障害の指標となる．標準の90～110％が正常で，80～89％を軽度栄養不足，70～79％を中等度栄養不足，70％未満を重度栄養不足とする．H/Aは慢性の栄養不足や発育障害の指標となる．標準の95％以上が正常，90～94％

一言メモ　発育と発達

身長や体重が増加してプロポーションが変化することを発育といい，精神・運動・生理機能などが成熟していくことを発達という．

一言メモ　発育区分（小児は15歳未満）

胎生期→出生以前，新生児→出生後4週間，乳児→1歳前まで，幼児→1～6歳，学童→6～12歳，思春期→第2次性徴～骨端線閉鎖．

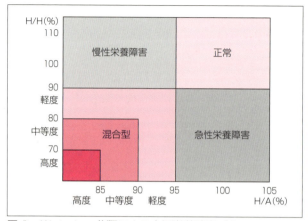

図1　Waterlow分類による小児栄養障害パターン

を軽度栄養不足，85～89％を中等度栄養不足，85％未満を重度栄養不足と分類される．

(4) カウプ指数・ローレル指数・BMI

カウプ指数は乳幼児（3カ月～5歳）の発育状態の程度を，ローレル指数は学童の肥満の程度を表す．BMIは思春期以降に適応できる指標である．

カウプ指数 ＝ 体重（kg）÷ 身長（cm）^{2} × 10^4

ローレル指数 ＝ 体重（kg）÷ 身長（cm）^{3} × 10^7

BMI（Body Mass Index）＝ 体重（Kg）÷（身長（m）× 身長（m））

(5) 筋肉・脂肪量

上腕三頭筋部皮下脂肪厚（triceps skinfold thickness；TSF）や上腕周囲長（arm circumference；AC）などで表す．

(6) 血液検査

血清アルブミン値は栄養不良を反映させる．また亜鉛不足による味覚障害は食欲を減退させ，さらに皮膚障害を生じやすくする．

2）理学療法場面での評価

理学療法を施行する前には，簡単な聞き取り（睡眠・排便排尿・食事）と身体観察（顔色，皮膚の状態：浮腫・湿疹・乾燥など，髪の毛の状態，口腔衛生状態など）を行うことを習慣にする[7]．外来患者の場合は養育者の様子（上記と同様）も観察する．また，施行中の傾眠・不機嫌・易疲労性などに配慮し，適宜，主治医や看護師と相談する．

3）食べる機能の評価

小児の摂食嚥下機能の問題は多様である．問題を複雑にしている要因を以下に挙げる．

・摂食嚥下機能は発達の一部であり，生後獲得される．
・精神・運動発達との相互関係が深い．
・養育者（環境）の影響が大きい．
・特に幼児期前半までの意思疎通が困難．

総合的な摂食嚥下機能評価は多職種が参加して施行される．

4 小児の理学療法と栄養

　理学療法士が得意とする運動発達（姿勢・運動の調整）や呼吸の援助は，摂食嚥下機能との関係が深い．不適切な食事姿勢は口腔機能を低下させ，余裕のない呼吸は嚥下のタイミングを狂わせ，誤嚥を招く．誤嚥は，さらに呼吸状態を悪化させ全身状態を低下させる．安定した呼吸と充分な栄養が確保されなければ，運動する余力は得られない．逆に，運動発達を促して適切なポジショニングを提供し，呼吸理学療法を適宜施行することにより，呼吸の予備力が上がり，摂食嚥下機能を発揮しやすい状態を準備することができる．それは全身状態を安定させ，動こうとする原動力になる．

1）哺乳支援

　周産期センターや小児専門病院，大学病院の NICU（Neonatal Intensive Care Unit）や GCU（Growing Care Unit）では，日常的に理学療法士が働いている．ここでの哺乳障害の原因は様々だが[8]（表2），吸啜−嚥下反射を誘発し口腔運動を活性化するために，早期から経口摂取の可能性を探る．

表2　哺乳障害の原因

原因	疾患例
未熟性の問題	低出生体重児
構造の問題	口唇・口蓋裂
中枢神経系の問題	脳性麻痺
形態・機能の問題	ダウン症候群
喉咽頭・食道機能の問題	喉頭軟化症
全身状態の問題	先天性心疾患
精神・行動の問題	心理的拒否
その他	薬剤の副作用

（文献8を参考に作成）

　中枢神経系の障害を疑うような筋緊張の異常を伴う場合や，心疾患や呼吸不全を伴うケース，奇形症候群などには，理学療法士が介入する．唾液の嚥下や鼻呼吸の評価から開始し，哺乳姿勢・吸着方法・ニップルの形状などを検討し，呼吸との協調を調整する．誤嚥のリスクが大きいと判断した場合は経口練習を中止し，代替案を検討する．安全な哺乳援助方法が

> **一言メモ　代替案の例**
> ・唾液を排出しやすい姿勢を作る（誤嚥性呼吸障害の予防）．
> ・口腔周囲に受け入れやすい快刺激を与える．
> ・全身状態に配慮しながら運動発達を促す．

確認できたら，看護師と家族にそれを伝えて哺乳援助を移行する．毎日繰り返される哺乳行動によって頸部〜上部体幹の筋活動が得られ，定頸を促すことにつながる．

2）小児集中治療室（PICU）での早期介入

PICU（Pediatric Intensive Care Unit）での栄養管理は，現病自体の治療の困難さに加え，水分制限や消化機能の低下などが加わることで，より複雑で困難と言われる[9]．

呼吸障害の患者や長期間人工呼吸器管理を必要とするケースは，呼吸運動を行うだけでも体力を消耗するため，呼吸理学療法ではより短時間で有効に痰を喀出できるように援助することと，吸引後の速やかな安静を援助する技術が要求される．分泌物が硬く喀出を妨げる場合は医師に相談し，輸液の量や内容を検討してもらう．

早期離床を目的とする運動療法に関しては，栄養量が確保されていることを確認しながら，多くの処置の隙間をぬって最大限の介入を行う．

3）小児がん患者の廃用予防と発達支援

小児がんの好発年齢は3〜4歳で，急性リンパ性白血病が最も多い．発見が難しく増殖も速いが，成人より集学的治療の効果が高く，現在では70〜80％が完治するようになった．

初診時から栄養の問題をもつことが多く，前述のように脳の発育が著しいこの時期の栄養不良は，成長のみでなく発達にも影響を与えるということを考慮して介入する．

具体的には，評価（発達評価・関節可動域・筋力・運動能力など）と廃用予防の体操指導（母子へ），寛解期での積極的な運動介入（遊びの利用），再評価とプログラムの見直しなどを作業療法士と協働する．

様々な副作用[10]（表3）により，長期間栄養が充分に確保されていない状況での運動療法

表3　集学的治療の副作用

	化学療法	放射線療法	外科療法
食欲不振	○	○	○
粘膜炎	○	○	
嘔気・嘔吐	○		
下痢	○	○	○
便秘	○		○
味覚障害	○	○	
脂質異常症高血糖	○		○
嚥下障害		○	○

（文献10より引用，一部改変）

> **一言メモ　発達評価**
>
> 観察やバインランドⅡ適応行動尺度などを用いている．バインランドⅡは，日常生活への適応行動を包括的に評価するためのツールとして，国際的に広く利用されている．

4）重症心身障害児の理学療法

　近年，医療（酸素療法・人工呼吸器管理・吸引・経管栄養など）を必要とする重症な子どもたちが，在宅で生活することが増えている．摂食嚥下障害，筋緊張の異常，呼吸障害，胃食道逆流症などに加え，養育者の健康状態も栄養障害の要因になることが多い[11]．

　理学療法士が施行するポジショニングの工夫，姿勢や筋緊張の調整，関節可動域運動，呼吸理学療法は，唾液の誤嚥予防，消費エネルギーの削減，拘束性および閉塞性の呼吸障害の改善につながる．前述した理学療法場面での評価に加え，養育者の話を傾聴し，小さな変化を察知することで，全身状態の大きな崩れを予防する．

5）肥満による歩行能力低下の予防

　低緊張を伴う精神発達遅滞（ダウン症候群など），GMFCS Ⅰ～Ⅲの脳性麻痺，二分脊椎などをもつ子どもたちは，肥満によって歩行能力が低下しやすい．

　ダウン症候群の新生児～乳児期前半は，哺乳力が弱く体重増加不良を呈することもあるが，離乳食が始まると食欲旺盛で，丸飲み・早食い・偏食などによる肥満が問題になる．低緊張で活動を好まないうえに頑固さをもった知的障害があるため，一旦定着した食癖を変えることは難しく，乳児期からの栄養管理が必要とされる[12]．ダウン症の子どもたちは，健常児の2～2.5倍の期間を要して機能を獲得する．咀嚼や歩行能力の獲得にはそれだけの期間が必要なため，急がせないように配慮する．理学療法士は，ダウン症候群の特徴である筋緊張の弱さと関節の緩さをふまえ，急激な体重の増加が立位歩行能力に及ぼす影響も考慮して，運動発達を援助する．

　独歩または杖や歩行器を使って歩行の獲得を目指す，幼児期の脳性麻痺や二分脊椎の子どもたちは，軽量なほうが歩行を実用化しやすい．筋力もバランス能力にも余力が少ないため，体重が重くなるだけで転倒しやすくなったり，下肢の変形が増悪することもある．介助する側の負担も大きくなるため，車椅子に乗せられてしまう場面が増え，歩行能力を引き出すための活動量が確保できず，筋力が低下し，さらに体重が増えるという悪循環に陥ってしまう．特に両親や同胞に肥満傾向が見られる場合は早期から栄養指導を依頼し，家族全体で食習慣や生活習慣を見直すことを提案する．また，関節に負担をかけずに心肺機能を高め筋力強化を図るには，水中運動療法が有用なため，特別なリスクがなければスイミングスクールの利用も勧める．

　小児にとって栄養を摂取するという行為は単にエネルギーの確保に留まらず，身体組織を作る，養育者との関係性を構築する，自己調整を学ぶなど，多くの役割を担っている．子どもは空腹なときは不機嫌になり，新しい運動経験を受け入れ難くなる．運動機能の獲得に

一言メモ　GMFCS (gross motor function classification system)

粗大運動能力分類システム：脳性麻痺の重症度を5段階に分類する．レベルⅠ制限なしに歩く・Ⅱ制限を伴って歩く・Ⅲ手にもつ移動器具を使用して歩く・Ⅳ制限を伴って自力移動，電動車椅子の使用もあり・Ⅴ車椅子で移送される．

は，プロポーションの変化が大きく影響する．理学療法士が課題に取り組むとき，栄養や生活面も考慮することにより解決策が広がり，チーム医療の一員としてより専門性を発揮しやすくなると考える．

> **理解すべき臨床キーポイント**
> ●小児の特徴を理解し，小児に用いられている栄養評価について知る．
> ●小児に理学療法を施行する時，栄養の問題に留意できるようにする．

吉岡 明美

●引用文献
1) 高増哲也：超高齢社会で小児栄養が優先課題なわけ．臨床栄養 129：642-646，2016．
2) 高増哲也・他編：チームで実践!! 小児臨床栄養マニュアル，文光堂，2012．
3) 厚生労働省：日本人の食事摂取基準（2015 年版）．
4) 農林水産省：平成 28 年度食育白書．
5) 堤ちはる 編：子育て・子育ちを支援する 子どもの食と栄養，萌文書林，2018．
6) Waterlow J.C: Cclassification and definition of protein-calorie malnutrition.Br Med J3：566-569, 1972.
7) 廣田とも子：低栄養/摂食嚥下機能障害を有する小児患者の理学療法．PT ジャーナル 52：139-145，2018．
8) 林良寛：哺乳運動研究から哺乳支援へ－上手に哺乳をしていない児への対応策について　第 20 回日本新生児看護学会学術集会ランチョンセミナー，2010．
9) 堤理恵：PICU における栄養管理．小児の臨床栄養，医歯薬出版，2014，pp54-59．
10) Larson SF,et al:Oncology and cell transplantation.Manual of pediatric nutrition（Sonneville K），5,People's medical publishing house, 2014, pp512-518.
11) 鈴木恭子：重症心身障がい児の栄養管理．臨床栄養 129：659-664，2016．
12) 西本裕紀子：先天異常症候群児の栄養管理－ダウン症候群児を中心に．臨床栄養 129：676- 680，2016．

第4章 スポーツのための栄養理学療法

アスリートにおける食事，栄養に関係するトラブルは多岐にわたる．整形外科領域における疲労骨折などの慢性スポーツ障害の発生に深い関わりをもつ一方で，内科領域の鉄欠乏性貧血，運動性無月経，骨粗鬆症といった症状の改善には食事，栄養に関する介入が必須とされている．また，疲れ，睡眠の質などの主観的症状や客観的コンディション指標である血液，尿比重，心拍数の変動などとの関わりも無視できない．これらの症状は相互関係のうえに機能しているため，これらの機能異常に対してスポーツ現場に携わる理学療法士は，食事，栄養の質，量のチェックとともに，トレーニング強度や量の変化，コンディショニングのモニタリングを通して，現場のコーチや栄養士，他職種と連携してトラブルに対処することが求められる．

1 スポーツと栄養の理解

1）アスリートにおける食事・栄養の重要性

アスリートの活動は基本的に，各々が望むベストパフォーマンスを発揮することを目標に行われている．これはプロ，アマ問わず共通しており，ベストパフォーマンスの発揮のためには医科学的な最新情報と個々人の経験に裏打ちされた考えを元に，日々のスポーツ活動，日常生活のなかにそれらの情報，経験を落とし込み，実践するコンディショニングの概念が必要である（図1）．食事，栄養に関する内容もコンディショニングに含まれており，これらの情報は日々更新され，各種メディアなどでも紹介されている．一方で，一部のプロスポーツの現場などを除いて，それらの情報が広くスポーツ現場に浸透し，指導者やスポーツ選手，スポーツ愛好家の意識や行動を変えるには不充分な状態であり，同時に，本質的で総合的な対策が実施されている状況とは言い難い．

スポーツ活動におけるトラブルで多いのは，大きく2つに分かれる．1つは整形外科的なトラブル，もう1つは内科的なトラブルである．整形外科的なトラブルで食事，栄養の質が発生関連因子として考えられる代表的なものとして，疲労骨折，腱炎・腱付着部症がある[1,2]．内科的なトラブルには脱水・低ナトリウム血症，鉄欠乏性貧血，運動性無月経，骨粗鬆症など[3,4]が挙げられる．これらのトラブルに対して栄養面での介入が不充分であった場合，症状を再発させている症例に遭遇することも少なくない．

キーワード コンディショニング，EA，RED-S，水分摂取，栄養素摂取タイミング

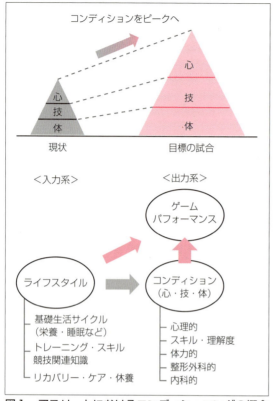

図1 アスリートにおけるコンディショニングの概念

スポーツ現場に携わる理学療法士はアスリートにおけるコンディショニングの概念を理解し，そのなかで食事・栄養の質と整形外科的・内科的トラブルを関連づけ，問題に対処し，各種トラブルの発生予防のためのアクションを起こすことが求められている．

2）FATおよびRED-Sの概念

Female Athlete Triad（FAT）とはアメリカスポーツ医学会が1997年に発表し[6]，2007年に改訂された女性アスリートにおける健康問題についての概念である．国内では「女性アスリートの三主徴」と呼ばれている．この概念における三主徴とは，無月経，骨粗鬆症，Low Energy Availability（LEA；利用可能エネルギー不足）の3つを示しており，女性アスリートに発症しやすく，かつ特有の症状であるとして，問題視されてきた（図2）．また，これら3つの症状は相互に関連しており，なかでも無月経，骨粗鬆症に至る原因と考えられているLEAは，食事・栄養の質が直接的に関与する重要な視点である[7]．近年，LEAを拡大解釈した概念として，国際オリンピック委員会により，Relative Energy Deficiency in

---

> **一言メモ　コンディションとコンディショニング**
>
> スポーツにおけるコンディションとは，「ピークパフォーマンスの発揮に必要なすべての要因」のことを示し，コンディショニングとは「ピークパフォーマンスの発揮に必要なすべての要因をある目的に向かって望ましい状況に整えること」と定義されている．競技レベルを問わず，すべてのアスリートにとって目標を達成するための準備のすべてを意味している[5]．

> **一言メモ　Energy Availability（EA：利用可能エネルギー）**
>
> 利用可能エネルギーとは，食事による摂取エネルギーから運動による消費エネルギーを引いた残りのエネルギー量を指す．これは基礎代謝や日常生活の活動に利用可能なエネルギー量で，このエネルギーが低下することをLow Energy Availability（利用可能エネルギー不足）と表現する．つまり利用可能エネルギー不足とは，運動によるエネルギー消費量に対して食事によるエネルギー摂取量が不足した状態のことである．この状態が長期間続くと，女性の場合，月経のコントロールに関与する卵胞刺激ホルモン（FSH），黄体化ホルモン（LH）の分泌低下や成長期における骨量増加に関係が深いエストロゲンの分泌低下が生じ，様々な身体機能に悪影響を及ぼすことが考えられている．

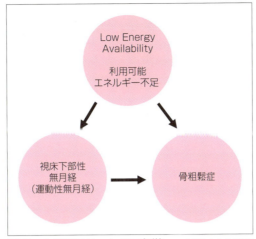

図2　女性アスリートの三主徴　　　（文献4より引用）

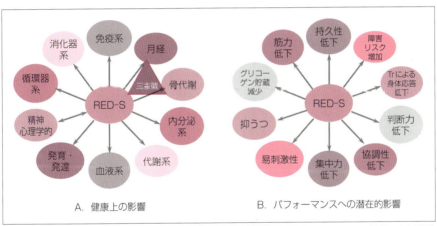

図3　スポーツにおける相対的エネルギー不足の影響　　（文献1より引用）
AはRED-Sによる身体諸機能への影響を示したもの．精神心理学的要因はRED-Sと相互に作用しうるため矢印は双方向となる．
BはRED-Sによる競技パフォーマンスへの潜在的悪影響を示したもの．RED-Sはパフォーマンス低下を招き，健康面にまでも悪影響を及ぼすことが考えられる．

Sport（RED-S：スポーツにおける相対的エネルギー不足）という概念が提唱されている[1]．スポーツ活動も合わせた運動による消費エネルギーに対して，食事から摂取されるエネルギーが低い状態が続く相対的エネルギー不足は，女性アスリートだけでなく男性アスリートを含むすべてのアスリートに生じうる健康上の重大な問題であるという考えである．RED-Sは健全な発育・発達や循環，免疫，精神，血液などの身体機能の全体へ悪影響を及ぼし，ひいてはパフォーマンス低下と障害発生リスク増悪を招くと捉え，スポーツ現場でアスリートに携わるスタッフにはRED-Sの予防策が求められている（図3）．

表1 利用可能エネルギー（EA）の計算方法　　　　　（文献7より引用）

EA＝（エネルギー摂取量−運動性エネルギー消費量（kcal/日））/ 除脂肪量（kg FFM）
※EAの単位はkcal/kg FFM/日となる．
〈例〉
体重60 kg，体脂肪率20％，除脂肪量80％（＝48.0 kg FFM）
エネルギー摂取量2,400 kcal/日，運動性エネルギー消費量500 kcal/日
上記の情報からEAを求めると，

EA＝（2,400−500（kcal/日））/48（kg）＝39.6 kcal/kg FFM/日
EA＝39.6 kcal/kg FFM/日　→この場合，EAが充分とは言えない

2　アスリートにおける食事・栄養に関連する評価

1）体重，BMI，体脂肪率，除脂肪量

　これらの測定項目は食事によるエネルギー摂取とスポーツ活動によるエネルギー消費のバランスがとれているか，または目的に合わせた介入が適切かどうかを判断するうえで最も基礎的で重要な情報である．体重は変動しやすい指標であるため，有用なデータとするためには，起床後の同時刻に測定することが望ましい[8]．また，BMI算出に必要な身長は，思春期では一年間で大きく変化する場合もあるため，後述する相対的エネルギー不足のスクリーニングのための評価基準にBMIが用いられておらず，注意を要する．体脂肪や除脂肪量についてはパフォーマンスと直結して考えやすく，アスリートにとっては一喜一憂しやすい項目である．しかし，計測方法によって誤差が大きいことを考慮し，可能であれば年1〜2回程度の頻度にて二重エネルギーX線吸収測定法（DXA法）や空気置換法による，より精密な計測方法で測定し，日々の測定を生体電気インピーダンス法による計測値またはキャリパー法による計測結果からの換算値の推移を把握する方法が現実的である．これらの測定項目は個人差が生じやすいため，一概に標準値との比較で良し悪しを判断するのではなく，2〜3カ月または6カ月程度の中・長期的な視点で変化の傾向を把握し，個人のパーソナリティや目的に合わせて判断材料とすることが肝要である[8,9]．また，体重，身長，BMI，体脂肪率，除脂肪量は後述する利用可能エネルギーを計算するうえで必須の評価項目でもある．

2）EAとRED-Sの評価基準と測定方法

　EAは表1にある式から算出される値で表現され，エネルギー消費量と摂取量のバランスがとれていて，スポーツ活動をするうえで最適な健康状態であるためには45 kcal/kg除脂肪量（FFM）/日以上が必要であることが明らかになっている．一方，30 kcal/kg FFM/日未満では様々な身体機能に障害を起こしうる状態，いわゆる相対的エネルギー不足に陥っていることが指摘されている[1]．しかしながら，スポーツ現場では利用可能エネルギーの算出が煩雑であるため，まずはBMI17.5 kg/m^{2}以下を，思春期の選手の場合は標準体重の85％以下をスクリーニングとして用いることが推奨されている[10]．スポーツ活動によるエネルギー消費量の算出については測定室での直接法が理想だが，現実的ではない．そのためスポーツ種目別やレベル，年代別に調査された報告を参考にすることと合わせ，活動記録

表2 アスリートにおけるコンディション低下症状の関連指標

症状	検査項目
脱水傾向	尿比重（1.025以上） 尿素窒素（16 mg/dl以上）
疲労傾向（回復遅延） ※心拍数・血圧・体温については 　平常との比較	LD（240 U/L以上） AST（40 U/L以上） ALT（45 U/L以上） CK（270 U/L以上） 起床時心拍数：5〜10 bpm高い 起床時血圧：10〜15 mmHg高い 起床時体温：0.5℃高い or 低い
低栄養傾向	血清総蛋白（7.2以下） アルブミン（4.5 g/dl以下）
潜在性鉄欠乏 および 鉄欠乏性貧血傾向	フェリチン（30 ng/ml以下） 血清鉄（90 μg/dl以下） ヘモグロビン （男性14 g/dl, 女性13 g/dl以下）

法や加速度計法などの各種間接法によりエネルギー消費量を推定することがスポーツ現場では必要である．間接法のなかでも最も簡易に算出できる方法として，活動記録法がある．活動記録法を用いてエネルギー消費量を可能な限り正確に算出したい場合は，最新の計算方法を採用しているウェブサイトやアプリなどを利用する手段がある．その1つとして，筆者が利用しているウェブサイト（SELF Nutrition Data）を紹介する[11]．このウェブサイトでは，ウォーミングアップからクーリングダウンまでの一連のスポーツ活動についてその強度，時間を詳細に入力することでスポーツ活動全般の総エネルギー消費量を算出することが可能である．このウェブサイトのエネルギー消費量の算出機能にはFood and Nutrition Board（米国食品・栄養委員会；FNB）およびInstitute of Medicine（アメリカ医学研究所；IOM）によって開発された最新の代謝方程式と身体活動係数が採用されている．

3）コンディション把握のための客観的および主観的指標

アスリートのコンディション評価のためにしばしば用いられる項目として，尿比重や血液検査データ，心拍数，血圧，体温，睡眠状態が挙げられる．これらの指標からアスリートにおける栄養摂取状態や疲労からの回復状況，脱水傾向を把握することが可能である（表2）．

4）食事内容と摂取タイミングの調査

食事内容によりエネルギー摂取量や各種栄養素の充足率を評価することが可能である．アスリートの場合，すでに管理栄養士と連携して自身で把握している場合があるため，それらの情報を聴取し可能であれば管理栄養士と連携して情報を共有する．栄養士が担当していないアスリートに対しては，本人へ可能な範囲で総エネルギー摂取量や各種栄養素の摂取量を記載した食事記録などをつけるように依頼する．通常3日から1週間分[12]，状況によっては2週間程度の普段通りの食事内容の記録を依頼することで，本人の食習慣の傾向を把握することができる．また，各種サプリメントを含む食事記録については摂取時刻の記録と同時に，トレーニングの何分，何時間前またはトレーニングから何分，何時間後に何を摂取して

表3　利用可能エネルギー不足の改善方針

1. 成人はBMI 18.5 kg/m² 以上，思春期は標準体重の90% 以上にする．
2. 利用可能エネルギーを45 kcal/kg 除脂肪量 / 日以上にする．
3. トレーニングや食事に関するストレスへの対処を考える．
4. トレーニング量を適正にする．
5. 現在のエネルギー摂取量に300〜600 kcal/ 日を加える．
6. 通常体重から減少した体重を元に戻す．
7. 正常月経が保てる体重に戻す．
8. エネルギー摂取量は最低2,000 kcal/ 日とする．
9. エネルギー必要量よりもエネルギー摂取量を20〜30% 増やす．
10. 7〜10日毎に0.5 kg 以上体重を増加させる．
(ただし，トレーニングによるエネルギー消費量によってはさらに増やす)

(文献1，13より引用，一部改変)

いたかについても記載してもらうと，その後のアドバイスで有用となる．

3 アスリートに対する栄養理学療法アプローチ

1）LEA および RED-S の改善のためのアプローチ

　EA不足改善のために必要なことは，はじめにその原因を可能な限り明らかにすることである．そして，各学会や組織における合意声明[1,13]の指針を参考にしながら（表3），食事によるエネルギー摂取量を増加させ，スポーツ活動によるエネルギー消費量を減少させることが基本的な改善方法である．スクリーニング項目であるBMIは18.5以上，標準体重は90%を目標値として設定し，選手個々のEA不足の原因として挙げられやすい，トレーニング負荷の急激な増加，過度で急激な減量，食事，栄養についての理解不足，プレッシャーなどの精神面に配慮しながら，コーチ，医師，栄養士と連携して問題点に対処していくべきである．

2）水分摂取

　水分摂取については万人に理想的な方法は存在しない．なぜなら，同じ環境，同じ運動量であっても，個人によって発汗量や電解質喪失量が異なり，また体調や環境によっても変化するためである．したがって，基本的には競技レベルやチームおよび個人競技にかかわらず，1〜2時間程度の運動においては運動前後で体重減少が2%以内，かつ体重増加が1%以内に抑えること，つまり脱水症状および低ナトリウム血症を予防するために必要な水分摂取[14]を日々のスポーツ活動のなかで個人に習得してもらう必要がある．

　適切な水分摂取量の目安として，運動前では2〜4時間前に体重1 kgあたり5〜10 ml/kg

✏️ 一言メモ　スポーツドリンク

国内では多種多様なスポーツドリンクが販売されている．そのなかから適切なものを選択するためには，糖類と電解質が基準量に達しているものを見極める必要がある．糖類は4〜8 g/100 ml，電解質として最も重要なナトリウム（Na^+）は40〜80 mgがスポーツドリンクとしての基準である．Naは食塩として表示されていることがあり，その場合は食塩0.1〜0.2 g/100 mlを判断基準にする．カリウム（K^+），カルシウム（Ca^{2+}），マグネシウム（Mg^{2+}）といった電解質も含まれていることが望ましい．また，粉末からスポーツドリンクを作る場合，定められた通りの濃度以上に薄めないことが基準量を満たすために必要である．

```
起床      水分補給：ミネラルウォーター 200ml

朝食      試合開始 4〜5 時間前：消化吸収のよい炭水化物，たんぱく質 (20g)

          水分補給：ミネラルウォーター 30 分毎に 120〜150ml
                   (運動時以外の時間)

          試合開始 2〜3 時間前から：スポーツドリンク 300〜600ml

          試合開始 1 時間前：①スポーツドリンク 300ml
                            ②バナナやゼリーなどの消化のよい炭水化物
                            ③10g の無脂肪たんぱく質

          試合開始 30 分前：①スポーツドリンク 300ml
                           ②BCAA

          試合開始直前：①スポーツドリンク 200ml
                       ②ブドウ糖タブレット 1or 2 pc

試合      試合中：スポーツドリンク 200ml/15〜20 分

          試合直後：①スポーツドリンク 300ml
                   ②ゼリーなどの消化のよい炭水化物
                   ③10g の無脂肪たんぱく質

          食事前 30 分前を除いた空き時間：スポーツドリンク 200ml/30 分

昼食      試合後 2 時間以内：油物を控えたバランスのよい食事

          水分補給：スポーツドリンク 200ml/30 分
                   (食後 45 分〜1 時間後以降〜試合後 3〜4 時間まで)

以降、運動時以外の時間：スポーツドリンク※またはミネラルウォーター
                       30 分毎に 120〜150ml

          ※ 運動時間が 1〜2 時間程度の高強度かつ持久系競技は
            試合終了後から 24 時間程度は運動時以外でもスポーツドリンクを使用する
```

図 4　水分補給と栄養補給のタイムテーブル　午前中に試合があった場合

程度を摂取する[15,16]．運動中では一般的には 15〜30 分毎に 100〜200 ml を摂取することが推奨されている[15,17]．暑熱環境下では可能な限り冷たいもの（5〜15℃）を摂取すると深部体温を低下させる効果があるため推奨される[17]．さらに，暑熱環境下やスポーツ活動中および前後には，食塩 0.1〜0.2 g/100 ml（ナトリウム 40〜80 mg）やカリウムなどの電解質に加えて，糖類が 4〜8 g/100 ml 含まれているスポーツドリンクを選択することが，エネルギー補給および水分吸収速度の観点から重要である[17,18]．トレーニング，試合時以外の日常生活から水分をこまめに摂取すること，スポーツ活動中および前後 3 時間程度は必ず適切なスポーツドリンクに切り替えるような指導が必要である（図 4）．

3）必要な栄養素摂取量とタイミング

健全なスポーツ活動を維持・向上させるために必要な栄養素の目安は，炭水化物とたんぱく質に関しては体重 1 kg あたりの必要量として表現されている．炭水化物の摂取量は体重 1 kg あたり 3〜12 g/kg/日で，活動強度が軽〜中強度であれば 3〜7 g/kg/日，高強度以上であれば 6〜12 g/kg/日必要である[19]．たんぱく質の摂取量は体重 1 kg あたり 1.2〜2.0 g/kg/日で，短期間の強化合宿や外傷，障害によるトレーニング休止によるエネルギー摂取制限期間には 2.0 g/kg/日，またはそれ以上の摂取が必要である場合がある[20,21,22]．

摂取タイミングに関しては，炭水化物は筋および中枢神経系へのエネルギー源として機能

するため,運動中に筋グリコーゲンレベルを保持し,運動後にも早期に筋グリコーゲンレベルを早期に回復させるタイミングを考慮する必要がある(図4).たんぱく質は筋や腱,骨などの身体構造の維持,強化のために機能するため,運動中の筋たんぱく分解の抑制とトレーニング後の筋たんぱく合成を促進させるタイミングを考慮する必要がある(図4).たんぱく質摂取は持久系トレーニングであってもレジスタンストレーニングでも,一日の必要量を複数回(例:たんぱく質1回10〜20g程度×朝・運動後・昼・運動前・後・夕食の計5〜6回)に分けて摂取することが推奨されている.脂質については総エネルギー摂取量の20〜25％が望ましいとされている[23].また,飽和脂肪酸の摂取量を総エネルギー摂取量の10％未満に制限し,必須脂肪酸を摂取することが推奨されている[24].エビデンスグレードが低い項目も含めると,アスリートのコンディショニングのための食事,栄養アプローチとして,三大栄養素である炭水化物,たんぱく質,脂質に加え,微量栄養素であるビタミン,ミネラル,さらに抗酸化物質,乳酸菌をサプリメントとしてうまく活用することが賢明である.

4) 個別指導の重要性

食事,栄養に関するアドバイスは最終的には個別で行われ,選手個人の考えや行動が習慣化するまで継続的なサポートが必要である.ただし,チームスポーツの場合,個別指導を細かく行うことが困難なことが多い.チームスポーツでの注意点は,基本的には同じトレーニング,練習内容となるため,運動全般によるエネルギー消費量が個別に計算されることが少ない.しかし,同程度の体格,同じ練習内容であっても消費エネルギーに差があることが考えられる.実際に,下痢などの体調不良を起こしていない状況で,寮生活をしていて同じ食事,練習内容にもかかわらず,EAに個人差が出てきてしまうことを経験する.そのため,全体の練習状況と個々人の体重,体脂肪率の推移と体調面を2〜3カ月程度モニタリングしつつ,水分摂取と食事,栄養についてアドバイスを継続し,場合によってはそのアドバイスを変更・修正する対応が現実的である.

またEA不足が起こりやすいタイミングや症状として,摂食障害,急激な減量,トレーニングキャンプなどによる強化トレーニング期間が挙げられるため,その際には充分配慮する.注意点として,食事・栄養の問題にフォーカスし過ぎてしまうと,夏季のトレーニングキャンプ期間などで頻繁に経験する食事時の水分過剰摂取の問題に気付きにくい.食事の際,水分摂取が過剰になるのは,普段から,またはトレーニングや練習中に適切な水分補給が適量かつ適切なタイミングで行われていないことによる代償行動と考えられる.したがって,個別に練習時の水分摂取状況や食事の際の咀嚼回数,飲水行動まで観察し,個人差が生じやすい胃腸の消化吸収機能や食事に対する認識,精神面にも配慮した細やかなサポートとアドバイスが重要である.

4 理学療法士の役割と連携

管理栄養士,公認スポーツ栄養士といった栄養士の方々がスポーツ現場にスタッフとしてフルタイムまたはパートタイムとして携わっている状況は多くはない.比較的多いのはトレーナーや理学療法士といったメディカルスタッフであることから,現場にいるメディカル

スタッフがいち早く食事や栄養の問題を把握し，可能な限り栄養士と連携して問題解決にあたることが重要である．選手に身近な存在である理学療法士は，監督，コーチらのスタッフと情報共有をすることで，選手に起こっている身体機能面の問題や練習の負荷量の問題と合わせて，栄養士との連携による食事・栄養面についての情報までもチーム全体へ波及させることが可能な存在であると言える．

　スポーツにおける栄養指導は「コンディショニング」という概念によるスポーツ活動に関わるすべての要因の状態を把握したうえで，問題の解決手段の1つとして実施されるべきである．一方で，理学療法士がスポーツ現場で要求されるのは，身体機能面のトラブルの解消である．しかし，身体機能面のトラブルに至った背景を探ると，食事，栄養の問題や水分摂取など，コンディショニングに関する総合的な問題が重複していることがほとんどである．理学療法士の学問基盤である生理学，解剖学，運動学のすべてを活用することで，それらの問題に対処することは可能であると考える．また，欠かせないアプローチとして，スポーツ現場に関わるすべてのスタッフによるチームアプローチがある．我々の姿勢として，チームアプローチを円滑にするために他職種の方々が研鑽しているスポーツ医学，アスレティックトレーニング学，運動生理学，スポーツ栄養学，フィットネス，フィジカルトレーニングといった学問領域まで踏み込むことも必要である．そして各スポーツ現場の状況に合わせて，リービッヒの最小律のような抜け目のないアプローチを他職種の方々といかに作り上げるかについての追究が必要であろう．

> **理解すべき臨床キーポイント**
>
> ●アスリートの活動状況，エネルギー消費量を理解して適切なアセスメントと個別的な対応策を立案できるようになる．
> ●栄養介入と並行して行われるべき，基礎的な生活習慣の改善や日常的なコンディショニングの重要性を理解し，状況によってはコンディショニングの指導を最優先で考えられるようになる．

中本 亮二

●引用文献

1) Mountjoy M, Sundgot-Borgen J, et al：The IOC consensus statement：beyond the Female Athlete Triad--Relative Energy Deficiency in Sport（RED-S）. Br J Sports Med 48：491-497, 2014.
2) Snedeker JG, Foolen J：Tendon injury and repair - A perspective on the basic mechanisms of tendon disease and future clinical therapy. Acta Biomaterialia 63：18-36, 2017.
3) 能瀬さやか・他：Health Management for Female Athletes Ver.3 - 女性アスリートのための月経対策ハンドブック -，第3版，東京大学医学部附属病院 女性診療科・産科, 2016, pp17-48, 111-186.
4) 土肥美智子・他：成長期女性アスリート 指導者のためのハンドブック，独立行政法人日本スポーツ振興センター 国立スポーツ科学センター, 2014, pp18-21.
5)（財）日本体育協会：アスレティックトレーナーテキスト（I）-アスレティックトレーナー養成講習教本，（財）日本体育協会, 2003, pp25-26.

6) Otis CL, Drinkwater B, et al：American College of Sports Medicine position stand. The Female Athlete Triad. Med Sci Sports Exerc 29：1669-1671, 1997.

7) Nattiv A, et al：American College of Sports Medicine position stand. The female athlete triad. Med Sci Sports Exerc 39：1867-1882, 2007.

8) Ackland TR, Lohman TG, et al：Current status of body composition assessment in sport・Review and position statement on behalf of the ad hoc research working group on body composition health and performance, under the auspices of the I.O.C. Medical Commission. Sports Med 42：227-249, 2012.

9) Santos DA, Dawson JA, et al：Reference values for body composition and anthropometric measurements in athletes. PloS ONE 9：e97846, 2014.

10) Loucks AB, et al：Luteinizing hormone pulsatility is disrupted at a threshold of energy availability in regularly menstruating women. J Clin Endocrinol Metab 88：297-311, 2003.

11) SELF Nutrition Data http：//nutritiondata.self.com/tools/calories-burned.

12) Deakin V, Kerr D, et al：Measuring nutritional status of athletes：Clinical and research perspectives. In：Burke L, Deakin V, eds. Clinical Sports Nutrition. 5 th ed. North Ryde, Australia：McGraw- Hill, 2015, pp27-53.

13) De Souza MJ, et al：2014 Female Athlete Triad Coalition Consensus Statement on Treatment and Return to Play of the Female Athlete Triad：1 st International Conference held in San Francisco, California, May 2012 and 2 nd International Conference held in Indianapolis, Indiana, May 2013. Br J Sports Med 48：289, 2014.

14) McDermott BP, Anderson SA, et al：National athletic trainers' association position statement：fluid replacement for the physically active. J Athl Train 52：877-895, 2017.

15) American College of Sports Medicine, Sawka MN, Burke LM, et al：American College of Sports Medicine position stand. Exercise and fluid replacement. Med Sci Sports Exerc 39：377-390, 2007.

16) Goulet ED：Dehydration and endurance performance in competitive athletes. Nutr Rev 70：S132-136, 2012.

17) 日本体育協会：スポーツ活動中の熱中症予防ガイドブック，2013.

18) Shi X, Summers RW, et al：Effects of carbohydrate type and concentration and solution osmolality on water absorption. Med Sci Sports Exerc 27：1607-1615, 1995.

19) Burke LM, Hawley JA, et al：Jeukendrup AE. Carbohydrates for training and competition. J Sports Scis 29：S17-27, 2011.

20) Mettler S, Mitchell N, et al：Increased protein intake reduces lean body mass loss during weight loss in athletes. Med Sci Sports Exerc 42：326-337, 2010.

21) Phillips SM, Van Loon LJ：Dietary protein for athletes：From requirements to op- timum adaptation. J Sports Sci 29：S29-38, 2011.

22) Wall BT, Morton JP：van Loon LJ. Strategies to maintain skeletal muscle mass in the injured athlete：Nutritional considerations and exercise mimetics. Eur J Sport Sci 15：53-62, 2015.

23) American Dietetic Association, Dieticians of Canada, the American College of Sports Medicine：Nutrition and athletic performance. Med Sci Sports Exerc 32：2130-2145, 2000.

24) US Department of Health and Human Services and US Department of Agricul- ture. 2015 - 2020 Dietary Guidelines for Americans. 8 th Edition. December 2015. http：//health.gov/dietaryguidelines/2015/ guidelines/.

第5章 生活習慣病（肥満）の栄養理学療法

　生活習慣病の予防・改善に対する社会的な関心とニーズが高まっている．肥満においては，いわゆる減量に対する運動療法のみならず，サルコペニア肥満対策など理学療法士としての専門性を充分に発揮できる分野である．本章では，生活習慣病に関連する肥満に重点をおき，疾病としての肥満の解説，運動療法を中心とした理学療法の役割について述べる．

1 肥満と栄養の理解

1）生活習慣病・メタボリックシンドロームと肥満

　生活習慣病とは食事や運動，喫煙，飲酒，ストレスなどの生活習慣が深く関与し，これらが発症の原因となる疾患の総称である．がん，脳血管疾患，心疾患，さらにはこれらの危険因子となる動脈硬化症，糖尿病，高血圧，脂質異常症などはいずれも生活習慣病である．

　メタボリックシンドロームは，内臓脂肪蓄積に起因する心血管疾患の発症を予防するために作成された疾患概念である．表1にメタボリックシンドロームの診断基準[1]を示す．メタボリックシンドロームの診断基準は内臓脂肪の蓄積を必須項目として，脂質代謝異常，血圧高値，高血糖の3項目のうち2項目以上を満たすこととなっている．肥満は内臓脂肪蓄積の主たる原因であるため，肥満により健康障害をきたした状態である肥満症と，内臓脂肪蓄積により心血管疾患のリスクが高くなったメタボリックシンドロームは重なる点が多い疾患概念である．

　栄養障害のうち低栄養とは相対し，過栄養によって生じる肥満は，生活習慣病，メタボリックシンドロームと深く関連しており，その対策は極めて重要である．

2）肥満と肥満症
（1）定義

　日本肥満学会の肥満症診療ガイドライン2016[2]において，肥満とは，脂肪組織に脂肪が過剰に蓄積した状態で，体格指数（BMI＝体重［kg］／身長［m］^{2}）≧25のものと定義される．また，BMIをもとに肥満度は分類され（表2），BMI≧35を高度肥満としている．

　一方，肥満症とは，肥満に起因ないし関連する健康障害を合併するか，その合併が予測される場合で，医学的に減量を必要とする病態をいい，疾患単位として取り扱うこととされて

キーワード　肥満症，有酸素運動，レジスタンストレーニング，身体活動，サルコペニア肥満

表1 メタボリックシンドロームの診断基準

内臓脂肪（腹腔内脂肪）蓄積	
ウエスト周囲径	男性≧ 85 cm
	女性≧ 90 cm
（内臓脂肪直積男女ともミ 100 cm² に相当）	
上記に加え以下のうち2項目以上	
高トリグリセライド血症	≧ 150 mg/dl
かつ／または	
低 HDL コレステロール血症	<40 mg/dl 男女とも
収縮期血圧	≧ 130 mmHg
かつまたは	
拡張期血圧	≧ 85 mmHg
空腹時高血糖	≧ 110 mg/dl

（文献1より引用）

表2 肥満度分類

BMI (kg/m²)	判定	WHO 基準
<18.5	低体重	Underweight
18.5 ≦〜<25	普通体重	Normal range
25 ≦〜<30	肥満（1度）	Pre-obese
30 ≦〜<35	肥満（2度）	Obese class I
35 ≦〜<40	肥満（3度）	Obese class II
40 ≦	肥満（4度）	Obese class III

（文献2より引用）

いる[2]．

（2）肥満症の診断

図1に肥満症診断のフローチャートを示す[2]．BMI25 以上であれば肥満と判定される．通常，ほとんどの肥満は過食，運動不足が原因となる原発性肥満であるが，内分泌性や遺伝性などの二次性肥満な場合があるため，これらの疾患を念頭におく必要がある．原発性肥満をBMI 25 以上，35 未満の肥満と，BMI35 以上の高度肥満とに分ける．肥満に起因ないし関連し，減量を要する健康障害（表3）のうち，①肥満症の診断基準に必須な健康障害を有するもの，または，②健康障害を伴いやすい高リスク肥満として，ウエスト周囲長によるスクリーニングで内臓脂肪が疑われ，腹部 CT 検査によって確定診断された内臓脂肪型肥満のいずれかを満たす場合を肥満症と診断する．内臓脂肪型肥満の基準は臍レベルの内臓脂肪面積（visceral fat area：VFA）≧100 cm² に設定されている．ウエスト周囲長は内臓脂肪面積を推定する指標であり，VFA ≧ 100 cm² に相当するウエスト周囲長は日本人では男性で 85 cm 以上，女性で 90 cm 以上である[3]．BMI 25 以上，35 未満を肥満症，BMI 35 以上を高度肥満症とする．

（3）肥満症の病態

肥満症をもとに生じる数多くの発症および進展に内臓脂肪で産生・分泌されるアディポサイトカインが関係している[4]．過剰に蓄積された内臓脂肪の脂肪細胞からは，様々なアディ

📝一言メモ　肥満症とメタボリックシンドローム

肥満症は，内臓脂肪蓄積に起因する疾患のみならず，肥満に伴う多くの健康被害を念頭においていることから，メタボリックシンドロームより広く包括的な概念である．
一方，メタボリックシンドロームは内臓脂肪減少による心血管疾患発症リスクの減少を目指した概念であるので，肥満の診断からは外れる BMI 25 未満の高リスク者も選び出すことができる．

第5章 生活習慣病（肥満）の栄養理学療法

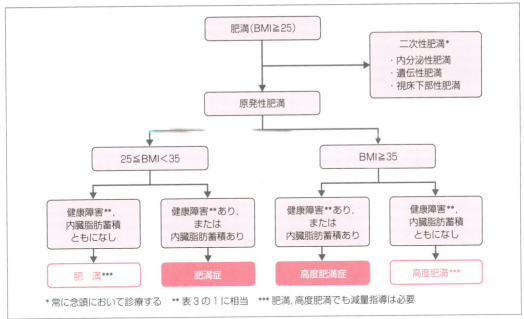

図1 肥満症診断のフローチャート

(文献2より引用)

表3 肥満に起因ないし関連し，減量を要する健康障害

1. **肥満症の診断基準に必須な健康障害**
    1) 耐糖能障害（2型糖尿病・耐糖能異常など）
    2) 脂質異常症
    3) 高血圧
    4) 高尿酸血症・痛風
    5) 冠動脈疾患：心筋梗塞・狭心症
    6) 脳梗塞：脳血栓症・一過性脳虚血発作（TIA）
    7) 非アルコール性脂肪性肝疾患（NAFLD）
    8) 月経異常・不妊
    9) 閉塞性睡眠時無呼吸症候群（OSAS）・肥満低換気症候群
    10) 運動器疾患：変形性関節症（膝・股関節）・変形性脊椎症，手指の変形性関節症
    11) 肥満関連腎臓病

2. **診断基準には含めないが，肥満に関連する健康障害**
    1) 悪性疾患：大腸がん，食道がん（腺がん），子宮体がん，膵臓がん，腎臓がん，乳がん，肝臓がん
    2) 良性疾患：胆石症，静脈血栓症・肺塞栓症，気管支喘息，皮膚疾患，男性不妊，胃食道逆流症，精神疾患

3. **高度肥満症の注意すべき健康障害**
    1) 心不全
    2) 呼吸不全
    3) 静脈血栓
    4) 閉塞性睡眠時無呼吸症候群（OSAS）
    5) 肥満低換気症候群
    6) 運動器疾患

(文献2より引用)

53

ポサイトカインが分泌される[5]．アディポサイトカインとして，インスリン抵抗性に関わる TNF（tumor necrosis factor)-α，血栓形成に関わる PAI-1，血圧上昇に関わるアンジオテンシノーゲンなどが挙げられる．特に肥満・内臓脂肪蓄積では，脂肪組織由来の酸化ストレス，脂肪酸，PAI-1，TNF-αなどの産生分泌が上昇する．また，善玉因子の中心となるアディポネクチンの産生分泌が低下するため，これらアディポサイトカインの産生異常が相まって，種々の代謝異常や動脈硬化，臓器障害が惹起される[6]．

（4）肥満症の評価

　前述した肥満症の診断に必要なBMIやウエスト周囲長は，肥満の程度や効果判定に用いるため測定する．また，体組成を知ることも重要である．二重エネルギーX線吸収測定法や生体電気インピーダンス法などで，脂肪量や筋肉量を測定できるが，これらの機器での測定が難しい場合は，上腕周囲長や上腕三頭筋皮下脂肪厚，上腕筋周囲長などで推定する方法を用いる．

　運動療法を担当することの多い理学療法士においては，心疾患や整形外科疾患など，運動時に注意すべき併存疾患の有無を把握しておくことは重要である．また，筋力，心肺運動負荷試験や6分間歩行試験などを用いた運動耐容能，質問紙票や身体活動計（歩数計）による身体活動量や運動習慣なども，運動療法開始前および開始以降も定期的に評価しなければならない．

2 肥満症の治療

1）肥満症治療指針

　肥満症の治療指針を図2[2]に示す．診断と同様に，肥満症と高度肥満症で区分されている．肥満症においては，1～3%の減量でLDLコレステロールやHDLコレステロール，トリグリセリド，HbA1c，肝機能が有意に改善し，3～5%の減量で血圧，尿酸，空腹時血糖の有意な改善を認めた[8]ことから，まずは減量目標を3%とし，合併症の改善が認められなければ，さらに3%の減量の追加を推奨している．高度肥満症においては，肥満症よりも高く5～10%（合併する健康障害に応じて減量目標を設定）としている．

　肥満症治療食としての食事療法，運動療法が治療の基本となる．また，行動療法を併用し，減量を働きかけると効果が高まるとされている．減量の意志はあっても実行に移せない，または継続が難しいのが肥満症患者であり，受容的に接することが重要である．食事療法や運動療法，行動療法など生活習慣の改善を行っても減量効果が得られない場合は薬物療法を追加する．高度肥満症では，外科療法も治療の選択肢に加えられる．これらの治療成果

一言メモ　アディポネクチン

アディポネクチンは脂肪組織特異的分泌蛋白である．低アディポネクチン血症が動脈硬化，糖尿病，脂質異常症，高血圧，心不全，慢性腎臓病，肝線維化，慢性閉塞性肺疾患，骨粗鬆症，ある種のがんの発症・進展に関わっていることがわかってきている[7]．アディポネクチンの血中濃度は，肥満，特に内臓脂肪の蓄積で低下し，減量治療によって増加する．

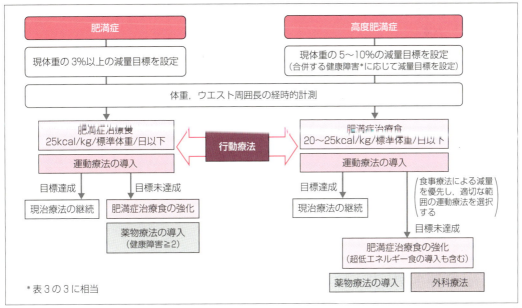

図2 肥満症治療指針
(文献2より引用)

は3〜6ヵ月を目安に評価する．

2）食事療法

（1）摂取エネルギーの制限

 体重減少のためには，摂取エネルギーを消費エネルギーよりも減らすことが必要であり，食事療法では摂取エネルギーの制限が基本となる．肥満症における摂取エネルギー算定の基準は，BMI25以上，35未満の場合で25 kcal/kg×標準体重/日以下，BMI35以上の場合で，20〜25 kcal/kg×標準体重/日以下を目安とすることが推奨されている．ただし，肥満度や摂取エネルギー量，また消費エネルギー量も個々によって異なるため，現状の把握と適切なアセスメントを行ったうえで，実現可能な範囲での摂取エネルギー量を設定することが望ましい．

（2）栄養素の配分

 たんぱく質の摂取量は厳しい摂取エネルギー制限の場合でも，標準体重1 kgあたり1 gの摂取量が必要であり，これを下回ると筋肉や臓器の崩壊を生じさせるおそれがあるため注意を要する．低炭水化物食は短期の減量が可能だが，逆に脂質の摂取が増えるため，極端な摂取制限は推奨されていない．総摂取エネルギーの15〜20%をたんぱく質，20〜25%を脂質，50〜60%を糖質とすることが推奨されている．また，微量元素のミネラル，ビタミンの摂取不足にならないように注意しなければならない．

（3）食行動の是正

 食行動は，生理的・心理的・社会的要素で規定され，個々の習慣と環境によって影響を受けており，肥満症患者に多い個々の食行動異常の特徴を把握し，それをいかに是正するかが重要である[2]．

 1日3食（朝食の欠食を避ける），深夜の食事は控える，一度にたくさんの量を食べない，

表4 肥満症における運動療法の指針

対象	指針
肥満症	・運動療法開始前にメディカルチェックを行う． ・運動療法のプログラムは，効果，安全性を考慮し，頻度，強度，運動時間，種類を適切に選択する．
高度肥満症	・食事療法を併用する． ・体重減少率が同程度の場合，高度肥満患者でも血圧・糖質・脂質代謝指標は，BMI25 から 35 kg/m^2 の者と同等の改善をみせるが，HDL-C の改善は小さい． ・外科療法を行う場合は，施術後に体重減少を目的とした運動療法を併用する．

（文献2より引用）

早食いはしないなどが一般的な指導内容となる．

3 肥満症の運動療法

1）運動療法と脂質代謝

単に体重減少のみを考えるならば，食事療法だけでも充分な体重減少効果が得られるかもしれない．しかし，食事療法と運動療法を組み合わせたほうが食事療法単独の場合より有意なコレステロール値の低下，インスリン感受性の改善，内臓脂肪量の減少が認められている[9]．運動時には骨格筋におけるエネルギー消費量が増大する．運動時にエネルギーとして使用されるのがATPである．ATPは運動時のすべてのエネルギーをまかなえるほど多くは貯蔵されていないため，糖と脂肪を供給源として必要に応じて産生される．一般に，高強度の運動では糖（グリコーゲン）をエネルギー供給源として使用するが，低強度から最大酸素摂取量の65％強度までは脂肪を優先して使用する[10]．使用される貯蔵脂肪は，骨格筋細胞の中に蓄えられた中性脂肪と脂肪細胞から血液中に放出された遊離脂肪酸である．

運動による抗肥満効果は，このほか，骨格筋細胞でのミトコンドリア量の増加，筋線維タイプの変化，インスリン感受性の増加，マイオカインの分泌などにより全身での代謝が改善することによるものと考えられている[11]．

2）肥満症における運動療法指針

肥満診療ガイドライン2016[2]では，運動が減量および肥満予防に有用であることと，有酸素運動は単独または食事療法との併用により，糖尿病の発症予防効果をもたらすことが最も強いエビデンスレベルと推奨度で記されている．運動療法の指針を表4[2]に示す．運動の安全性には充分に配慮しなければならない．患者の病態や既往を充分に把握し，運動前の体調や運動中の自覚症状にも注意をはらう必要がある．肥満症における運動療法は栄養療法を併用して行うことが前提であるが，特に高度肥満症ではその部分が明記されている．

3）運動療法の適応と禁忌

安静を必要とする場合や治療すべき合併症があり，それが運動により悪化する場合を除いては運動療法の適応となる．肥満症患者は一見健常である患者も多い．しかし，高血圧や糖尿病など生活習慣病においても，運動療法を行ううえで条件付き適応や禁忌となる場合があ

表5 生活習慣病に対する運動療法の適応と禁忌　　　　　　　　　　　　　　　　　　　　　　（文献12より引用）

疾患	適応	条件付適応	禁忌
高血圧	140～159/90～94 mmHg	160～179/95～99 mmHg または治療中かつ禁忌の値でない 男性40歳，女性50歳以上はできるだけ運動負荷試験を行う 運動負荷試験ができない場合はウォーキング程度の処方とする	180/100 mmHg以上 胸部X線写真でCTR：55%以上 心電図で重症不整脈，虚血性変化が認められるもの（運動負荷試験で安全性が確認された場合は除く） 眼底でⅡb以上の高血圧性変化がある 尿蛋白：100 mg/dL以上
糖尿病	空腹時血糖：110～139 mg/dL	空腹時血糖：140-249値 mg/dL または治療中かつ禁忌の値でない 男性40歳，女性50歳以上はできるだけ運動負荷試験を行う 運動負荷試験ができない場合はウォーキング程度の処方とする	空腹時血糖：250 mg/dL以上 尿ケトン体（+） 結尿病性網膜症（+）
脂質異常症	TC：220～249 mg/dL または TG：150～299 mg/dL	TC：250 mg/dL以上またはTG：300 mg/dL，または治療中 男性40歳，女性50歳以上はできるだけ運動負荷試験を行う 運動負荷試験ができない場合はウォーキング程度の処方とする	
肥満	BMI：24.0～29.9	BMI：24.0～29.9かつ下肢の関節障害整形外科的精査と運動制限	BMI：30.0以上

TC：総コレステロール，TG：中性脂肪，BW：Body Mass Index〔体重（kg）/身長（m）^{2}〕

るため（表5）[12]，運動療法開始時にはこれらの確認および医師への相談などが必要となる．

4）有酸素運動

　肥満症における運動療法は有酸素運動が主体である．肥満患者を対象に食事療法と運動療法を実施した検討では，有酸素運動群（最大心拍数60～70%強度）では無酸素運動群（最大心拍数70～80%強度）に比べ，BMI，血圧，心拍数が有意に減少し，最大換気量と最大酸素摂取量が有意に増加した[13]．最も一般的な運動の種類は速歩でのウォーキングである．頻度は5日/週以上，強度は低～中強度から開始し，慣れてきたら強度を上げることを考慮する．時間は1日合計30～60分（週150～300分）実施する．

5）レジスタンストレーニング

　減量に対してアメリカスポーツ医学会から，有酸素運動と併行してレジスタンストレーニングを行うことが望ましいとされている[14]．高齢者における減量のためのカロリー制限中のレジスタンストレーニングに関するメタ解析では，レジスタンストレーニングを行うことで筋肉量の減少を93.5%抑制しており[15]，カロリー制限のみによる筋肉量の減少を予防できることが示唆されている．

　1日あたりのエネルギー消費量のうち，基礎代謝量は60%を占めている．全身筋肉量の増大は基礎代謝量を増加させる点でもレジスタンストレーニングは必要と考えられている．

しかし，同一個人の減量前後の基礎代謝の変化は，筋肉量よりも体脂肪量の変化に規定され，減量によって体脂肪量が減少すると筋肉量が維持されても基礎代謝量は減少するとも言われており[16]，筋肉量の維持が基礎代謝を介して減量維持に寄与するという根拠は乏しい．

6）身体活動

運動は，有酸素運動やレジスタンストレーニングなど計画的に行われる運動と生活活動に分けられる．生活活動とは，日常の家事や労働，余暇活動，生活内での歩行などによる身体活動を指し，非運動性身体活動（non exercise activity thermogenesis；NEAT）とも呼ばれる．

肥満者は非肥満者に比べ座位時間が長く，姿勢変化や立っている時間が少ない[17]．同じ時間の座位，立位，身体活動でも，細かく立位や座位を繰り返す場合と，長時間の立位，座位を続けた場合では，前者の細かく動くほうがウエスト周囲径が小さいことが報告されている[18]．つまり，運動療法以外にも日常生活での身体活動を増加させること，また少しずつでも頻回に動き，座りっぱなしの時間を減らすことがエネルギー消費に有効であることが示唆される．

理学療法士においても，適切な運動指導とともに，このようなNEATを増加させる手段を構築し，患者指導に加えていかなければならない．

4 サルコペニア肥満

1）サルコペニア肥満とは

サルコペニア肥満（sarcopenic obesity）は，サルコペニア（6章，62頁参照）と肥満の両方を併せもつ状態をいう[20]．

サルコペニア肥満では，肥満またはサルコペニア単独に比べて，有意に歩行速度やバランス能力が低下している[22,23]．また，サルコペニア肥満におけるメタボリックシンドロームの割合は，肥満またはサルコペニア単独群に比べて高く[24,25]，さらに心血管死および総死亡のリスクも上昇する[26]．

2）サルコペニア肥満へのアプローチ

サルコペニア肥満の臨床管理では，①筋量を減少させない減量，②食事によるたんぱく質

一言メモ　総エネルギー消費量とNEAT

1日の総エネルギー消費量は，基礎代謝量，食事誘発性体熱産生，運動，運動以外の身体活動（NEAT）に分けられる[19]．基礎代謝に次いでエネルギーを消費しているのがNEATによるエネルギー消費である．姿勢の保持や家事，通勤などの移動，余暇活動など日常行う低～中強度の様々な活動が含まれる．

一言メモ　サルコペニア肥満の定義

先行研究のいくつかは，筋肉量測定などによりサルコペニアを判定し，かつ体脂肪率の上昇（日本人では男性25％以上，女性30％以上）やBMI25以上を認める場合をサルコペニア肥満としている[20,21]．しかし，測定項目やカットオフ値など評価法や定義に関するコンセンサスは現在のところ得られていない．

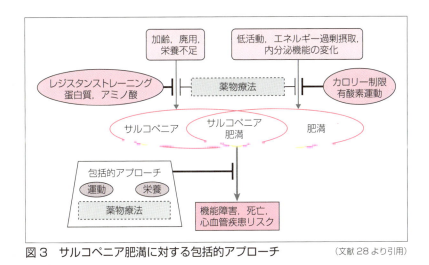

図3 サルコペニア肥満に対する包括的アプローチ
（文献28より引用）

摂取量の増加，③筋肉量増加のためのレジスタンス運動と体脂肪量減少のための有酸素運動の実施が必要であり[27]，サルコペニアおよび肥満に対するアプローチを同時かつ包括的に行わなければならない（図3）[28]．摂取エネルギー制限による食事療法に有酸素運動を組み合わせて行うことで，短期的にも長期的にも筋肉量を維持しつつ体脂肪が減少したと報告されており[29,30]，サルコペニア肥満の改善には，栄養療法に加え運動療法が必要不可欠である．

5 理学療法士の役割と連携

　肥満症における治療の中心となる食事療法の専門家は管理栄養士である．理学療法士は，体組成の評価や一日の運動・活動量などから消費エネルギーの推測などを情報提供する．一方で，運動療法の専門家は理学療法士であるため，運動療法を導入する際には，実施前のリスクチェック，身体機能や運動耐容能に合わせた運動処方など個人にあった運動療法を提案し，患者の行動変容を促すことが求められる．また，適切な効果判定と，それに基づく患者さんへのフィードバックおよび患者さんに関わる医療者への情報提供を行う．

　患者さんに関わる多職種での情報共有や指導内容の統一を図ることが重要であり，目標体重，食事療法や運動療法の内容，効果判定のタイミング，患者さんの性格やモチベーション，指導上の注意点などを把握しておかなければならない．

　理学療法士は，健常な肥満者に関わる機会は少ないかもしれない．しかし，心血管疾患や代謝疾患，変形性膝関節症などの整形外科疾患といったいわゆる健康障害を有した肥満症患者は理学療法の対象である．原疾患の治療と同時に，症状軽減や再発予防のために肥満の改善に向けて取り組まなければならないことも少なくないと思われる．また，高齢者に多いサルコペニア肥満は，単に減量だけでなく，筋肉量の維持・改善も図らなければならず，運動療法が極めて重要である．肥満症またはサルコペニア肥満に関する正しい知識と，運動療法を含めた適切な理学療法を実践することで，減量だけでなく，身体機能やADLおよび生活の質の改善，さらには疾病予防や生命予後の改善にまで寄与できると思われる．

理解すべき臨床キーポイント
●肥満症の定義や診断などについて理解し，治療における運動療法の役割をふまえたうえで実践できるようになる． ●サルコペニア肥満の影響，および包括的アプローチにおける運動療法の重要性を理解し，適切な介入が行えるようになる．

宮崎 慎二郎

●引用文献

1) メタボリックシンドローム診断基準検討委員会：メタボリックシンドロームの定義と診断基準．日内会誌 94：794-809，2005．
2) 日本肥満学会：肥満症診療ガイドライン2016，ライフサイエンス出版，2016．
3) Examination Committee of Criteria for 'Obesity Disease' in Japan；Japan Society for the Study of Obesity：New criteria for 'obesity disease' in Japan.Circ J 66：987-992, 2002.
4) 宮崎滋：肥満・肥満症の予防と治療 治療効果の判定基準，日臨 71：341-345，2013．
5) Maeda K,Okubo K,Shimomura I,et al：Analysis of an expression profile of genes in the human adipose tissue.Gene 190：227-235, 1997.
6) 下村伊一郎：肥満症とメタボリックシンドローム 病態から治療・管理まで 肥満症の診断，病態と治療．日内会誌 105：1673-1642，2016．
7) Matsuzawa Y,Funahashi T,Nakamura T：The conce PT of metabolic syndrome：contribution of visceral fat accumulation and its molecular mechanism.J Atheroscler Thromb 18：629-639, 2011.
8) 村本あき子，山本直樹・他：特定健診・特定保健指導における積極的支援の効果検証と減量目標の妥当性についての検討．肥満研究 16：182-187，2010．
9) Larson-Meyer DE,Redman L, et al：Caloric restriction with or without exercise：the fitness versus fatness debate.Med Sci Sports Exerc 42：152-159, 2010.
10) Horowitz JF：Fatty acid mobilization from adipose tissue during exercise.Trends Endocrinol Metab 14：386-392, 2003.
11) 眞鍋康子，藤井宣晴：運動による抗肥満効果．実験医学 34：191-196，2016．
12) 循環器病の診断と治療に関するガイドライン（2011年度合同研究班報告）：心血管疾患におけるリハビリテーションに関するガイドライン（2012年改訂版），日本循環器学会．http：//www.jacr.jp/web/pdf/RH_JCS2012_nohara_h_2015.01.14.pdf
13) AI Saif A,Alsenany S：Aerobic and anaerobic training in obese adults. J Phys Ther Sci 27：1697-1700, 2015.
14) Donnelly JE,Blair SN, et al：American College of Sports Medicine Position Stand.Appropriate physical activity intervention strategies for weight loss and prevention of weight regain for adults. Med Sci Sports Exerc 41：459-471, 2009.
15) Sardeli AV,Komatsu TR, et al：Resistance Training Prevents Muscle Loss Induced by Caloric Restriction in Obese Elderly Individuals：ASystematic Review and Meta-Analysis.Nutrients, 10：2018, doi：10.3390/nu10040423.
16) 勝川史憲：メタボリックシンドローム予防・改善のために必要な健康スポーツ・運動．臨スポーツ医 34：30-34，2017．
17) Levine JA,Lanningham-Foster LM, et al：Interindividual variation in posture allocation：possible role in human obesity. Science 307：584-586, 2005.
18) Owen N,Healy GN, et al：Too much sitting：the population health science of sedentary behavior.Exerc Sport Sci Rev 38：105-113, 2010.
19) Hamilton MT,Hamilton DG, et al：Role of low energy expenditure and sitting in obesity,metabolic syndrome,type 2 diabetes,and cardiovascular disease. Diabetes 56：2655-2667, 2007.
20) Baumgartner RN,Wayne SJ, et al：Sarcopenic obesity predicts instrumental activities of daily living disability in the elderly. Obes Res 12：1995-2004, 2004.
21) 厚生労働科学研究補助金（長寿科学総合研究事業）高齢者における加齢性筋肉減弱減少（サルコペニア）に関する予防対策確立のための包括的研究研究班：サルコペニア：定義と診断に関する欧州関連学会のコンセンサス－高齢者のサルコペニアに関する欧州ワーキンググループの報告－の監訳．日老医誌 49：788-805，2012．
22) Waters DL,Hale L, et al：Osteoporosis and gait and balance disturbances in older sarcopenic obese New Zealanders.Osteoporos Int 21：351-357, 2010.

23) Woo J,Leung J : Sarcopenic Obesity Revisited : Insights From the Mr and Ms Os Cohort. J Am Med Dir Assoc : 2018,doi : 10.1016/j.jamda.2018.03.003.
24) Lim S,Kim JH, et al : Sarcopenic obesity : prevalence and association with metabolic syndrome in the Korean Longitudinal Study on Health and Aging (KLoSHA). Diabetes Care 33 : 1652-1654, 2010.
25) Takayama M,Azuma K, et al : Relationship between sarcopenic obesity and metabolic syndrome among Japanese elderly who underwent comprehensive health checkup. HEP 44 : 587-593, 2017.
26) Chuang SY,Hsu YY, et al : Abdominal Obesity and Low Skeletal Muscle Mass Jointly Predict Total Mortality and Cardiovascular Mortality in an Elderly Asian Population. J Gerontol A Bio Sci Med Sci 71 : 1049-1055, 2016.
27) Deutz NE,Bauer JM, et al : Protein intake and exercise for optimal muscle function with aging : recommendations from the ESPEN Expert Group.Clin Nutr 33 : 929-936, 2014.
28) Wakabayashi H,Sakuma K : Nutrition,Exercise,and Pharmaceutical Therapies for Sarcopenic Obesity.J Nutr Ther 2 : 100-111, 2013.
29) Barbat-Artigas S,Garnier S, et al : Caloric restriction and aerobic exercise in sarcopenic and non-sarcopenic obese woman : an observational and retrospective study. J Cachexia Sarcopenia Muscle 7 : 284-289, 2016.
30) Mason C,Xiao L,Imayama I,et al : Infuluence of diet,exercise,and serum vitamin d on sarcopenia in postmenopausal women. Med Sci Sports Exerc 45 : 607-614, 2013.

第6章　サルコペニアの栄養理学療法

サルコペニアは単独および様々な疾患に併存することで，要介護や死亡などに大きく影響する因子となっている．サルコペニアは栄養理学療法との関わりが深く，運動療法を主体に，栄養面についても適切なフォローが必要となる．他職種と連携しながら，サルコペニアのマネジメントを行うことが求められる．

1　サルコペニアと栄養の理解

1）サルコペニアとは

サルコペニアは加齢に伴う骨格筋量の減少を示す用語であり[1]，主たる症状は骨格筋量の減少であるが，近年では筋力低下も兼ね備える場合にサルコペニアと定義されるようになった[2-3]（図1）．臨床的な症状としては，主に筋力低下を示唆するような「瓶のふたが空けにくくなった」，「青信号のうちに横断歩道を渡りきれないことがある」，「杖が必要になった」，「種々のADLに制限が認められるようになった」などが認められる．

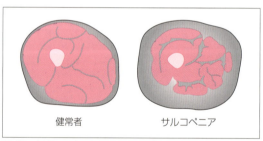

図1　サルコペニアのイメージ

> **一言メモ　フレイルとは**
>
> フレイルは要介護の前段階と捉えられており，近い将来，介護が必要な状態へと進展するリスクが高い一方，適切な介入を実施することによって健常な状態へと改善する可能性を秘めた状態と考えられている．フレイルには身体的，心理・精神的，社会的といった要素が含まれており，身体的フレイルの一構成要素としてサルコペニアが含まれることになる．

キーワード　サルコペニア，ダイナペニア，骨格筋，レジスタンス運動，たんぱく質

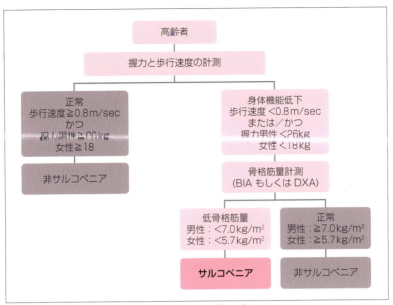

図2　AWGSによるサルコペニアのアルゴリズム

　加齢に伴い骨格筋量が減少し，サルコペニアの有病率も高まることになるが，高齢者であっても充分にサルコペニアへの対策を講じることが可能である．骨格筋の加齢変化は40歳頃から認められると考えられているが[4]，サルコペニアが認められるようになるのは概ね65歳以上である[5]．特に，75歳以降では骨格筋量・筋力低下が著しく，サルコペニアの有病率は高まることになる．サルコペニアを予防・改善させるためには，運動療法と栄養療法が重要と考えられており，特に両者の併用療法で骨格筋量増加および筋力増強効果が得られやすいと考えられている[6]．

2）わが国のサルコペニアの状況

　サルコペニアは骨格筋量の減少を示す用語として，1989年にRosenbergによって提唱された造語である[1]．その後，2010年にヨーロッパのサルコペニアワーキンググループ（EWGSOP）によって[2]，2014年にはアジアのサルコペニアワーキンググループ（AWGS）によりコンセンサス論文が報告された[3]（図2）．さらに，2016年には国際疾病分類に傷病

一言メモ　サルコペニア肥満

サルコペニア肥満という言葉もある．これはサルコペニアと肥満（特に内臓脂肪型肥満）が併存したものであり，サルコペニア単独や肥満単独と比較して，心血管イベントの発生リスクや死亡リスクをより高めると考えられている．

一言メモ　骨格筋

骨格筋は運動器としての役割ばかりが目立つが，実はエネルギーの貯蔵庫としても重要な役割を果たしている．そのため，骨格筋量が低下したサルコペニア者では各種疾病への罹患リスクや死亡リスクとも高まることになる．

登録がなされ，2017 年にはわが国でサルコペニアのガイドラインの作成が行われたことなどから[7]，サルコペニアの診断基準や治療方針が少しずつ整備されてきた．

3）サルコペニアの影響

サルコペニアの有病率は比較的高く，要介護や死亡などに影響することが知られている．わが国で行われた幾つかのサルコペニア調査研究では，地域在住高齢者の 10～20％ 程度にサルコペニアが認められ，なかでも 75 歳以降の後期高齢者ではその有病率がより高まることが明らかとなっている[5]．また，サルコペニアを有する高齢者では，有しない高齢者と比較して死亡リスクや要介護リスクが高まることも明らかとなっている[8]．

2 サルコペニアの評価

1）サルコペニアの定義

EWGSOP，AWGS の両者ともに，サルコペニアの判定には筋力指標（握力・歩行速度）と筋肉量指標が用いられ，両者ともに低下した状態をサルコペニアと定義している[2-3]．AWGS はアジア人向けにまとめられたものであるため，臨床ではこちらの基準値を用いることが望ましい．歩行速度は <0.8 m/sec，握力は男性で <26 kg，女性で <18 kg，骨格筋量の指標となる SMI（skeletal muscle mass index）は男性で 7.0 kg/m^2，女性で <5.7 kg/m^2 とされている（SMI は身体組成計を用いた場合の基準）．

2）サルコペニアの簡便な判定方法

サルコペニアの判定には前述の AWGS のような方法を用いるべきであるが，地域のフィールドなどではこのような詳細な検査が実施しにくい場合も少なくない．このような場合には，指輪っかテストなどの簡便なサルコペニアのスクリーニングを行い，指導にいかす必要がある[9]．指輪っかテストは，自身の両母指－示指で輪を作り，この輪の大きさと下腿部の最大膨大部を比較するものである．下腿部のほうが小さければ（輪っかと下腿部に隙間が生じれば）サルコペニアと判定する．ただし，簡便なスクリーニング検査であるため，偽陽性や偽陰性が生じやすい．そのため，指輪っかテストに加えて，片脚立位テスト（両脚ともに 8 秒以上可能か），5 回立ち座りテスト（10 秒以内で実施可能か）といった簡便なパフォーマンステストを加えることを推奨している．指輪っかテスト，片脚立位テスト，5 回立ち座りテストの 3 つのテストで 2 項目以上の陽性が認められた場合には，概ねサルコペニアと捉え，介入を進めていくべきである（図 3）．

3）ダイナペニアとは

サルコペニアと類似した概念にダイナペニアがある[10]．サルコペニアが加齢に伴う筋力低下および骨格筋量減少を示すのに対して，ダイナペニアは筋力低下を示すもので筋肉量の程度は問わない．ダイナペニアもサルコペニアと同様に，能力障害を引き起こす要因となる

一言メモ　SMI

SMI と四肢骨格筋量（kg）を身長（m）の二乗で除した値であり，骨格筋量の指標として広く用いられている．骨格筋量の補正としては，他にも体重や BMI を用いるものがあるが，現時点では身長補正が一般的である．

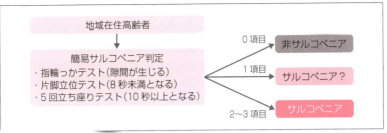

図3 サルコペニアのスクリーニング検査

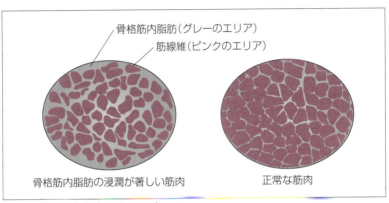

図4 骨格筋内脂肪のイメージ

ことが示されている[11]．なお，サルコペニアもダイナペニアも骨格筋内への脂肪浸潤が著しく，いわゆる筋の質が低下していることが示されており[12]，臨床的には両者を明確に区別することなく，両者ともに同じようにリスクを抱えた状態として捉え，同様の対策を講じる必要がある．

3 骨格筋の加齢変化

1）加齢により萎縮しやすい筋線維

骨格筋には大きく分類して，タイプⅠ線維（遅筋線維）とタイプⅡ線維（速筋線維）があ

> **一言メモ　骨格筋内脂肪（図4）**
> 筋膜で覆われた筋内にも脂肪浸潤が認められる場合があり，これを骨格筋内脂肪（IMAT：intramuscular adipose tissue）と呼ぶ．IMATは筋力や運動機能と関連するだけでなく，生存率や入院，転倒発生などとも関連するとされる．臨床研究はまだそれほど多く実施されていないものの，レジスタンス運動や有酸素運動，さらにはたんぱく質摂取などによる抑制効果が認められている．

> **一言メモ　運動単位の減少**
> 一本のα運動ニューロンが支配する筋線維数のことを運動単位といい，運動単位も加齢に伴い減少することが知られている．このことによっても筋力は低下するものと考えられている．

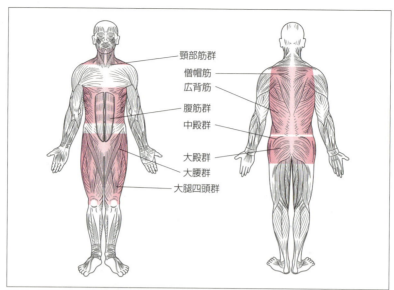

図5 加齢による影響を受けやすい筋

り，タイプⅡ線維は加齢による影響を受けやすく，タイプⅠ線維は受けにくいことが知られている[13]．そのため，若年者と高齢者の骨格筋（ここでは筋膜に覆われた部分を指す）が仮に同じサイズであったとしても，高齢者の骨格筋ではタイプⅠ線維の割合が高くなり，筋出力は若年者よりも低下しやすくなると考えられる．

2）加齢により萎縮しやすい筋

サルコペニアは全身の骨格筋量低下を示す病態であるが，全身で400以上とされる骨格筋すべてが同じように萎縮するわけではない．Viitasaloらや Israel らが示した研究では，いわゆる抗重力筋（なかでも比較的表層の筋）に萎縮が生じやすいことを示しており[14-15]，サルコペニアでは姿勢保持や歩行に制約が生じやすくなることが伺える（図5）．一方，歩行ではこれら抗重力筋の多くが動因されることから，サルコペニア予防のためには日頃からのウォーキング習慣を身に付けておくことが重要であると言える．

4 サルコペニアに対するアプローチ

1）筋力と筋肉量を改善させる

サルコペニアに対する介入としては，①筋力を向上させる，②骨格筋量を増加させるという両側面が重要になる．筋力と骨格筋量は完全な比例関係にあると考えられがちであるが，

一言メモ　仕事量

仕事量は，負荷量（1 RMの何％程度の運動であるか）×回数×セット数で表すことができ，これにトータルセッション数（期間と頻度）を掛け合わすことで，トレーニング期間全体の仕事量を求めることができる．先行研究で示された情報を基にまとめると，筋力の改善はこの値が100,000になるまではほぼ直線的に改善しており，その後はプラトーとなる．

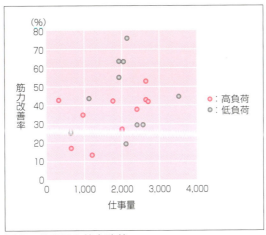

図6 仕事量と筋力改善

綺麗な関連性が得られないことも多々あり，Moley らがまとめたレビューでは筋力と骨格筋量に影響を及ぼす因子には共通するものとしないものが存在することを示している[16]．共通する因子には身体活動量，テストステロン，アテローム性動脈硬化などが，筋力のみに関与する因子としてはビタミンD濃度，インスリン抵抗性，運動単位の減少などが，そして骨格筋量のみに影響する因子として，たんぱく質摂取量減少，インスリン様成長因子（IGF-1），デヒドロエピアンドロステロン（DHEA）などが挙げられている．これらに加えて，神経系の関与もあり，加齢変化では筋力が先行して低下すること[17]，一方でレジスタンス運動の効果としては筋力が先行して改善してくることがわかっている．

2）負荷量と仕事量を高める

サルコペニア対策にはレジスタンス運動が重要であり，このレジスタンス運動実施に際しては最大挙上重量（1 RM：repetition maximum）の 70～80％程度の高負荷で実施すべきと考えられてきた．そのようななか，近年，高齢者に対するレジスタンス運動実施の際には，負荷量だけを高めるという考えではなく，負荷量と回数，セット数より算出される仕事量を高めることが重要と考えられるようになり，低負荷な運動であっても回数やセット数を充分に担保することにより筋力増強および骨格筋量増加の効果が得られる可能性が示されている[18]（図6）．特に，対象が高齢者である場合には，負荷量を高めた運動が実施しにくい場合が多く，低負荷・充分量の運動でも骨格筋機能の改善に有用という情報は，サルコペニア対策を行ううえで大変力強いエビデンスとなった．

一言メモ　運動継続の工夫

地域で高齢者に運動指導を行う際，「トレーニングをやっといてね」というアドバイスだけではアドヒアランスはあまり高まらない．そこで，①カレンダーを配布してトレーニングをやった日には印を付ける，②セラピストが定期的にカレンダーをチェックする，③セラピストは形として残るようにフィードバックを行う（運動した日にスタンプを押す，コメントを記載する）などを行うことで，アドヒアランスが高まり，運動が習慣化されることを経験する．

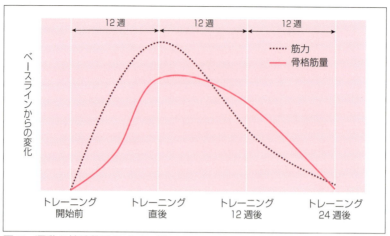

図7 運動の持続効果のイメージ

3）運動を継続させることが重要

　レジスタンス運動には前述のような筋力増強および骨格筋量の増加効果が認められるが，この効果は一時的なものであり，トレーニングを休止することで効果は減弱する．高齢者に対して12週間のトレーニング期間と24週間のデトレーニング期間（トレーニング休止期間）を設けてレジスタンス運動の効果を検証した幾つかの研究をまとめると，トレーニングによって獲得した筋力・骨格筋量効果は12週間のデトレーニング期間で半減，24週間のデトレーニング期間でほぼ消失するということが示されている[19-21]（図7）．これらの内容より，高齢者がトレーニングを実施する際には，一時的なトレーニングで終わらせるのではなく，継続できるような工夫も必要となる．前述の内容もふまえれば，自宅でも実施可能な低負荷・充分量の運動を習慣化させることが，高齢者のサルコペニア予防に有用となる可能性を示している．

4）たんぱく質摂取の重要性

　高齢者に対して運動を処方する場合，筋蛋白の同化抵抗性が認められることから，たんぱく質摂取を充分に考慮する必要がある．高齢者では，若年者と比較して筋蛋白合成が行われにくいことが知られており，この同化抵抗性を軽減するためにはたんぱく質を摂取することが重要と考えられている[22]（図8）．実際，高齢者に対して運動のみを実施した場合と，運動とたんぱく質摂取を併用した場合では，後者の併用療法のほうが筋力増強および骨格筋量の増加効果が認められやすいことが示されている[6]．

5）運動とたんぱく質摂取のトレーナビリティー

　運動とたんぱく質摂取の併用療法は骨格筋機能向上に有用となるが，どのような高齢者に

✎一言メモ　トレーナビリティーとは

トレーニングによって機能改善が得られる可能性のことを示す．一般的に有用とされるようなトレーニング方法やリハビリテーションの介入方法であっても，個々人で効果に差が生じることは多く，このトレーナビリティーの差異が生じやすい介入方法を把握しておくことは重要である．

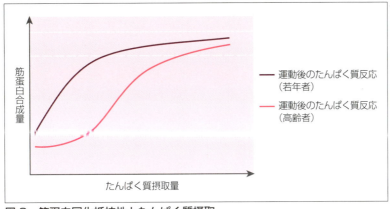
図8　筋蛋白同化抵抗性とたんぱく質摂取

対しても同様の効果が得られるわけではない．たんぱく質摂取の有用性を検証したレビューでは，たんぱく質摂取のトレーナビリティーには個人差があり，特にサルコペニア高齢者の骨格筋指標に対してはたんぱく質摂取が有用に作用するのに対して，健常高齢者に対しては有意に改善させるような効果は認められにくいことを示している[23]．他のレビューでも同様の傾向が示されており，この背景には日常的なたんぱく質摂取量が影響していることが示されている．健常高齢者では日頃の食事から充分量のたんぱく質摂取が行えているために上乗せ効果が限定的であるのに対して，サルコペニア高齢者では日常的なたんぱく質摂取量が不足していることより，たんぱく質摂取の上乗せ効果が認められやすいものと考えられている[24]．

6）サルコペニア高齢者に対する運動単独療法時の留意点

サルコペニア高齢者に対しては，運動とたんぱく質摂取の併用療法が有用となることを示したが，運動単独療法である場合には，骨格筋量のモニタリングが特に重要となる．これまでに実施されたレジスタンス運動の骨格筋量増加効果を検証した研究では，必ずしも骨格筋量が増加しているのではなく，むしろわずかながら減少を示すような研究も少なくない．Churchward-Venneらは，ロバストからフレイルまでの高齢者を対象にレジスタンス運動の骨格筋に対する効果を検証している[25]．この結果，対象者のほぼ全例で筋力増強の効果が認められたのに対して，骨格筋量においては約1/3の高齢者では減少傾向を示していた．つまり，筋力は改善するが，骨格筋量は減少するという，相反する結果を招く対象者がいることを示している．

通常，臨床現場では詳細に骨格筋量の計測を行うことは少なく，筋力や各種パフォーマン

一言メモ　骨格筋量の推定方法

臨床現場で骨格筋量の評価を行うことは簡単ではないが，近年では生体電気インピーダンス法による体組成計測も一般化されつつあり，このような装置が院内に整備されていることも多くなってきた．他には，MRIやCT，それに超音波診断装置を用いたものがある．超音波診断装置を用いたものは，体組成計測とは異なり局所的な測定に留まるものの，簡便に計測できるという利点があり，リハビリテーションの効果判定にも有用な測定方法の一つである．

ス能力の計測に留まることが多い．決して，骨格筋量の詳細な計測を推奨するわけではないが，上記のような理由によって筋力と骨格筋量に差異が生じる可能性は理解しておく必要がある．特に，臨床現場において留意しなければならないのが，筋力は改善したにもかかわらず，骨格筋量が減少しているケースがあるということである．そして，このような現象は，特にサルコペニア高齢者で認められやすく，この場合の骨格筋量維持・増加に対してはたんぱく質の摂取が極めて重要な役割を担うことになる．

5 理学療法士の役割と連携

　理学療法士がサルコペニアに対応する際，重要な役割は言うまでもなく運動介入である．ただし，ここで述べてきたように，運動介入実施に際しては栄養状態の管理が重要であり，適切なモニタリングの基で運動指導を行う必要がある．カルテ上にある種々の栄養関連情報や血液検査などのラボデータを読み取れるにこしたことはないが，より患者背景を充分に理解するためには，管理栄養士や病棟看護師，言語聴覚士，医師等の他職種に対して積極的に情報提供を求めることが重要である．もちろん，理学療法士からも他の専門職に対して，リハビリテーションプログラムや運動の負荷や強度の現状について解説を行う．この運動と栄養の情報を統合しながら，効果判定やプログラムの見直しを行い，骨格筋機能向上ならびにADLやQOLの改善につなげていく必要がある．

　サルコペニアはリハビリテーションの対象となる患者の多くが抱えている基礎疾患であり，血圧や体重のように筋力や筋肉量の検査はごく一般的になされるべき測定項目である．理学療法士は，ここで示したような基本的な背景を考慮したうえで，他職種と適切な連携を図りながらサルコペニア対策を実施していく必要がある．近年では，種々の疾病患者に対してサルコペニアを考慮したリハビリテーションの提供が機能向上に有用となることが示されるようになった．近い将来，理学療法士や作業療法士が管理栄養士とペアを組んでリハビリテーションを実施するという場面が当たり前のようになることも期待されており，今後は他職種の専門性を充分に理解・尊重したうえで，我々の専門性を最大限に高めるようなチームビルディングが求められるだろう．

> **理解すべき臨床キーポイント**
> - サルコペニアの病態，特性について理解し，適切なアセスメントとその結果に応じた対策がとれるようになる．
> - 運動と栄養の併用介入の重要性を理解し，適切な指導が行えるようになる．

山田　実

●引用文献

1) Rosenberg IH : Summary comments. Am. J Clin Nutr 50 : 1231-1233, 1989.
2) Cruz-Jentoft AJ, Baeyens JP, et al : European Working Group on Sarcopenia in Older People. Sarcopenia : European consensus on definition and diagnosis : Report of the European Working Group on Sarcopenia in Older People. Age Ageing 39 : 412-423, 2010.
3) Chen LK, Liu LK, et al : Sarcopenia in Asia : consensus report of the asian working group for sarcopenia. J Am Med Dir Assoc 15 : 95-101, 2014.
4) Yamada M, Moriguch Y, et al : Age-dependent changes in skeletal muscle mass and visceral fat area in Japanese adults from 40 to 79 years-of-age.Geriatr Gerontol Int 14 : 8-14, 2014.
5) Yamada M, Nishiguchi S, et al : Prevalence of sarcopenia in community-dwelling Japanese older adults.J Am Med Dir Assoc 14 : 911-915, 2013.
6) Liao CD, Tsauo JY, et al : Effects of protein supplementation combined with resistance exercise on body composition and physical function in older adults : a systematic review and meta-analysis. Am J Clin Nutr 106 : 1078-1091, 2017.
7) サルコペニア診療ガイドライン作成委員会編：サルコペニア診療ガイドライン，ライフサイエンス出版，2017.
8) Beaudart Cl, Zaaria M2, et al : Health Outcomes of Sarcopenia : A Systematic Review and Meta-Analysis. PLoS One. 12, 2017.
9) Tanaka T, Takahashi K, et al : "Yubi-wakka" (finger-ring) test : A practical self-screening method for sarcopenia, and a predictor of disability and mortality among Japanese community-dwelling older adults. Geriatr Gerontol Int 12, 2017.
10) Clark BC, Manini TM : What is dynapenia? Nutrition 28 : 495-503, 2012.
11) Manini TM, Clark BC : Dynapenia and aging : an update. J Gerontol A Biol Sci Med Sci 67 : 28-40, 2012.
12) Yamada M, Kimura Y, et al : Differential Characteristics of Skeletal Muscle in Community-Dwelling Older Adults.J Am Med Dir Assoc 18 : 807, 2017.
13) Lexell J. Human aging, muscle mass, and fiber type composition. J Gerontol A Biol Sci Med Sci. 50 : 11-16, 1995.
14) Viitasalo JT, et al : Ergonomics 28 : 1563-1574, 1985.
15) Israel S., Komi PV (ed) : Strength and power in sport, Blackwell, Oxford, 1992, pp128-162.
16) Morley JE. Frailty and Sarcopenia : The New Geriatric Giants. Rev Invest Clin 68 : 59-67, 2016.
17) Koster A, Ding J, et al : Health ABC study. Does the amount of fat mass predict age-related loss of lean mass, muscle strength, and muscle quality in older adults?J Gerontol A Biol Sci Med Sci 66 : 888-895, 2011.
18) Csapo R1, Alegre LM2 : Effects of resistance training with moderate vs heavy loads on muscle mass and strength in the elderly : A meta-analysis. Scand J Med Sci Sports 26 : 995-1006, 2016.
19) Zech A, et al : Residual effects of muscle strength and muscle power training and detraining on physical function in community-dwelling prefrail older adults : a randomized controlled trial. BMC Geriatr 12 : 68, 2012
20) Yasuda T, et al : Effects of detraining after blood flow-restricted low-intensity training on muscle size and strength in older adults. Aging Clin Exp Res 26 : 561-564, 2014.
21) Taaffe DR, et al : Alterations in muscle attenuation following detraining and retraining in resistance-trained older adults. Gerontology 55 : 217-223, 2009.
22) Dideriksen K, Reitelseder S, Holm L. Influence of amino acids, dietary protein, and physical activity on muscle mass development in humans.Nutrients 5 : 852-876, 2013. doi : 10.3390/nu5030852. Review.
23) Komar B1, Schwingshackl L, Hoffmann G. Effects of leucine-rich protein supplements on anthropometric parameter and muscle strength in the elderly : a systematic review and meta-analysis. J Nutr Health Aging 19 : 437-446, 2015.
24) Thomas DK1, Quinn MA2, et al : Protein Supplementation Does Not Significantly Augment the Effects of Resistance Exercise Training in Older Adults : A Systematic Review. J Am Med Dir Assoc 17 : 959, 2016.
25) Churchward-Venne TA, Tieland M2, et al : There Are No Nonresponders to Resistance-Type Exercise Training in Older Men and Women. J Am Med Dir Assoc 16 : 400-411, 2015.

第7章 がんの栄養理学療法

　がんは初期から栄養障害を呈し，病期の進行や治療経過に伴い複雑化し，患者の予後に悪影響を及ぼす．適切な栄養管理に基づく運動療法は，身体機能や活動の維持向上とともに症状緩和，抗がん治療の継続率向上，生命予後の改善が期待される．がんの栄養理学療法では，がんと治療の理解，患者が抱える苦痛の理解とともに栄養管理に関する理解が重要である．

1 がんと栄養の理解

1）がんの特徴と抗がん治療に伴う栄養障害

　一般的に「がん」は悪性腫瘍の総称であり同義語である．悪性腫瘍には，①自律性増殖，②浸潤と転移，③悪液質の特徴がある（図1)[1]．また，がん細胞は酸化的リン酸化を抑制し解糖系によるエネルギー産生を行う（ワールブルグ効果)[2,3]．つまり，がん細胞は過剰な

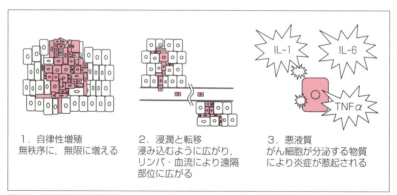

図1　悪性腫瘍の特徴

1．自律性増殖
無秩序に，無限に増える

2．浸潤と転移
浸み込むように広がり，リンパ・血流により遠隔部位に広がる

3．悪液質
がん細胞が分泌する物質により炎症が惹起される

> **一言メモ　ワールブルグ効果の意味**
>
> 解糖系は，①急速な増大により酸素供給が低下した腫瘍内でもエネルギー産生可能，②乳酸による酸性の環境が浸潤や転移に有利，③酸化的リン酸化で発生する活性酸素による障害を受けないなど，がん細胞にとって有利である[3]．なお解糖系で発生した乳酸は肝臓のCoriサイクルで6ATPを消費しグルコースに変換されるため，さらに生体の消費エネルギーが増大する．

キーワード　がん，栄養，体重減少，がん悪液質，理学療法

細胞増殖，代謝異常，非効率なエネルギー産生によって，生体に過剰なエネルギー消費を引き起こす．

抗がん治療は手術療法，化学療法，放射線治療が主流であり，炎症や正常細胞への毒性などの有害反応を呈する．がんの症状はがんの代謝と抗がん治療に起因するものに加え，がん細胞の増大や浸潤による物理的な影響，病巣である組織や臓器の機能異常，患者の活動性低下による廃用症候群，精神心理的影響など多岐にわたる[4]．

がんは多数の要因によって栄養障害を呈しやすい状況である．理学療法士ががん患者のADLとQOLを考えるうえでは，病態に即した適切な栄養管理に基づいた目標設定および運動負荷設定が必須である．

2）がん関連性体重減少，がん誘発性体重減少

栄養障害によって体重減少が生じるが，がんの体重減少はその要因によって「がん関連性体重減少」と「がん誘発性体重減少」に大別される[5]．

がん関連性体重減少は，がんの症状や抗がん治療，治療経過に伴う二次的な要因により食欲不振，食事摂取量減少，消化吸収障害が生じ，摂取エネルギー量が減少することで生じる．例として，疼痛，嘔気，嘔吐，腹満感，嗅覚・味覚障害，口腔内乾燥，口内炎，咀嚼・嚥下機能障害や，消化管切除術後の容量減少，消化管の通過障害，粘膜障害，便秘・下痢，さらに疲労・倦怠感，不眠，貧血，抑うつ傾向など[6,7]，局所的あるいは全身的な要因がある．これらは原因の改善や対症療法，代償手段により摂取エネルギー量を適正に保つことで栄養状態の改善が期待できる．ただし改善が困難なことも少なくない．

がん誘発性体重減少は，がん悪液質と呼ばれる全身性の炎症状態によって引き起こされる．がん悪液質はEuropean Palliative Care Research Collaborative（EPCRC）により，「栄養療法で改善することが困難な著しい筋肉量の減少がみられ（脂肪量の減少の有無にかかわらず），進行性に機能障害をもたらす複合的な栄養不良の症候群で，病態生理学的には，栄養摂取量の減少と代謝異常によってもたらされる蛋白およびエネルギーの喪失状態」と定義される[8]．病態はがん細胞が産生する炎症性サイトカインに生体が反応して炎症状態となり，たんぱく異化とエネルギー消費が亢進している状態である[9]．がん悪液質は進行がん患者の80％に発生し，20％ががん悪液質により死亡すると報告されている[10]．がん悪液質の病期は前悪液質・悪液質・不応性悪液質に分類されており[11]（図2），悪液質に至る前からの栄養管理の重要性を示している．EPCRCガイドラインでは運動療法はがん悪液質の予防的観点から強く推奨されており[12]，運動による骨格筋量の増大，疲労の軽減，ADLとQOLの維持に有効とされ，また運動により抗炎症性サイトカインが分泌され悪液質の進行が抑制される可能性や，骨格筋におけるインスリン感受性の改善，抑うつの軽減が期待されている[12,13]．

> **🖉 一言メモ　がん細胞の成長速度**
>
> がん細胞が臨床で発見できる大きさに成長するには，10年から20年以上かかると言われる[23]．3cmに成長すると急激に増殖するが，無症状で経過し発見が遅れることも少なくない．

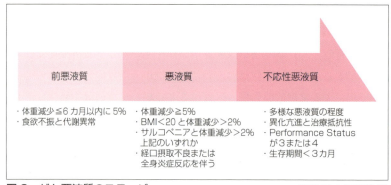

図2　がん悪液質のステージ　　　　　　　　　　　　（文献11より引用改変）

3）がんの栄養障害の影響

　がんと診断された時点で，食欲低下は15〜25%の患者に認め[14]，また体重減少は31〜87%の患者に認め，うち15%は診断の6カ月前から体重減少を認める[15]．Martinらは1473例の肺がんおよび消化器がん患者について，BMI，体重減少，低骨格筋指数，骨格筋減少を呈するがん患者では生命予後が悪いことを報告している[16]．

　体重減少を呈する患者において，化学療法による毒性の発生率の上昇，生存期間の短縮，QOLの低下，活動性低下のリスクの上昇[17]，化学療法の功奏率の低下[18]が報告されている．骨格筋量の減少を呈する患者は，化学療法の毒性出現割合の増加[19]，肝移植術後の生存率の低下[20]，胃がん術後の1年間の死亡率の上昇[21]，大腸がん術後の在院日数延長，感染性合併症の頻度の増加[22]など多くの報告があり，体重減少および骨格筋減少はがん患者にとって独立した予後不良因子である．

4）がんの栄養管理の現状

　がんの栄養管理は，1955年に低栄養を呈するがん患者に経腸栄養を行った事例が始まりとされる[6]．診療ガイドラインは，American Cancer Societyで「がん患者の栄養と身体活動に関するガイドライン」が作成され，2006年に改訂されている[7]．2011年にEPCRCにより「進行がん患者のがん悪液質における診療ガイドライン」[22]が作成された．わが国では2006年に日本緩和医療学会から「終末期がん患者の輸液療法に関するガイドライン」が出され，2013年に改訂した[24]．また2013年には日本リハビリテーション医学会から「がんのリハビリテーションガイドライン」[25]，日本静脈経腸栄養学会から「静脈経腸栄養ガイドライン」[8]がそれぞれ作成されている．

一言メモ　MENAC試験

これまで薬剤，栄養，運動についてそれぞれ単一の効果について検証されてきたが，抗炎症作用を呈する上記について包括介入するMENAC（Multimodal-Exercise, Nutrition and Anti-inflammation for Cachexia）試験が進められている[26]．

2 がんの栄養理学療法の評価

1）身体機能，活動能力の評価

理学療法評価は他の疾患と同様だが，評価の実施や結果の解釈には，がんの特性や患者の病態や抗がん治療の知識と理解を深める必要がある．たとえば転移性骨腫瘍を有する患者では病的骨折の予防のため，病巣に作用する力学的負荷を考慮して評価の選択と実施を行う必要がある．また神経，骨格筋，呼吸循環器系の合併症[27]（表1）には，廃用症候群と類似した所見だが予後や介入方法が異なるものがある．

がん患者の活動性の評価にはECOGのPerformance Status Scale（PS）とKarnofsky Performance Status（KPS）が世界的に用いられている[28,29]（表2，3）．PSは5段階評価，KPSは11段階でありPSに変換できる．いずれも治療による合併症の発症との関連が認められ，治療の継続の可否の判定に使用されている．またPalliative Performance Scale（PPS）は移動，活動性，セルフケア，食物摂取，意識状態について11段階評価を行うもので，信頼性や妥当性も検証されている[4]．

表1　がんによる機能障害と原因

症状	鑑別
筋力低下	・低活動 ・ステロイドミオパチー ・ニューロパチー ・脊髄圧迫 ・脳腫瘍 ・リンパ浮腫
関節可動域制限	・低活動 ・疼痛 ・放射線繊維症 ・ニューロパチー ・移植片対宿主病（GVHD） ・リンパ浮腫
持久力低下	・低活動 ・放射線治療 ・化学療法 ・外科手術後（肺）
協調性障害 バランス障害	・脳腫瘍 ・髄膜疾患 ・脊髄圧迫 ・ニューロパチー

（文献27より一部改変）

表2　ECOG Performance Status（PS）

Score	定義
0	全く問題なく活動できる．発病前と同じ日常生活が制限なく行える．
1	肉体的に激しい活動は制限されるが，歩行可能で，軽作業や座っての作業は行うことができる． 例：軽い家事，事務作業
2	限られた自分の身の回りのことしかできない．日中の50％以上をベッドか椅子で過ごす．
3	限られた自分の身の回りのことしかできない．日中の50％以上をベッドか椅子で過ごす．
4	全く動けない．自分の身の回りのことは全くできない．完全にベッドか椅子で過ごす．

（文献28, JCOGホームページ http://www.jcog.jp/ より引用）

表3 Karnofsky Performance Status (KPS) Scale

Score	症状	
100	正常，臨床症状なし	正常な活動可能，特別のケアを要していない
90	軽い臨床症状があるが正常の活動可能	
80	かなりの臨床症状があるが努力して正常の活動可能	
70	自分自身の世話はできるが正常の活動・労働は不可能	労働不可能，家庭での療養可能，日常行動の大部分に病状に応じて介助が必要
60	自分に必要なことはできるが時々介助が必要	
50	病状を考慮した看護および定期的な医療行為が必要	
40	動けず，適切な医療および看護が必要	自分自身のことをすることが不可能，入院治療が必要，疾患が急速に進行していく時期
30	まったく動けず入院が必要だが死は差し迫っていない	
20	非常に重症，入院が必要で精力的な治療が必要	
10	死期が迫っている	
0	死	

（文献29より一部改変）

2）栄養アセスメント

栄養状態の判定には他疾患同様Subjective Global Assessment（SGA）が使用される．がん患者に特化したアセスメントにはthe scored Patient-Generated Subjective Global Assessment（PG-SGA）がある．これは体重と体重減少，食事摂取，栄養状態に影響する症状，活動について患者自身が作成し，医療従事者による評価の部分と合計してスコア化する．世界的に使用され高い信頼性があり[30]，現在日本語版の作成が進められている[31]．

食事摂取量が減少している要因の把握には，患者に食べられない理由を問診するべきである．「お腹が空きませんか．それともお口に合いませんか」など，理由を探索して原因を推測する．また食事量低下を全身状態の悪化と捉え不安をもつ患者がいる一方，現状の摂取量で満足している患者も存在する．さらに食事摂取量の低下が患者の楽しみや喜びを奪っている場合や，食事を苦痛と感じている場合もある．前述の問診と合わせて「（今の食事の状況に対して）ご自身ではどのようにお感じですか」と直接聞くことで，患者が食事にどのようなイメージをもっているかが把握できる．

3）がん悪液質の評価

がん悪液質の分類（図2）では，体重，BMI，サルコペニアなど，理学療法士が日常の介

一言メモ　がん関連疲労

米国総合がんネットワークセンターによるがん関連疲労の定義は「最近の活動に合致しない，日常生活機能の妨げとなるほどの，がんまたは抗がん治療に関連した，つらく持続する主観的な感覚で，身体的，感情的，および／または認知的倦怠感または消耗感」である．がん関連疲労はがん患者の60〜90％に認められる[34]．

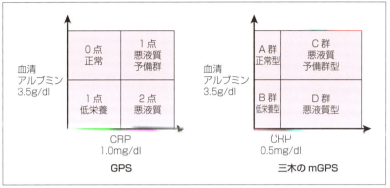

図3　GPS，三木のmGPS

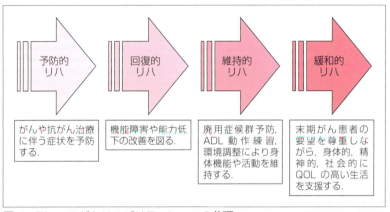

図4　Dietzのがんリハビリテーションの分類

（文献36を一部改変）

入で確認できる項目が含まれており，特に前悪液質・悪液質について他職種よりも早期に悪液質の状況を把握できる可能性がある．また代謝異常を捉える評価としては，血液検査に基づいたGlasgow Prognostic Score（GPS）[32]がある．GPSは炎症性サイトカインのIL-6によって肝臓で産生されるCRPと，肝臓での産生が抑制される血清アルブミンを指標としており，がんの臨床病期とは独立した予後因子である．日本人での検討では三木らがCRPを0.5 mg/dLとし，同様の結果を報告した[33]（図3）．

3　がんの栄養理学療法の考え方

1）がんの栄養理学療法の目的

　がんのリハビリテーションは，「がん患者の生活機能と生活の質（QOL）の改善を目的とする医療ケアであり，がんとその治療による制限を受けた中で，患者に最大限の身体的，社会的，心理的，職業的活動を実現させること」と定義されている[35]．がんのリハビリテーションは，病期により予防的リハ，回復的リハ，維持的リハ，緩和的リハに分けられ[36]（図4），いずれの病期でもがんやその治療過程において生じる二次的障害の予防と機能や生活能力の維持向上が目的である[4]．がん患者への運動は，身体機能，役割機能，社会機能および疲労を含む，健康関連QOLを改善させ得る[37]．

がん患者は低栄養とがん悪液質，低活動に伴う廃用症候群によりサルコペニアを呈しやすく，活動性や予後に影響を及ぼす．がんの栄養理学療法の目的は，がん悪液質やサルコペニアを予防すること，および栄養障害を増悪させない介入によって患者の活動性やQOLの維持向上を図ることと言える．

2）患者の活動能力と栄養状態に合わせた運動療法

(1) 活動能力と栄養状態が良好な患者

ECOGのPSが0～1であり，かつ栄養状態が良好または改善傾向の患者では，治療の継続と合併症予防を目的に，有酸素運動とレジスタンストレーニングを主体に実施する．いずれもエネルギー消費量が増大するため，介入初期から定期的に栄養アセスメントを行う．若林は，①食事摂取量が良好でCRPが3 mg/dL未満の場合は，ADLと同等かやや高めの運動負荷（3～4 METs程度）から開始する，②1日の摂取エネルギー量が基礎エネルギー量に満たない患者やCRPが5 mg/dLを上回る患者は，2～3 MET以下の活動やADLを基準に設定し廃用症候群を予防することを推奨している[38]．

抗がん治療時は活動と栄養状態が低下しやすく，廃用症候群とがん関連体重減少を予防する．開胸開腹術前後の呼吸理学療法は呼吸器合併症予防に有効である（推奨グレードB）[25]．化学療法施行や放射線療法に際して有酸素運動とレジスタンストレーニングを併用した運動療法は，身体活動性，QOL，倦怠感，精神機能や心理面，有害事象の改善においていずれも効果がある（推奨グレードA）[25]．活動性低下が懸念される患者では，低負荷でも継続できる自主トレーニングや努力性の少ない動作方法の指導を行い，患者の活動性を維持する．運動を継続することが重要であり，患者が楽しめる運動を選択する[7,39]．

(2) 維持的リハ，緩和的リハに該当する患者

栄養状態が保たれている場合は前述の運動を継続し，がん悪液質の進行予防に努める．しかし徐々に症状が顕在化し増悪する時期であり，患者の活動意欲の維持と残存機能の活用によりQOLの維持向上を図ることが目標となる．ADLや移動に疲労を伴う場合は，自助具や歩行補助具の活用，活動範囲の環境調整などや，活動中に休息を多めに入れること，安楽姿勢の指導，優先順位の高い活動が実施できるよう患者自身が体調に合わせて活動を選択できるような生活指導を行う．

(3) 活動範囲がベッド周辺あるいはベッド上となりADLが低下してきた患者

苦痛の軽減とADLの維持が目的となる．臥床による関節拘縮は疼痛や褥瘡発生リスクの増加，活動時の非効率的な動作パターンとなるため，骨転移に留意しながら関節可動域運動を実施する．またポジショニングは拘縮予防，安静時痛の軽減，褥瘡予防において重要だが，患者の活動を阻害しないように配慮する．不応性悪液質では運動療法の効果は不明とさ

一言メモ　運動負荷を下げる際の配慮

活動や運動負荷を下げることは，患者に病態の増悪を認識させる．提案により落ち込む患者や，「どうしていつもの練習と違うの」と疑問や不安を示す患者，負荷量変更を希望しない患者などがいる．徐々に負荷量を下げる，丁寧な説明を行う，安全な範囲で希望に付き添うなど，患者毎の病状理解に応じた配慮が必要である．

れており[20].異化亢進状態では骨格筋量増強や筋力増強は期待できない.この時期は運動が苦痛にならない範囲とし,離床やADL動作を通して活動量と筋力を確保する.食事の姿勢や食器の選択と使用方法の設定・指導,着替えやすい衣服の選択,排泄方法の検討など,本人・家族および看護師と一緒に検討し,適切な介助方法の提案や指導などを行う.

4 がんの栄養理学療法介入時の留意点

1）運動療法の導入は，患者が充分余裕のある負荷量から開始する．

　高齢者,運動習慣のない患者,抗がん治療直後,緩和的リハに該当する患者などでは,不用意な疲労や疼痛などの不快感を残すと,運動への恐怖感を覚え理学療法の拒否につながる.初期には信頼関係の構築に重点をおき,評価内容や介入時間を含めて患者に充分余裕がある負荷設定とする.実施中や実施後にも「心地よい」「これならできそう」と感じられるように配慮する.目安は,事前に患者の直近のADL遂行状況から活動能力を把握しておき,問診でADL実施時の主観的作業強度を聴取またはNRSなどで把握する.また患者自身が「できそう」と感じられる活動を聴取のうえ,さらに負荷量を減らした状態から開始する方法もある.導入後は睡眠,食事摂取量,自覚的疲労感,疼痛などの確認を行いながら,数日間で適正負荷を判定し調整する.

2）患者と家族の精神的苦痛に配慮する

　患者はがんと診断された時点から強い心理的苦痛を感じており[40],進行とともに症状や苦痛が増大し変化する.食事と栄養に関しても「食べられなくなった」「痩せた」「足が細くなった」など,衰弱を自覚している患者も多い.一方,家族も食事摂取量の減少を心配し,患者に食事を促す状況がしばしば見受けられる.このとき,食事と栄養の重要性は言うまでもないが,周囲の人からの「もっと食べましょう」という言葉掛けが,患者に「食べたくないが,食べなければならない」「食べなければならないが,食べられない」といった苦痛を強いる可能性がある.患者,家族,医療者ががんと栄養を適切に理解し,食事摂取量の維持改善に向けて一緒に対策を考えることが必要である[41].理学療法士は,他職種に比べて個別介入時間が長い,同じ担当者がほぼ毎日関わる,身体への接触により心理的距離が近くなる,改善に向けた努力と成功体験を得られるなど,患者との信頼関係を構築しやすい立場であり,また運動は軽度のうつ病の軽減に効果があるとされる[42].理学療法士は日々の介入から患者と家族の意向を把握し,多職種に情報提供し対応を検討することで,食事や栄養摂取に関する適切な理解と対応を促すことができる.

📝 一言メモ　がんのリハビリテーションの認知度

運動器疾患や脳血管障害とは異なり,がんのリハビリテーションは未だ充分周知されたとは言えず,「こんなに辛いのになぜリハビリをしなくてはいけないのか」と考える患者は少なくない.運動の必要性や理論を説明することも重要だが,まずは患者の苦痛や不安に耳を傾けて共感し,一緒に解決しようとする姿勢が求められる.

表4 理学療法士が他職種に提供できる情報

分類	理学療法評価	意義
1. 入院前の生活状況	・在宅でのADL状況，食事摂取量	・入院前の推定必要エネルギー量 推定摂取エネルギー量
2. 現在の身体機能	・定期的な体重計測	・基礎エネルギー量算出 体重変化による栄養障害の判定
	・握力，歩行速度，上腕周径や下腿周径	・サルコペニアリスク ⇒体重減少と合わせてがん悪液質の分類の判定
	・ADL遂行状況，運動負荷量 ・座位耐久性，上肢機能，摂食嚥下機能 ・他のカンファレンスでの情報 ・食事に関する患者の感想	・必要エネルギー量算出（活動係数） ・食形態の選択，食事量増加の見通し ・治療方針と介入可能期間の確認 ・栄養障害と食事摂取量低下の原因と対策の検討
3. 目標と見通し	・予定している転帰先と予測される生活状況（環境・介助量）	・将来的な必要エネルギー量と栄養投与経路の選択 （食材の加工や購入の可否）
	・理学療法上の目標（ADL能力） ・治療方針（主に改善を図る部分）	・必要エネルギー量の追加を検討．

5 がんの栄養理学療法における多職種連携と役割

　理学療法士が他職種に提供できる情報を表4に示す．がん悪液質の分類には理学療法評価が有用なことや，運動療法ががん患者の各種予後を改善させる可能性については先に述べた．他にもがん関連性体重減少や食事摂取量の低下について理学療法介入中に確認し，運動機能に起因する要因については摂食嚥下機能や座位保持能力，自助具の必要性の対応ができる．当然ながら，理学療法士は投薬や食事内容の変更などの栄養管理における直接的な関与は行えない．しかし理学療法評価により収集した情報を他職種に提供することで，他職種がより患者の状態を把握し適切な管理が可能となり，同時に効果的な理学療法を提供できる環境を整えることができるようになる．理学療法士が必要な情報はどの職種がもっているか，また理学療法士がもっている情報はどの職種にとって必要か，日頃から医療チーム内でのコミュニケーションをとり相互理解を図る．

　がんは日本における死因の第1位であり，現在も患者数は増加している．そうしたなか，がん患者リハビリテーション料が新設され，2016年のがん対策基本法改正法では，がん患者の療養生活の質の維持向上に係る規定に「がん患者の状況に応じた良質なリハビリテーションの提供が確保されるようにすること」と明記された．がんのリハビリテーションへの社会的ニーズはますます高まっており，理学療法士にはそうした期待に応える責任がある．

　がんは今も幅広い分野で研究が進められているが，栄養管理は臨床症状を理解するうえで欠かすことはできない領域である．同時に運動療法は臨床症状の改善や進行抑制において期待されている．理学療法士によるエビデンスの構築と，具体的なアプローチの構築を進めて

いく必要がある.

> **理解すべき臨床キーポイント**
> - がん患者は食欲低下と体重減少が生じやすく,活動能力低下,抗がん治療の継続性や生命予後を悪化させる.
> - がんの体重減少はがん関連性体重減少とがん誘発性体重減少に大別され,栄養障害の原因の除去と,運動療法を含めた包括的管理が重要である.
> - がんの栄養理学療法では,患者の最大限の生活能力とQOLの改善のために,病態と栄養状態をふまえた理学療法を提供することが求められる.

大隈　統

● 引用文献

1) 坂本穆彦:腫瘍I定義と分類. 標準病理学(秦順一・他編), 第2版, 医学書院, 2002, pp221-229.
2) Hsu PP, et al : Cancer cell metabolism : Warberg and beyond. Cell 134 : 703-707, 2008.
3) 大平雅一:がんと栄養療法. 日外科系連合会誌 41 : 134-138, 2016.
4) 辻哲也:がんのリハビリテーションの概要. がんリハビリテーションマニュアル　周術期から緩和ケアまで(辻哲也編), 医学書院, 2011, pp23-37.
5) 日本静脈経腸栄養学会:抗かん治療施行時. 静脈経腸栄養ガイドライン(日本静脈経腸栄養学会 編), 第3版, 共同印刷, 2013, pp344-351.
6) 濱口哲也・他:がん患者の代謝と栄養. 日静脈経腸栄養会誌 30 : 911-916, 2015.
7) Doyle C, et al : Nutrition and Physical Activity During and After Cancer Treatment : An American Cancer Society Guide for Informed Choices. CA Cancer J Clin 56 : 323-353, 2006.
8) 東口髙治:がん悪液質の概念と最近の動向. 終末期がん患者の輸液療法に関するガイドライン2013年版(日本緩和医療学会緩和医療ガイドライン委員会 編), 金原出版, 2013, pp46-52.
9) 網谷東方 他:悪液質のメカニズムと栄養. 心身医 56 : 1013-1022, 2016.
10) Gordon JN, et al : Cancer cachexia. QJM 98 : 779-788, 2005.
11) Fearon K, et al : Definition and classification on cancer cachexia in advanced cancer patients with a focus on refractory cachexia : an international consensus. Lancet Oncol 12 : 489-495, 2011.
12) Radbruch L, et al : Clinical Practice Guidelines on Cancer Cachexia in Advanced Cancer Patients with a Focus on Refractory Cachexia. European Palliative care Research collaborative. 2011. [available from : www.epcrc.org]
13) Douglas WG, et al : Cancer cachexia prevention via physical exercise : molecular mechanisms. J Cachexia Sarcopenia Muscle 4 : 111-124, 2013.
14) Tong H, et al : The prevalence of nutrition impact symptoms and their relationship to quality of life and clinical outcomes in medical oncology patients. Support Care Cancer 17 : 83-90, 2009.
15) 日本静脈経腸栄養学会(編):抗がん治療施行時. 静脈経腸栄養ガイドライン(日本静脈経腸栄養学会 編), 第3版, 共同印刷, 2013, pp333-343.
16) Martin L, et al : Cancer cachexia in the age of obesity : skeletal muscle depletion is a powerful prognostic factor, independent of body mass index. J Clin Oncol 31 : 1539-1547, 2013.
17) Andreyev HJ, et al : Why do patients with weight loss have a worse outcome when undergoing chemotherapy for gastrointestinal malignancies. Eur J Cancer 34 : 503-509, 1998.
18) Dewys WD, et al : Prognostic effect of weight loss prior to chemotherapy in cancer patients. Am J Med 69 : 491-497, 1980.
19) Prado CM, et al : Sarcopenia as a determinant of chemotherapy toxicity and time to tumor progression in metastatic breast cancer patients receiving capecitabine treatment. Clin Cancer Res 15 : 2920-2926, 2009.
20) 海道利実:肝移植とサルコペニア. 外科と代謝・栄養 50 : 35-41, 2016.
21) Huang DD, et al : Sarcopenia predicts 1-year mortality in elderly patients undergoing curative gastrectomy for gastric can-

cer：a prospective study. J Cancer Res Clin Oncol 142：2347-2356, 2016.

22) Lieffers JR, et al：Sarcopenia is associated with postoperative infection and delayed recovery from colorectal cancer resection surgery. Br J Cancer Sep4 107：931-936, 2012.

23) 福島昭治：腫瘍IV腫瘍の発生・増殖．標準病理学（秦順一 他編），第2版，2002，pp221-229.

24) 緩和医療ガイドライン委員会：終末期がん患者の輸液療法に関するガイドライン2013年版（日本緩和医療学会 編），金原出版，2013.

25) がんのリハビリテーションガイドライン策定委員会；がんのリハビリテーションガイドライン（日本リハビリテーション医学会 編），金原出版，2013.

26) Solheim TS, et al：Cancer cachexia：rationale for the MENAC (Multimodal-Exercise, Nutrition and Anti-inflammatory medication for Cachexia) trial. BMJ Support Palliat Care Feb 9：2018．pii：bmjspcare-2017-001440.

27) Noel GE：運動療法．がんのリハビリテーション - 原則と実践完全ガイド -（高倉保幸 訳），ガイアブックス，2018，pp23-34.

28) Common Toxicity Criteria, Version2.0 Publish Date April 30, 19
http：//ctep.cancer.gov/protocolDevelopment/electronic_applications/docs/ctcv20_4-30-992.pdf.［JCOGホームページ http：//www.jcog.jp/］

29) Yates JW, et al：Evaluation of Patients with Advanced Cancer Using the Karnofsky Performance Status. Cancer 45：2220-2224, 1980.

30) Bauer J,et al：Use of the scored Patient-Generated Subjective Global Assessment（PG-SGA）as a nutrition assessment tool in patients with cancer. Eur J Clin Nutr 56：779-785, 2002.

31) Ottery F, et al：PG-SGA/PT-Global Platform．［http：//PT-global.org/．（2018/5/9参照）］

32) Forrest LM,et al：Evaluation of cumulative prognostic scores based on the systemic inflammatory response in patients with inoperable non-small-cell lung cancer. Br J Cancer 89：1028-1030, 2003.

33) 安井久晃：化学療法（がん薬物療法）．悪液質とサルコペニア リハビリテーション栄養アプローチ（荒金秀樹 他編），医歯薬出版，2014，pp92-100.

34) Debora JF, et al：Cancer-Related Fatigue. がんのリハビリテーション - 原則と実践完全ガイド -．（高倉保幸 訳），ガイアブックス，2018，pp159-172.

35) Fialka-Moser V, et al：Cancer rehabilitation：particularly with aspects on physical impairments. J Rehabil Med 35：153-163, 2003.

36) 辻哲也：悪性腫瘍（がん）．現代リハビリテーション医学（千野直一 編），第3版，金原出版，2009，pp493-505.

37) Mishra SI, et al：Exercise interventions on health-related quality of life for people with cancer during active treatment. Cochrane Database Syst Rev. Aug 15：2012.［http：//cochranelibrary-wiley.com/doi/10.1002/14651858.CD008465.pub2/abstract］

38) 若林秀隆：悪液質とサルコペニア④ 運動療法．悪液質とサルコペニア リハビリテーション栄養アプローチ（荒金秀樹 他編），医歯薬出版，2014，pp53-59.

39) Espilitu NG：運動療法．がんのリハビリテーション - 原則と実践完全ガイド -（高倉保幸 訳），ガイアブックス，2018，pp23-34.

40) Yamauchi T,et al：Death by suicide and other externally caused injuries following a cancer diagnosis：the Japan Public Health Center‐based Prospective Study. Psycho-Oncology 23, 2014.［https：//doi.org/10.1002/pon.3529］

41) 天野晃滋・他：進行がん患者と家族の食に関する苦悩への緩和ケアと栄養サポート．Palliative Care Research 13：169-174, 2018.

42) 気分障害の治療ガイドライン作成委員会：軽度うつ病．日本うつ病学会治療ガイドラインⅡ．うつ病（DSM-5）/大うつ病性障害 2016，（日本うつ病学会），2016，pp29-34.［http：//www.secretariat.ne.jp/jsmd/mood_disorder/img/160731.pdf］

第8章 時期別栄養理学療法の実際

CASE① 急性期

急性期の症例では炎症を伴う場合とそうでない場合があり、各々検査データの見方が異なる。また刻々と病態が変化していくため、その時期に応じた理学療法と栄養療法を同時期に行わなくてはならない。急性期を便宜上2つに分けて、①救命期、②安定期（血管作動薬や人工呼吸などを用いない）としてみる。
高リスクの症例でもICU-AW（Acquired Weakness）に対し、深い鎮静による不動化を避け、早期リハビリテーションを開始することにより、重症患者の退院時の運動機能が改善に寄与することが報告されている[1]。呼吸や循環が安定してくると、生命リスクが軽減し、運動負荷をかけた理学療法を展開しやすい。各々の時期に適切な栄養管理と理学療法を行うことで、疾患によるサルコペニアの軽減を行い、回復期へつなげることが望ましい。

1 急性期における栄養理学療法の実践例

①症例紹介

【症例】85歳、男性
【主病名】間質性肺炎急性増悪、急性呼吸促迫症候群（ARDS）
【既往歴】肝硬変
【生活歴】家族と4人暮らし、日常生活に困難はなかった。
【現病歴】数年前より間質性肺炎を指摘され、経過観察中にインフルエンザBに罹患。症状は寛解せず入院となる。入院初日、酸素化指数は280であった。
第2病日に両肺野に浸潤影、酸素化指数は110であり、非侵襲的陽圧換気療法（NIPPV）による呼吸管理となる。同時に呼吸理学療法の依頼があり、排痰およびリラクセーションを主目的に行った。
第8病日にARDSの診断を受け、ステロイドパルス療法開始となった。第14病日に経口での食事が開始され、第15病日にたんぱく質強化飲料を運動療法後摂取開始し、第33病日に病棟内歩行可能となった。

キーワード 急性期、栄養評価、ICU-AW、異化期、チーム連携

【入院時所見】165 cm，64.5 kg，BMI：23.7．労作時呼吸困難あり，食事は常食を10割摂取できていた．CRP：1.24 mg/dl 以外の血液検査データは異常値なし．右肺野全体に網状影を認める．MNA®-SF：15ポイント（栄養状態は良好）．

【身体機能】
握力：右32 kg/左32 kg，上腕周囲長（AC）：28 cm，上腕三頭筋部皮下脂肪厚（TSH）：20 mm，下腿周囲長（CC）：34 cm，上腕筋囲（AMC）：26.32 cm，上腕筋面積（AMA）：55.12 cm2．mMRCは2．ADLは自立．

②評価

栄養評価の指標は，身体計測指標，血液尿化学検査，免疫能に分類される[2]が，急性期においては，疾患により体液の過剰や不足などで身体計測の信頼性が低くなることがある．本症例は肝硬変があり，当初から四肢に浮腫が認められていた（輸液や注射剤などで体内水分量が増加し，体重増加や浮腫による周径増大を見ることもある）．

リハビリテーション栄養のスクリーニング[3]を行うにあたり，①主観的包括的アセスメント（subjective global assessment；SGA），②MNA®-SF，③EAT-10，④身体計測，⑤血液検査データの5項目を評価し経過を追った．身体計測の判定は文献からの基準値を参考にした[4-6]．また薬剤や検査データなどは救命期（図1）と安定期に分け，経過を表した（表1）．

基礎エネルギー消費量（basal energy expenditure；BEE）はHarris-Benedictの式で計算し，全エネルギー消費量（total energy expenditure；TEE）はBEE×活動係数×ストレス係数で計算した[7]．

【救命期評価】
・SGA 中等度の栄養不良
・MNA®-SF：4ポイント（低栄養）
・EAT-10：0点

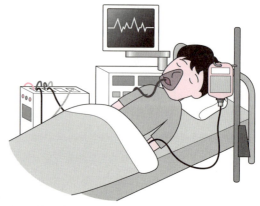

図1 救命期の環境

📝 一言メモ　救命期で患者本人から聴取できない場合

救命時の評価において，SGA，MNA，EAT10などで患者本人から聴取ができない場合がある．原則，これらの評価は患者からの聴取が必要とされているが，不可能な場合は，家族，施設職員等から聴取し，その注釈をつけて情報を記録しておく．これらは評価前の重要な入院前情報となる．

・身体計測：握力 20 kg/ 左 20 kg, AC：27 cm, TSH：19 mm, CC：32 cm, AMC：24.3, AMA：47.1 cm² (14.6%の減少)
・検査データ（表1）から炎症は遷延しており，リンパ球も低いため，低栄養状態と考えた．
・エネルギー消費量：BEE；1273.7 Cal　TEE；1273.7 × 1.2（安静臥床）× 1.2（感染症）= 1805.3 Cal．これに対して，摂取エネルギーは第1病日から第15病日までは約800 Cal〜1600 Cal程度不足の状態が続いていた．
・ICFによる評価
　健康・病気：間質性肺炎急性増悪，ARDS
　機能障害：呼吸不全，食欲低下，筋力低下，呼吸筋疲労
　活動障害：救命のための安静
　参加制限：家庭復帰困難
　環境因子：現状該当なし

【安定期の評価】
・SGA：中等度栄養不良（− 3.9 kg）
・MNA®-SF：7ポイント（低栄養）
・EAT-10：0点
・身体計測：握力：32 kg/ 左 32 kg, AC：28 cm, TSH：20 mm, CC：34 cm, AMC：21.7, AMA：= 37.5 m² (25.6%の減少)．周径は基準値内であったが，上腕筋面積は減少し続けており，筋肉量が減少していると思われた．
・検査データ（表1）からCRP, Alb, リンパ球とも改善傾向であり，同化期へ移行していると考えた．
・エネルギー消費量：BEE；1114.1 Cal, TEE；1114.1 × 1.5（理学療法室での運動）× 1.0（感染後）= 1672.2 Cal
・ICFによる評価
　健康・病気：間質性肺炎急性増悪　ARDS
　機能障害：拘束性換気障害，四肢体幹筋力低下，低栄養，低酸素血症
　活動障害：院内生活活動障害（歩行，排泄，入浴）
　参加制限：自宅生活困難，屋外活動制限
　環境因子：通院手段，身体障害者手帳申請，在宅酸素療法

③ゴール設定
【救命期】
　短期目標2週間：救命後，自発活動（基本動作，起居動作開始）
　長期目標1カ月：移動手段を確立し退院
【安定期】
　短期目標2週間：酸素療法を併用した移動手段の獲得
　長期目標1カ月：在宅酸素療法（Hot Oxygen Therapy：HOT）導入下での自宅退院．

表1 症例の経過（第1病日～8病日：救命期，第15病日～安定期）

	第1病日	第8病日	第15病日	第29病日	第30病日	第33病日
	入院	安静時呼吸困難悪化	運動療法開始			病棟内歩行開始
運動療法薬剤		m-PSL シベレスタット	四肢可動域練習 大腿四頭筋 低周波刺激療法 M-PSL 終了	運動療法前 SABA 吸入	【CS-30】評価	漸増的に運動負荷量増加
CRP	1.24	6.21	0.56	0.07	0.5	0.4
WBC ($10^3/\mu L$)	4300	16400	10300	8800	8700	8800
Alb (g/dL)	3.6	2.3	2.7	2.9	3.0	3.4
Hb (g/dL)	16.1	14.7	16.1	12.9	14.8	13.9
リンパ球 (%)	22.8	5.4	11.0	11.6	29.2	28.9
O2		2 L	4 L			2 L
pH		7.48	7.449			7.435
PaO2		47.5	74.2			62.8
PaCO2		32.3	35.8			40.2
経口栄養	食思不振 200 Cal	0 Cal	950 Cal	1800 Cal	1800 Cal	1800 Cal
静脈栄養	250 Cal	250 Cal	150 cal	×	×	×
	BI：100 呼吸器症状なし	安静臥床 (BI：0)	1時間後 1袋摂取	1時間後 1袋摂取	1時間後 1袋摂取	1時間後 1袋摂取
			車椅子坐位	労作時酸素 3 L/分 スクワット 10回 呼吸困難なし 84% < SpO2 < 94%	【CS-30】 SABA 吸入前 8回 SABA 吸入後 12回	労作時酸素 3 L/分固定

※赤字は増加　太字は低下
m-PSL：methylprednisolone
SABA：短時間作用型気管支拡張薬（Short-acting beta-agonist）
CS-30：30秒椅子立ち上がりテスト（30-sec chair stand test）
BI：Barthel index

④理学療法介入

【救命期における留意点】

　急性疾患関連の背景をもつ症例での摂取エネルギー充足率のカットオフ値は，「重度は5日以上の期間，エネルギー充足率＜50％が続く」「中等度は8日以上の期間，エネルギー充足率＜75％が続く」とされる[7]．介入から第15病日まではエネルギー充足率は50％を下回っている．また病態は侵襲期であり，異化状態を考える．そのため，「低栄養の高リスクで侵襲があり積極的な理学療法は施行しない」こととし，1.0 Mets以下の受動的運動を立案した．不慮が充足してきた時期に，自動介助運動から自動運動，抵抗運動と負荷を適宜あげていくように考える．

　このように，救命期では低栄養になりうる要素を予測して，理学療法による運動の負荷を下げ，安定期に入ってからは栄養の再評価を行い，漸増的に負荷量を上げていくことが重要である．

【救命期の理学療法プログラム】

　①胸郭四肢リラクセーション，②上下肢関節可動域練習，③体位ドレナージ，④徒手排痰法，⑤経過およびゴール達成状況

【安定期における留意点】

　ARDSによる炎症性サイトカインや活性好中球などによる侵襲が軽減し，救命期を脱した．しかし，侵襲の強い病態はときに組織の器質化を見ることがある．間質性肺炎による肺コンプライアンス低下に加え，ARDSによる肺の器質化によってガス交換面積が減少し，特に労作時の酸素化不良が顕著となる時期である．他の疾患でも炎症性疾患の場合，侵襲をきたした組織の酸素受容が増え，筋肉に充分な酸素供給がなされない．この時期は全身の筋量が減じていることが多く，理学療法を行う際に筋肉の酸素受容に見合った酸素供給ができうるかを考える．

　レジスタンストレーニングでは低負荷から始め，呼吸困難に留意しながら徐々に負荷量を上げていく．侵襲期は脱したものの，身体活動量の低下から筋萎縮（周径は基準値内だが握力・AMAが低値）が考えられた．

　栄養は経口からTEEを上回るエネルギーが摂取できており，CRPも3 mg/dL以下となり，同化期にあると推測される．理学療法後のたんぱく質補給も積極的に行える時期と考えたため，レジスタンストレーニングを考慮した[8]．さらに栄養摂取量も充足してきており，運動療法後にたんぱく質や必須アミノ酸を積極的に摂取すること，夜間休息をとることなど，レジスタンストレーニングや有酸素運動など息切れなどの陰性症状を出さないようにし，機能向上を図った．

　急性炎症も落ち着き，たんぱく質の同化期に入ったと思われたが，低酸素血症は依然続いており，気管支を拡張させながら，酸素療法を併用することで息切れを軽減させ，呼吸仕事量を軽減し，消費エネルギーを増加させないことを主眼に置いた．

【安定期の理学療法プログラム】

　① m-psl終了までは大腿四頭筋電気刺激療法．

　②スクワット：10回を1セットとして漸増していく．

　③ 20 cm台を用いた踏み台昇降（2秒に1回のペースでBorg6～7まで）．

　※息切れ防止のため短期間作用型気管支拡張薬（Short Acting Beta-2 Agonist：SABA）を用いた．

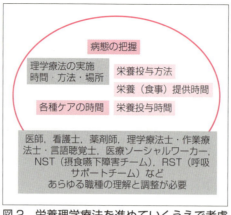

図2　栄養理学療法を進めていくうえで考慮すべきこと

(文献9より引用)

【経過および達成状況】

　各期の経過は表1に示した．各期での目標が達成でき，酸素療法を行い，病棟内歩行まで回復された．

2 急性期で理学療法を行ううえでの留意点

　集中治療を必要とする救命期では数々の制約があり，人工呼吸管理や人工補助心肺，輸液ポンプなどで生命を維持している状況では安静を強いることがしばしばある．

　しかしながら，集中治療における早期離床や早期リハビリテーションが勧められる状況も数多くある[9]．そのため，理学療法に応じた栄養負荷，あるいは栄養負荷を鑑みた理学療法を今後検討していかなければならない．

　特に侵襲が生体に及ぼす反応のなかで，異化期では肝臓内のグリコーゲンが枯渇すると，筋肉内などのたんぱく質や脂肪がエネルギーとして使用される（この時期は異化期といい[10]，この状態では運動療法に耐えうる栄養の吸収が困難なため，摂取カロリーのみでなく，エネルギー産生栄養素バランス[11]を考慮する必要がある）．

　急性期の経口摂取以外での栄養投与には経静脈栄養と経腸栄養に分けられ，経腸栄養では経鼻経管栄養が多い．EDチューブ（Elemental Diet Tube）は十二指腸や空腸に留置されていると嘔吐のリスクが低い栄養投与が可能となる．そのため，栄養理学療法を急性期から積極的に行える環境にあり，経口摂取が困難な症例であれば，EDチューブを胃から遠位へ留置することを医師へ依頼している．しかし，消化管症状（下痢）がある場合，投与速度を遅くする場合が多く，持続投与でも1日に投与できうる栄養が減じることがある．また胃内留置の場合は胃内消化時間がある分，胃食道逆流から嘔吐，誤嚥のリスクが高投与時間も間歇的投与では理学療法時間のスケジュールが立てられる．経鼻経管栄養を行う場合は，①EDチューブかNGチューブ（Nasogastric Tube）か？，②留置場所は胃内か，胃から以遠か？を充分に考慮し，医師，管理栄養士，看護師と連携し，適する時間に理学療法を行わなければならない．

　急性期は患者自身の日常生活活動量が低いことが多く，ADLも介助下で行うことがしばしば

ある．処置や検査，保清，栄養投与など，日中は急性期症例で臥床していても日によってはスケジュールが集中してしまうことがある．このなかに理学療法の時間を組み込むには，他職種との介入調整を行う必要がある．可能であれば毎日多職種でカンファレンスを行い，院内で活動しているチームの協力を得ながら，包括的な急性期リハビリテーションプランを構築していくことが重要である（図2）．

理解すべき臨床キーポイント

- 各疾患の超急性期（救命期）の病態把握を理解し，栄養理学療法を実践する．
- 多職種連携の下，PDCAサイクルを実行できるよう，各職種が共通言語，共通理解をもって実践する．

中島 活弥

● 引用文献
1) 武居哲洋：重症患者に発症するびまん性神経筋障害　ICU-acquired weakness. Jpn Soc Neuro Emerg 27：1-7, 2015.
2) 大荷満生：高齢者の栄養評価．静脈経腸栄養 22：11-17，2007．
3) 若林秀隆：理学療法士・OT・STのためのリハビリテーション栄養　栄養ケアがリハビリを変える．第2版，医歯薬出版，2015，pp30-46.
4) 日本栄養アセスメント研究会：身体計測基準値検討委員会．日本人の身体計測基準値 JARD2001.栄養評価と治療 19：1-81，2002．
5) 厚生労働科学研究補助金（長寿科学総合研究事業）高齢者における加齢性筋肉減少（サルコペニア）に関する予防対策確立のための包括的研究　研究班：サルコペニア：定義と診断に関する欧州関連学会のコンセンサスの監訳とQ&A.日本老年医学会，https://www.jpn-geriat-soc.or.jp/info/topics/pdf/sarcopenia_EWGSOP_jpn-j-geriat2012.pdf（2018.04.09閲覧）
6) 望月弘彦：在宅栄養管理におけるフィジカルアセスメント　総論　身体計測の方法．日本静脈栄養学会誌 32：1137-1141，2017．
7) 前田圭介：歯科医が知っておきたい低栄養の診方とその対応．老年医学 23：317-322，2017．
8) 小泉千秋，高橋浩平・他：低栄養／摂食嚥下機能障害を有する高齢者の理学療法．理学療法士ジャーナル 52：131-137，2018．
9) 集中治療室における早期リハビリテーション～早期離床やベッドサイドからの積極的運動に関する根拠に基づくエキスパートコンセンサス～．日本集中治療医学会早期リハビリテーション検討委員会，http://www.jsicm.org/pdf/soki_riha_1707.pdf（2018.4.16閲覧）
10) 柳田頼英，森脇元希・他：周術期患者への栄養障害と摂食嚥下機能障害への配慮．PTジャーナル 52：123-129，2018．
11) 日本人の食事摂取基準（2015年版）の概要：厚生労働省，www.mhlw.go.jp/file/04-Houdouhappyou-10904750-Kenkoukyoku-Gantaisakukenkouzoushinka/0000041955.pdf（平成30年4月21日閲覧）

第8章 時期別栄養理学療法の実際

CASE② 回復期

回復期では急性期を脱した患者に対し，ADLの向上，自宅復帰，退院後の安定した生活の獲得を目的とした集中的なリハビリテーションを提供する．回復期リハビリテーション病棟の患者には低栄養やサルコペニアを伴った患者が多いため理学療法士は他職種と連携し，これらの有無を把握したうえで，適切な介入を行うことが求められる．

1 回復期における栄養理学療法の実践例

①症例紹介（入院時）

【症例】89歳，男性
【主病名】右大腿骨頸部骨折
【既往歴】高血圧症，慢性心不全
【生活歴】独居，屋内伝い歩きにてADL自立．屋外ではT杖を使用していたが，外出機会は少ない．要介護1．
【現病歴】自宅トイレ移動中に転倒し受傷（右人工骨頭置換術施行）．術後，気管支肺炎を発症し抗生剤治療．受傷後3週間後に回復期リハ目的にて回復期病棟へ入棟．
【入院時所見】身体計測：身長158 cm，体重40.4 kg，BMI：16.2 kg/m² 血液生化学検査：Alb 2.4 g/dl，CRP 4.2 mg/dl，Hb 8.7 g/dl．栄養状態：MNA®-SF 5点（低栄養）．摂取エネルギー量：1200 kcal．※疲労感により，食事全量摂取できないことがある．
【身体機能】ROM：右股関節に制限あり．MMT：右下肢3レベル，左下肢4レベル．握力：18.2 kg．下腿周囲長：23.5cm．体組成計を用いて測定した四肢骨格筋量：12.7 kg，四肢骨格筋指数（SMI）：5.1 kg/m²．基本動作・ADL：起居・起立・移乗動作は見守り，整容・更衣・排泄は見守り．入浴は全介助．歩行器歩行は軽度介助で10 m歩行は31秒．安静時より疲労感の訴えあり，安静時はBorgスケール13，歩行後はBorgスケール15．また，右股関節の疼痛（NRS：6点）の訴えあり．認知面：問題なし．嚥下機能：問題なし．口腔内：残存歯数10本（長期義歯未使用のため，義歯不適合）．

キーワード 回復期リハビリテーション，栄養サポートチーム（NST），栄養補助食品，チームアプローチ，低栄養，サルコペニア

②評価

ICFに基づいて問題点を整理した内容を図1に示す．本症例は高齢で，外出機会は少なかったこと，転倒により受傷したとの情報から受傷前からサルコペニアを伴っていたことが考えられる．また，手術による侵襲だけでなく，術後に気管支肺炎を合併したとの情報から，侵襲による異化が長期間続いたことによる栄養障害も伴っていることが示唆される．

そこで本症例に対し，サルコペニアの有無を握力，SMIの測定結果からAWGSの基準値を用いて評価した[1]．AWGSでは男性のカットオフ値は握力＜26 kg，SMI＜7.0 kg/m²であることから，本症例はサルコペニアありと判断した．栄養状態はMNA®-SF（簡易栄養状態評価表）を用いて栄養スクリーニングを行い，スコア5点で低栄養となった．また，栄養サポートチーム（NST: nutrition support team）でカンファレンスを行い，各職種の情報をもとに栄養評価を行い，高度の栄養不良と評価した．NSTカンファレンスの際，理学療法士は筋肉量（下腿周囲長，SMI），筋力（握力），身体機能（歩行速度），ADL能力，リハプログラムについての情報を提供した．

また，入院時の血液生化学検査ではCRPがやや高値，Alb，Hbは低値を示しており，安静時より疲労感や術創部の疼痛の訴えがあることから全身状態は悪く，ADL面の低下が生じていることが示唆された．以上のことから，本症例に対し積極的なリハの介入を行うより栄養状態，全身状態の改善を優先して行っていく必要があると評価した．

③ゴール設定

本症例のゴール設定を行うにあたり，短期目標として全身状態の改善を挙げた．この目標を達成するためには，第一に栄養状態の改善が必須である．入院時に医師，薬剤師，看護師，管理栄養士，MSW，理学療法士，作業療法士，歯科衛生士でカンファレンスを行い，本症例の短期ゴールとして「2週間で安静時の疲労感が軽減し，病棟内での歩行器歩行自立，身の回りの

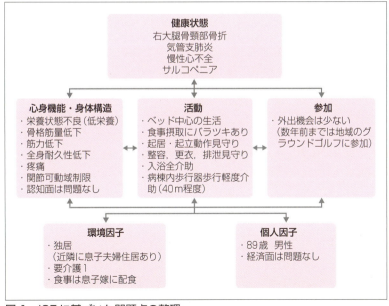

図1　ICFに基づいた問題点の整理

ADL（移乗，排泄，整容）が自己にて行える」，栄養面では「2週間で食事が安定して全量摂取できる」とした．長期ゴールとして「1カ月で病棟内移動はT杖歩行自立，屋外はT杖歩行監視にて行える」，栄養面では「1カ月で入棟時より摂取カロリー量200 kcal増量し体重が1 kg増加する」を目標に挙げた．最終ゴールは「自宅内での生活が自己にて行え，自宅退院ができる」，栄養面では「入棟時より摂取カロリー量400 kcal増量し，体重が3 kg増加する」を目標に挙げた．

④理学療法介入

　理学療法介入初期は低栄養や全身耐久性低下を考慮し，高負荷，長時間の運動を避け，運動強度は低負荷，短時間の運動を高頻度で行った．また，理学療法の介入時間は食事の前後1時間を避けるように時間調整した．その理由として，安静時より疲労感の訴えがある場合，運動することで疲労感が増し，食事に要する体力が消耗して食事摂取困難になることがある．そのため，患者の全身耐久性と理学療法の介入時間は配慮する必要がある．運動療法はベッド上での運動やADL運動，歩行運動に加え，起立運動を実施した．起立運動を行うことで，早い段階で座位と起立動作が安定し，ベッドから離れて食事，排泄，移動ができ，ADLが早期に自立する[2)]と報告されていることから，理学療法士だけではなく病棟看護師にも依頼し，疲労感が残らない程度で少量頻回に起立運動を行った．

　栄養状態や全身耐久性が向上してきた段階では，運動時の疲労感の訴えが軽減し，リハに対しても積極的に取り組めるといった精神面の変化もみられた．そこで身体機能改善を目的とした積極的な理学療法の介入を行った．リハでは運動強度を増加し，筋力強化，全身持久力増加を目的としたレジスタンストレーニングやADL運動，歩行運動（屋内・外）を実施した．また，自主トレーニングとしてリハ以外の時間でも起立運動が行うよう資料を作成・配布し，疲労感の無い範囲で徐々に起立回数を増やした（図2）．リハによる活動量増加によるエネルギー消費について管理栄養士と話し合い，摂取エネルギー量を増加してエネルギー充足を図った．さらに，1日1本，運動直後にたんぱく質含有の栄養補助食品（200 kcal/125 ml，たんぱく質10 g，BCAA2.5 g）を摂取し，身体機能やADL，四肢骨格筋量，栄養状態改善を図った．

⑤経過およびゴール達成状況（表1）

　回復期入棟後2週目で食事全量摂取可能となり経過とともに体重は増加した．摂取エネルギー量も入棟時より300 kcal増量し，1カ月目の体重は2.6 kg増加，四肢骨格筋量は1.5 kg増加，血液生化学検査のAlbやCRPも改善がみられた．栄養状態改善に伴い，身体機能面では全身耐久性や筋力が改善し，精神面でもリハに対し積極的に取り組むようになった．ADL面では起居・起立動作，整容・更衣・排泄は自立し，歩行レベルも病棟内T杖歩行自立，屋外T杖歩行近位監視となった．

> **✎一言メモ　起立運動**
>
> 起立運動は理学療法士が昔から取り入れてきた運動療法の一つであり，下肢・体幹・頸部筋の筋活動が同時に誘発され，全身の筋力強化が可能である．起立動作が自力で行えないと廃用や身体の不活動で筋力や体力低下が生じ，特に高齢者では転倒の原因となるため，積極的に取り入れていく必要がある．

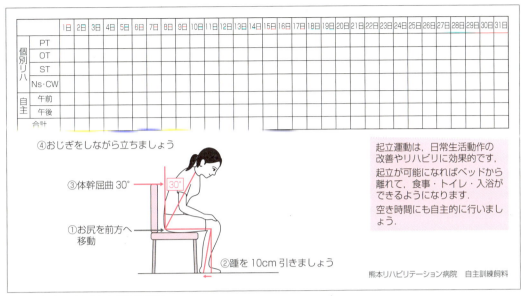

図2 起立運動（自主訓練資料）

表1 患者経過

	入院時	1カ月後	2カ月後（退院時）
体重（kg）	40.4	43	44.5
BMI（kg/m²）	16.2	17.2	17.8
Alb（g/dl）	2.4	2.6	3.1
CRP（mg/dl）	4.2	0.9	0.3
Hb（g/dl）	8.7	9.3	9.6
摂取栄養量（kcal）	1200	1500	1700
下腿周囲長（cm）	23.5	24	24.5
四肢骨格筋量（kg）	12.7	14.2	17.9
SMI（kg/m²）	5.1	5.7	7.15
握力（kg）	18.2	20.6	23.5
10m歩行（秒）	31	20.3	15.6
Borgスケール	15	11	10
FIM運動（点）	38	60	84

回復期入棟1～2カ月目では身体活動量もさらに増え，ADLはほぼ修正自立レベル，歩行は屋内T杖歩行，または手すりなどの伝い歩き自立となった．屋外もT杖歩行400m可能となった．起立運動は自主トレーニングとして定着し，個別リハ時の回数も含め1日200回実施した．栄養面では最終的に摂取エネルギー量は入棟時より500 kcal増量し，退院時の体重は4.1 kg増加，四肢骨格筋量も5.2 kg増加した．

退院先は自宅となり，退院後の活動量低下・栄養状態悪化が懸念されたため，MSWにより介護サービス調整を行い，通所リハ・訪問リハのサービスを利用することとなった．また，自宅でも適切な摂取カロリー量が維持できるよう，本人と息子・嫁に対して管理栄養士による栄養指導が行われた．栄養補助食品も自宅でも継続して摂取し，退院後も自宅での自主訓練を継続して行えるよう指導した．退院後は家族との外出機会も増え，通所リハを利用し他者との交流を行う機会も増えたことで活動性が改善することができた．

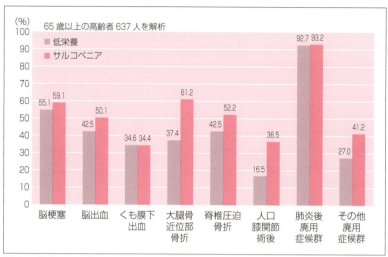

図3 熊本リハビリテーション病院回復期リハ病棟における疾患別の低栄養,サルコペニアの頻度

2 回復期で理学療法を行ううえでの留意点

　回復期の目的は急性期を脱した患者に対し,ADLの向上,自宅復帰,退院後の安定した生活の獲得を目的とした集中的なリハビリテーションを提供することである.理学療法士は運動療法としてレジスタンストレーニングや歩行練習などエネルギー消費量の高い運動を実施し,身体機能やADL改善を図っていく.しかし,適切な栄養管理が行われていない低栄養患者では,積極的な運動療法は効果が期待できないどころか,かえって栄養状態が悪化し,全身耐久性,骨格筋量,筋力の低下につながる危険性がある.

　わが国の回復期リハ病棟の患者には高齢者が多く存在し,対象疾患として脳卒中,大腿骨近位部骨折,廃用症候群などが挙げられ,いずれの疾患においても低栄養やサルコペニアが好発する[3]と報告されている(図3).その理由として成人低栄養の分類[4]として挙げられている飢餓,急性疾患,慢性疾患のいずれにも曝露しやすい集団であることが挙げられる.すなわち,回復期リハ病棟の患者は,急性疾患治療後の高齢者が中心であり,①病前からの低栄養,②急性疾患治療の不適切な栄養管理,③急性疾患や外傷,手術による侵襲,などの要因が複合して栄養状態が悪化しているものと考えられる.回復期リハ病棟における低栄養やサルコペニアはリハのアウトカムに悪影響を及ぼす[5,6]と報告されていることから,他職種と連携したチームでこれらの改善に取り組む必要があり,理学療法士も栄養状態やサルコペニアの有無を把握し,適切な介入を行っていくべきである.理学療法士が回復期で行う運動療法はエネルギー消費量の高い運動を実施することが多い.摂取エネルギー量に比べ,リハも含めた1日の活動量が多くなると低栄養を助長し,運動療法による効果が低くなる恐れがあるため,低栄養の患者に対しては1日の活動量と摂取エネルギー量,身体状況を常に把握する必要がある.

　サルコペニアに対しては高負荷のレジスタンストレーニングが推奨されているが,高齢で身体機能が低下した患者に対する高負荷のレジスタンストレーニングは困難な場合がある.その際,疲労感の残らない程度で低負荷の運動を短時間,高頻度で行うなど,個々の患者の状態に合わせ

た負荷量で行っていく必要がある．

　今後の回復期リハでは高齢者が増加し，低栄養やサルコペニアだけではなく，様々な合併症を呈し，積極的なリハの介入が困難な患者が増えることが予想される．平成30年度の診療報酬改定では回復期リハ病棟に管理栄養士を専任配置すること，リハ総合実施計画書に担当管理栄養士と栄養関連項目を記載することが求められるようになり，理学療法士は管理栄養士や他の他職種とより密に連携し，患者の栄養状態やサルコペニアの有無を評価，アプローチしていく必要がある．

　そのなかで理学療法士に求められることは，筋力や筋肉量，ADL，リハ時の活動量の評価，リハ室での栄養補助食品の摂取である．回復期では集中的なリハビリテーションを実践することができるため，患者の機能回復が望める一方，過度な運動による栄養状態悪化が生じる危険性がある．そのため，リハ時の消費エネルギー量を把握し，他職種に情報として伝えていく必要がある．

　最近では回復期リハ病棟に体組成計を設置して定期的に筋肉量を計測し，レジスタンストレーニングの効果検証を行っている施設も増えている．しかし，体組成計が設置されている施設はまだ少ないため，代償手段として下腿周囲長の測定を定期的に行い，筋肉量の変化を把握していく必要がある．回復期リハ病棟に入院した高齢患者に対する介入研究では，リハでの運動後に分岐鎖アミノ酸含有の栄養補助食品を摂取することで骨格筋量の増大とADLの改善効果を認めた[7]と報告されていることから，理学療法士がリハ後に栄養補助食品の提供するリハ＋栄養（リハビリテーション栄養）を行っていくことで，今後の理学療法のさらなる効果を生み出せることを期待する．

理解すべき臨床キーポイント

- 回復期における低栄養やサルコペニアを呈する患者に対する検査，評価，ゴール設定，治療アプローチの流れを理解し，適切な理学療法介入が行えるようになる．
- 他職種との連携の重要性を理解し，チームアプローチの意識がもてるようになる．

備瀬　隆広

● 引用文献

1) Chen LK et al：Sarcopenia in Asia：consensus report of the asian working group for sarcopenia. J Am Med Dir Assoc 15：95-101, 2014.
2) 三好正堂：脳卒中・片麻痺のリハビリテーション．改訂　脳卒中リハビリテーションの要締，現在書林，2012，pp59-84.
3) Yoshimura Y, et al：Prevalence of sarcopenia and its association with activities of daily living and dysphagia in convalescent rehabilitation ward inpatients. Clin Nutr. 2017.Se 理学療法士：23 doi：10.1016/j.clnu.2017.09.009.［Epub ahead of print］
4) Jensen GL, et al：Adult starvation and disease-related malnutrition；a proposal for etiology-based diagnosis in the clinical practice setting from the international consensus guideline committee. JPEN 34：156-159, 2010.
5) Marshall B, Bauer J, Isenring E：The consequences of malnutrition following discharge from rehabilitation to the community：a systematic review of current evidence in older adults. J Hum Nutr Diet 27：133-141, 2014.
6) Morandi A, et al：The Association Between the Probability of Sarcopenia and Functional Outcomes in Older Patients Undergoing In-Hospital Rehabilitation. J Am Med Dir Assoc 16：951-956, 2015.
7) Yoshimura Y, et al：Effects of Nutritional Supplements on Muscle Mass and Activities of Daily Living in Elderly Rehabilitation Patients with Decreased Muscle Mass：A Randomized Controlled Trial. J Nutr Health Aging 20：185-291, 2016.

第8章 時期別栄養理学療法の実際

CASE③ 生活期

個人を取り巻く環境は内的にも外的にも様々に異なっており,「生活期」という1語で括るにはおこがましいほどに,在宅生活を送る高齢者の障害像はバラエティに富んでいる.そのなかから,本稿では訪問リハビリテーション(以下,訪問リハ)利用者を紹介する.比較的重症で閉じこもりがちなケースが多いのが訪問リハ利用者の特徴だが,通所事業などにも本稿の応用が可能となるよう,比較的活動性の高いケースを取り上げた.

1 生活期における栄養理学療法の実践例

①症例紹介

【症例】80代前半,男性
【主病名】脊柱管狭窄症
【既往歴】慢性腸症候群,洞性徐脈,三尖弁閉鎖不全・大動脈弁閉鎖不全
【生活歴】独居,屋内伝い歩きにてADL自立も習慣的に転倒を繰り返している,要支援2.
【現病歴】3年ほど前に妻が他界して以降,ふらつきを自覚するようになり,転倒が習慣化した.医療機関にて精査するも原因の特定には至らず.訪問診療からの指示で2年前に訪問リハ開始.屋内環境の整備により目立った外傷はなく過ごしているが,加齢に伴って健康状態は徐々に悪化している.
【開始時所見】立位身長 173.5 cm,体重 51.9 kg,BMI 17.2 kg/m2,下腿周径 33.3 cm,心疾患:他覚的所見は明らかなものの自覚症状は認めない,MNA®20点(低栄養リスク有),食事の支度は訪問介護に委託,食思不振を自覚するも用意された量(主食量1単位未満)は全量摂取している,バランスよく様々な食品を摂取しているが,動物性たんぱく質(肉や魚)が不足しがちである.
【身体機能】表在感覚障害:L5領域にしびれ有,ロンベルグ検査:陽性,MMT(左右):足関節底屈 2 レベル;大殿筋・中殿筋・ハムストリングス 4 レベル,握力 19.3 kg,ROM:四肢・体幹ともに目立った制限を認めない,認知機能:明らかな低下は認めない,基本動作:自立,SPPB(簡易身体能力バッテリー):5/12,ロンベルグ立位:10秒以上安定して保持可能,タン

キーワード サルコペニア,活動性,摂取エネルギー量,身体計測,間食

デム立位：姿勢保持困難，5回椅子立ち上がり時間：19秒，歩行速度：0.48 m/s，FIM：122点（自宅内各所で手すり利用にて減点），Lawton's IADL score：7/8（調理で減点），Home-based Life Space Assessment：120/120（ほぼ毎日，町内の自宅敷地外に外出している）．

②評価

ICFに準じた評価のシェーマを図1に示す．独居であることと屋外活動の習慣があることから，宅内で転倒を繰り返していることを問題点とした．また，サルコペニアがこれを助長する因子であり，介入を要する点であると考える．

身体計測値をみると，下腿周径こそ正常域にあるものの，握力とBMIはAWGS（Asian Working Group for Sarcopenia）の基準[1]を大きく下回っており，サルコペニアを呈する可能性が高いと推察された．歩行速度もAWGSの基準値を超えていないが，歩行速度低下の主たる要因は末梢神経障害による下肢後面に位置する筋群の筋力低下，深部感覚障害によるバランス能力の低下，転倒恐怖感に伴う慎重さと考えられることから，現状ではサルコペニアの動作への影響は大きくないと判断した．しかし，今後の重症化を避けるためにも栄養摂取の状況を注視する必要がある．

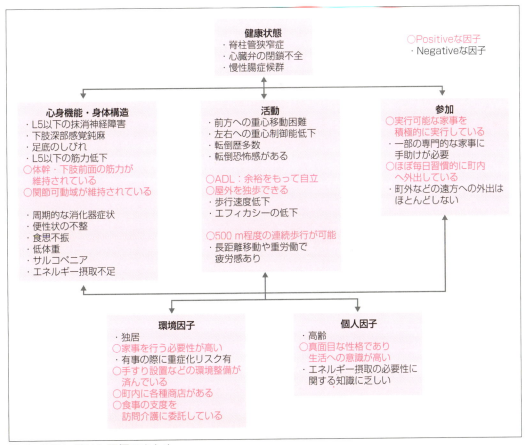

図1　ICFに準じた評価のまとめ

栄養摂取の内容は比較的良好であり，低栄養リスクの水準は「At risk（低栄養リスクあり）」にとどまった．「肉または魚を毎日摂取する」という項目は達成できておらず，たんぱく質の摂取量に改善の余地があるものと考えられるが，その他のたんぱく源については基準を超えて摂取されているため，たんぱく質の摂取状況は重大な問題点ではないと考えた．

MNA®では評価できない内容に，糖質や脂質など，たんぱく質以外のエネルギー摂取に関する情報がある．これに関する評価を行うために，MNA®には含まれない食事に関するいくつかの要点をケースより聴取した．食事の支度はホームヘルパーに委託しており，栄養バランスに配慮した食事が提供されているものと推察された．しかし，慢性腸症候群の影響によるものか，食欲が低下しており，食事1回あたりの主食量も少ないことから，全体的な食事量が少ないことが予想される．間食の習慣もないため，たんぱく質以外（糖質と脂質）のエネルギー摂取量は少なく，高い活動性に見合ったエネルギーを摂取できていないものと推察する．

③ゴール設定

ゴールは「活動性の維持」，「転倒回数の減少」，「体重の増加（サルコペニアの改善）」とした．体つきを良くすることで転倒時に重篤な外傷に至るリスクを低減しつつ，運動スキルや筋力の向上，環境整備，環境適応の向上により転倒回数自体も減少させることを目指した．現在の活動を維持しながら転倒リスクを軽減することで，在宅生活を少しでも長く続けられるように援助する．なお，体重の変化速度を考慮し，効果判定は6カ月ごとに行うこととした．

④理学療法介入

比較的高い活動性を有するケースであるため，活動性を高めるような特段の促しはせず，現在の活動や参加を維持するよう働きかけた．今後，活動性を阻害し得る最大の要因は転倒恐怖感であり，これを改善することが活動性維持のための最たる働きかけと考え，訪問時には基本的な理学療法（障害筋の筋力維持，残存機能を活用したバランス能力の向上）に注力した．

栄養面での指導としては，摂取エネルギー量が相対的に不足していることが懸念されたことか

✎一言メモ　重度要介護者では推定身長値を

BMIの算出には身長が必須だが，重度要介護者においてはこの身長測定に悩まされることが多い．高齢患者は下肢や体幹に変形をきたしていることも多く，一般的な立位身長の測定法では身体を完全に伸長することが叶わず，BMI算出のための妥当な身長を測定することができないからである．そうしたケースでは推定身長値[2,3]を活用したい．

✎一言メモ　スクリーニングだけでなく総合評価を励行しよう

MNA®は，スクリーニング項目のみのShort Formのみが用いられることも多いが，これには摂取しているエネルギーの内容に関する調査項目が含まれないため，食事の内容に関する問題点を具体的に把握しにくい．多職種が直接的に連携することが難しい在宅の現場では，スクリーニング値の如何にかかわらず総合評価を実施するほうがよい．スクリーニング値では「栄養状態良好」と判定されるにもかかわらず，総合評価値では「At risk」や「低栄養」と判定されることもめずらしくない．

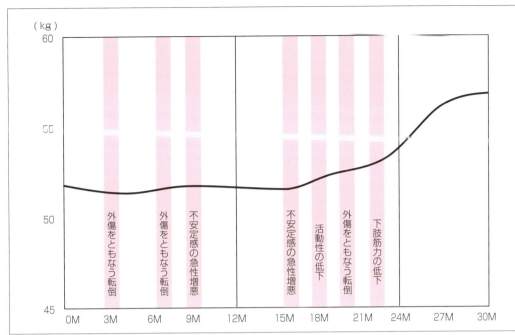

図2　経時的な体重変化と不健康事象の発生状況

ら，エネルギー摂取の重要性を説き，積極的に食事を摂取するように促した．しかし，消化器症状などにともなう食欲の低下があるため，教育的な介入のみで食事量を増加させることには無理があると考え，まずは「間食」を推奨することとした．たんぱく質の摂取状況は比較的良好であったため，間食の内容は限定せず，甘いものであっても，食べやすいものを遠慮なく食べるよう説明した．

⑤経過およびゴール達成状況

　栄養状態の経過に関する参考として，エネルギー収支の帰結である体重の経時的な変化を図2に示す．定量評価における活動性（たとえばHb-LSAで表される数値）は図に示す30カ月経過後まで維持されていたが，尺度では測りきれない部分（活動の質や内容）には経年的な低下を認めている．

　30カ月経過時点において，外出は日課として継続されており，ADL・IADLの実行状況に明らかな低下は認めないことから，ゴールのひとつである「活動性の維持」は達成されていると考える．しかし，神経症状の増悪や全身的な筋力低下にともなうと考えられる予備力の低下は顕著であり，それを反映するかのように転倒の発生頻度が徐々に増加した．図示していない「明らかな外傷を"ともなわない"転倒」については1〜2回／月以上の高頻度で発生しており，「転倒回数の減少」というゴールは達成できなかった．

　医学的な精査を行いづらい環境での介入であり，神経症状の増悪についての真偽は定かではないが，全身的な筋力低下についてはサルコペニアの影響によるところが大きいと考えている．悪心や腹痛といった消化器症状をその後も慢性的に繰り返したため，その後，さらに食欲低下と食事量減少が進行したことが，このサルコペニア進行の要因のひとつと考える．

　それでも，真面目であるという個人因子が幸いし，間食が励行されたため，12カ月以上体重

を維持できたことは肯定的な結果である．また，かかりつけ医から栄養剤が処方されたこともあって，15カ月以降は徐々に体重が増加しており，「体重の増加」というゴールも達成できたようにみえる．しかし，この体重増加の一因には「転倒恐怖感から不要不急の活動をひかえた」という活動性の低下（消費エネルギーの減少）もあることから，「サルコペニアが改善された」と結論付けるには至らないだろう．

2 生活期で理学療法を行ううえでの留意点

　運動（エネルギーの消費）の効果を充分に得るためには，それに見合ったエネルギーの摂取が必要である．この基本原則に沿って摂取と消費のバランスを考えながら処方する運動の負荷量を調整することが栄養理学療法であると筆者は考える．地域連携が推進されている昨今にあっても，セラピストがひとりきりで利用者宅に赴く訪問リハにおいて，得られる医学的情報の量は非常に少ない．不意にこぼれ出るあらゆる情報から利用者の生活を想像する能力が求められることから，「在宅リハ」は，医学的な知識のみならず，あらゆる経験を駆使して臨むべき現場であると心がけている．

　また，訪問リハとは，利用者の日常に入り込んでいくものであり，そこに明確なゴールが存在しないことにも注意が必要である．言わずもがな，意思決定の主体は利用者本人にあり，理学療法士のできることは，指導ではなく，提案であることを常に意識しておくべきである．ケースによっては栄養摂取の改善を望まないこともあるだろう．それでも利用者の意図に寄り添い，提供するサービスを柔軟に変化させられることが，他者の日常に介入する上で重要なことであり，そうした考え方こそが栄養理学療法ではないだろうか．

理解すべき臨床キーポイント

- 対象者の生活状況を丁寧に聴取し，活動性と摂取エネルギー量を推察できるようになる．
- 活動性と摂取エネルギー量のバランスを調整し，低栄養やサルコペニアの進行を防止できるようになる．

吉松　竜貴

●引用文献

1) Panita L, Praew K, et al：Sarcopenia in Asia. Osteoporosis and Sarcopenia 1：92-97, 2015.
2) 久保晃，啓利英樹：前腕長と下腿長を用いた高齢者の身長推定．理学療法科学 22：115-118, 2007.
3) 杉山みち子：栄養管理サービス－高齢者のスクリーニングと栄養アセスメント これからの高齢者の栄養管理サービス（細谷憲政 監），第一出版，1998，pp44-59.

第9章 病院NSTにおける栄養理学療法

病院内に低栄養患者は多く，また入院後に栄養状態が悪化することがあるため，多職種が連携して栄養管理を行う必要がある．NSTは適切な栄養管理を行うためのチームであり，NSTの介入により，栄養状態やADLの改善，合併症や死亡率の減少などの効果が期待される．またNSTにおいて理学療法士が貢献すべきことは多くあるため，その役割を認識し，積極的に参画することが重要である．

1 NSTとは

入院患者には低栄養が多く，入院後にも栄養状態が悪化することがあると報告されている[1-5]．

低栄養は患者自身の要因だけでなく，組織的な要因（病院，施設内の問題）も関わっていると考えられている（表1）[5]．このような医原性の低栄養を防ぐためには，病院，施設全体のスタッフが栄養の重要性の認識を高めて取り組んでいかなければならない．それを実践するための医療チームが栄養サポートチーム（NST）である．

NSTは，低栄養を防ぎ個々の患者に安全かつ有効な栄養管理を行うために多職種が協力する医療チームである．NSTを構成する主な職種は，医師，歯科医師，看護師，薬剤師，管理栄養士，臨床検査技師，理学療法士，作業療法士，言語聴覚士，歯科衛生士などである．これらの職種が連携し，NSTの役割と目的を果たす（表2）[6]．NSTにより，栄養状態の改善，筋力の向上，合併症の減少，入院期間の短縮，再入院率の減少，死亡率の減少，QOLの向上，医療費の節約などの効果が示されている[7-8]．また，リハのアウトカムであるADLも改善する可能性がある[9]．

> **一言メモ　病院は低栄養の発祥地？**
>
> 1974年にButterworthは「Skeleton in the Hospital closet（病室に閉じ込められたガイコツ）」というタイトルの論文を発表している[2]．この論文は，不適切な栄養管理により病院内に低栄養患者が多く存在するという内容であり，医原性の低栄養について言及した初めてのものである．具体的には，身長の記録不備が56%，体重の記録不備が23%あり，6kg程度体重減少した患者が61%，Alb3.0 g/dl以下の患者が入院時28%⇒入院後37%に増加した，と書かれている．

キーワード 栄養サポートチーム（NST），多職種連携，栄養理学療法

表1　病院における低栄養の要因

患者個人の要因	組織（病院）の要因
・年齢 ・無気力／うつ病 ・疾患（例：がん，糖尿病，心臓，胃腸管） ・食品の購入，調理，消費が不能 ・咀嚼，嚥下が困難 ・移動制限 ・感覚障害（味覚，嗅覚） ・治療（人工呼吸，手術，ドレーンチューブ） ・薬物療法	・栄養障害の認識不足 ・栄養スクリーニング，栄養評価の欠如 ・栄養トレーニングの欠如 ・栄養上の責任に関する混乱 ・身長，体重の記録不備 ・患者の摂取量の記録不備 ・摂取量の不足 ・食事介助のスタッフの不足 ・栄養の重要性の認識不足

（文献5より引用）

表2　NSTの目的と役割

＜目的＞	＜役割＞
①適切な栄養管理法の選択 ②適切かつ質の高い栄養管理の提供 ③栄養障害の早期発見と栄養療法の早期開始 ④栄養療法による合併症の予防 ⑤疾患罹病率・死亡率の減少 ⑥病院スタッフのレベルアップ ⑦医療安全管理の確立とリスクの回避 ⑧栄養素材・資材の適正使用による経費削減 ⑨在院日数の短縮と入院費の削減，医療費の削減 ⑩在宅治療症例の再入院や重症化の抑制	①栄養管理が必要か否かの判定（栄養アセスメント施行） ②適切な栄養管理が実施されているかのチェック ③最もふさわしい栄養療法の提言 ④栄養管理に伴う合併症の予防・早期発見・治療 ⑤栄養管理上の疑問点（コンサルテーション）に答える ⑥新しい知識・技術の紹介・啓発 ⑦退院後の栄養管理のチェックなど

（文献6より引用）

　NSTにおける栄養管理の基本は，栄養スクリーニング，栄養アセスメント，栄養管理プランの作成，栄養介入，モニタリング，再評価を繰り返し行うことである[10]．以下，これらについて解説する．

2　栄養スクリーニング

　NSTの対象者は栄養スクリーニングを実施して決めることが多い．栄養スクリーニングは全入院患者に実施し，また入院中に栄養状態が悪化することもあるため，定期的に行うことが推奨されている．スクリーニングの方法は各施設によって異なるが，信頼性，妥当性の高いスクリーニングツールを使うことが有用である．栄養スクリーニングツールには主観的包括的アセスメント（SGA：subjective global assessment），簡易栄養状態評価表（MNA®

一言メモ　NST専門療法士

日本静脈経腸栄養学会では，主として静脈・経腸栄養を用いた臨床栄養学に関する優れた知識と技能を有している管理栄養士，薬剤師，看護師，臨床検査技師，理学療法士，作業療法士，言語聴覚士，歯科衛生士をNST専門療法士として認定している．栄養理学療法やリハ栄養を学ぶうえでよい学習機会となり，NSTに貢献できることも増えるため，多くの理学療法士にNST専門療法士を目指してもらいたい．

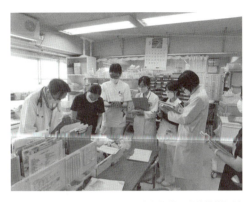 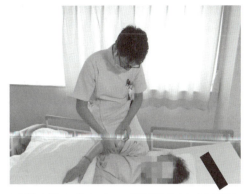

回診前の様子．多職種で病歴，全身状態，栄養状態などを確認し，情報を共有する．　　回診時の様子．リハスタッフが周径や筋力などの評価を行っている．

図1　NST 回診（田園調布中央病院より写真提供）

SF：Mini Nutritional Assessment-Short Form[11]，23頁参照），MST（Malnutrition Screening Tool，23頁参照），CONUT（Controlling Nutritional Status）GNRI（Geriatric Nutritional Risk Index）などがある．SGA は栄養アセスメントしても使われることがある．また，CONUT や GNRI は検査値を使用したスクリーニングである．

　栄養スクリーニングは入院時に看護師や管理栄養士によって行われることが多いが，リハ実施患者に対しては理学療法士が行ってもよい．MNA-SF や MST は様々な職種が実施できるよう簡易的に作られたものであるため，理学療法士も実施しやすい．栄養スクリーニングで低栄養のリスクがあればNSTに依頼するというシステムが構築できれば，医原性低栄養を防ぐことにつながると考えられる．

3　栄養アセスメント

　NST では回診とカンファレンスで栄養アセスメントを行う．

1）NST 回診（図1）

　少なくとも週に1回は多職種で回診し，対象者の栄養状態や全身状態を確認する．回診時に体重や四肢周径，筋力（握力），浮腫の有無などを評価するとよい．四肢周径や筋力は正確に測定することが重要であり，一定の評価技術を要する．これは理学療法士の専門性を充分に発揮できる評価であるため，理学療法士が率先して評価したり，他職種に評価方法をアドバイスし，評価の信頼性を高めることに努める．また，現時点でのサルコペニアの有無や，サルコペニアが今後進行するリスクなどについても提言を行うとよい．

2）NST カンファレンス（図2）

　カンファレンスでは多職種が集まり，詳細な栄養アセスメントを行う．回診で評価した項目や各職種がもっている情報をもとに，栄養障害の程度とその原因を総合的にアセスメントする．各職種はもっている情報をできるだけ提供することが重要である（表3）．低栄養の原因や評価方法については第2章を参照されたい．

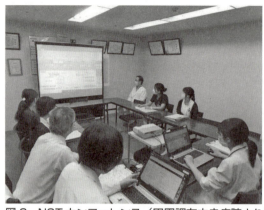

カンファレンスの様子．詳細な栄養評価を行い，栄養管理プランを多職種で検討する．

図2　NSTカンファレンス（田園調布中央病院より写真提供）

表3　各職種が提供する評価・情報

職種	内容	職種	内容
医師	・疾患の治療と方針 ・現在の病態，全身状態 ・静脈・経腸栄養の内容 ・投与薬剤	薬剤師	・投与薬剤の効能，副作用 ・輸液内容
歯科医師	・口腔内，義歯の評価 ・摂食嚥下評価	歯科衛生士	・口腔内の評価 ・摂食嚥下評価
管理栄養士	・栄養アセスメント ・栄養素摂取の過不足 ・食事内容，食形態 ・食欲の有無 ・食事嗜好	臨床検査技師	・検査値の評価 ・安静時代謝量の評価
看護師	・食事摂取状況 ・バイタルサインの報告 ・病棟での生活状況，活動量	介護士	・食事摂取状況 ・食事介助の有無 ・食事嗜好
理学療法士	・理学療法のゴール，内容 ・筋緊張，不随意運動の有無 ・筋肉量，筋力 ・身体機能 ・基本動作能力	作業療法士	・作業療法のゴール，内容 ・筋肉量，筋力 ・ADL能力 ・食事動作能力 ・食事時の姿勢・環境評価 ・高次脳機能障害の有無
言語聴覚士	・摂食嚥下機能の評価 ・摂食嚥下リハの内容 ・食形態		

4　栄養管理プランと介入

　栄養アセスメント後，NSTカンファレンスで栄養管理の目標とプランを立てる．栄養管理プランでは，①エネルギー必要量，②3大栄養素の必要量，③水分必要量，④栄養投与ルートなどを病態に応じて提案する．

表4　たんぱく質必要量

対象者	たんぱく質必要量
健常成人	0.8〜1.0 g/kg/日
高齢者	1.0〜1.2 g/kg/日
レジスタンストレーニングなどの運動を行っている高齢者	1.2〜1.5 g/kg/日
重症病態（外傷，熱傷，重症感染症，多臓器不全）患者	侵襲度を考慮して1.2〜2.0 g/kg/日
腎不全患者	中等度〜重症腎不全の非透析患者：0.6〜0.8 g/kg/日 血液透析患者：1.0〜1.2 g/kg/日

（1）エネルギー必要量

エネルギー必要量は，まず，

エネルギー消費量（基礎代謝量×ストレス係数×活動係数）（25頁参照）

を算出する．

栄養管理の目標が体重維持の場合は，エネルギー消費量をそのまま必要量とする．体重増加が目標の場合は，エネルギー消費量に蓄積量として+200〜750 kcal追加し，肥満で減量が目標の場合は，エネルギー消費量の−200〜750 kcalをエネルギー必要量とする[11]．そうすると1カ月で1〜3 kgの体重増減が見込まれる．しかし，これらは推計であるため，体重や体組成などでモニタリングする．また，エネルギー必要量の算出には，理学療法での活動量や対象者の筋緊張，不随意運動の有無の情報が必要なため，理学療法士はこれらの情報をNSTで提供する．

（2）3大栄養素の必要量

次に3大栄養素の必要量をたんぱく質，脂質，糖質の順に設定する[12]．たんぱく質の投与量を病態に応じて決める（表4）[13,14]．脂質はエネルギー必要量の20〜30％とし，糖質は，エネルギー必要量−たんぱく質−脂質の計算で決める．

（3）水分必要量

水分必要量は，一般的に1,500〜2,000 mlとされている[10]．また体重あたり30〜40 ml/日を基準とする方法もある[15]．ただし，脱水や浮腫の場合には，病態に応じて投与量を増減する．

なお，食物にも水分が含まれるため，そのことを勘案して水分必要量を設定する．また経腸栄養剤の場合，栄養剤100 ml中に水分量が100 ml含まれているわけではない．標準的な

✐一言メモ　バクテリアルトランスロケーションとは

絶食や静脈栄養管理のみで腸管を使用しなくなると，腸管の絨毛上皮が萎縮する．萎縮すると腸の免疫機構が破綻して，腸内細菌が腸管腔から血液中に入り込んでしまう．これをバクテリアルトランスロケーションといい，全身性反応症候群や敗血症など重篤な合併症を引き起こすことがある．

経腸栄養剤の水分量は容量の80〜85％程であり，高カロリー濃度の半固形化栄養剤では70％程度のものもある．個々の経腸栄養剤の水分含有量の違いも理解し，水分を補給する．

（4）栄養投与ルート

栄養投与ルートには，経口摂取，経腸栄養，静脈栄養がある．栄養投与ルート選択の大原則は，その症例で選択可能な最も生理的な方法を最優先するということである．しかし，どの栄養投与ルートを選択しても，合併症を発症するリスクは存在する．そこで，それぞれの栄養投与ルートのメリットと，予測される合併症を正確に把握し（表5），その場の状況に臨機応変に対応することが必要となる[16]．まず，「腸管を使用できるときは腸管を使用する」ことが鉄則である．腸管を使用しないとバクテリアルトランスロケーションのリスクが高まる．また，患者のQOL向上に重要な投与ルートは経口摂取であるため，このことを重視し，投与ルートを決定していく[12]．

5 モニタリングと再評価

栄養介入後は，モニタリングを行う．モニタリングは主に，病態の変化，体重，検査値，筋肉量，体脂肪量，尿量，浮腫の有無，便（下痢，便秘の有無）などで行う．栄養投与により，様々な合併症を引き起こすことがある（表5）．特に循環動態が不安定な病態では，バイタルサインの確認と頻回のモニタリングが必要となる．Refeeding症候群のリスクがある場合，最初の1週間は電解質を頻回に測定する[19]．

尿量や浮腫の有無は水分投与量が適切かの判断にもなる．尿量が少なく濃縮尿の場合，脱水の可能性がある．また栄養投与後に浮腫の増悪があれば，水分の過剰投与や心不全などの合併症が生じている可能性がある．

ほかにも筋力，身体機能，嚥下機能，ADL能力もモニタリングとして確認していくことが重要である．近年，これらは栄養管理のアウトカムとして重視されている．理学療法士はNSTで筋力や身体機能，ADL能力の変化を報告し，モニタリングとして活用する．

以上を定期的にモニタリングしながら再評価を行い，栄養管理プランを再検討する．

6 NSTにおける理学療法士の役割と連携

NSTにおける理学療法士の役割を表6に示す．最も重要な役割は運動療法の実施であろう．NSTの提案で積極的な栄養管理を行ったとしても，運動量が不足すると体脂肪の蓄積や高血糖，脂質異常症などを招き，逆効果となる可能性がある．栄養管理の効果を高めるためには，理学療法士が適切な運動療法を行うことが必要である．運動によりエネルギー代謝を促し，骨格筋量を増やすことができる．理学療法士は栄養状態と現在の栄養管理を確認し，それに応じた運動療法を実施する．

また，前述したように理学療法評価が栄養評価やモニタリングとしても使用されるため，理学療法士が情報を提供することも大切である．筋肉量や筋力，身体機能，ADL能力，活動量，筋緊張，不随意運動の有無などの情報を提供することで，栄養評価と管理がより有用になる．ほかにも，理学療法士の役割としてリハ室での栄養剤摂取，食支援などがあげられる．

表5 主な栄養投与ルートの特徴

栄養投与経路		静脈栄養		経腸栄養	
		末梢静脈栄養	中心静脈栄養	経鼻胃管	胃瘻・腸瘻
目的		短期間の栄養管理	長期間の栄養管理	短〜中期間の栄養管理	長期間の栄養管理（2〜3週以上）
投与エネルギー量の目安		600〜1,200 kcal程度	1,000〜2,500 kcal程度	1,000〜2,500 kcal程度	1,000〜2,500 kcal程度
合併症[17-19]	機械的合併症	・静脈炎，血管痛 ・カテーテルの閉塞 ・静脈内血栓 ・輸液の血管外漏出 ・血液の逆流 ・事故（自己）抜去	・カテーテル関連血流感染症 ・カテーテルの閉塞 ・空気塞栓 ・輸液の血管外漏出 ・挿入時のトラブル（気胸，動脈誤穿刺，神経損傷など） ・ポート破損 ・ポート誤穿刺 ・事故（自己）抜去	・鼻翼のびらん・潰瘍 ・誤嚥性肺炎 ・カテーテルの閉塞・汚染 ・カテーテルの誤挿入 ・事故（自己）抜去	・瘻孔の感染 ・カテーテル周囲の肉芽・皮膚障害 ・瘻孔からの栄養剤の漏れ ・バンパー埋没症候群 ・誤嚥性肺炎 ・カテーテルの閉塞・汚染 ・事故（自己）抜去
		・カテーテルの誤接続			
	消化器合併症	・バクテリアルトランスロケーション ・胆汁うっ滞		・嘔気・嘔吐 ・胃食道逆流 ・腹部膨満感，腹痛 ・下痢 ・便秘	
	代謝性合併症	・高血糖・低血糖 ・肝機能障害 ・蛋白代謝異常 ・脂質代謝異常 ・必須脂肪酸欠乏症 ・微量元素欠乏症 ・電解質異常 ・ビタミン欠乏症 ・乳酸アシドーシス ・全身浮腫，肺水腫，心不全 ・Refeeding症候群		・高血糖・低血糖 ・肝機能障害 ・腎機能障害 ・脱水 ・蛋白代謝異常 ・脂質代謝異常 ・微量元素欠乏症 ・電解質異常 ・ビタミン欠乏症 ・Refeeding症候群	
理学療法時の注意点		・関節運動，姿勢変化などによる滴下阻害	・カテーテル抜去	・カテーテル抜去 ・体位変換や運動に伴う腹腔内圧上昇による胃食道逆流，嘔吐 ・逆流防止のため，投与終了1時間後まで状態を30°以上（可能なら60°以上）挙上する	

つまり，NSTにおける理学療法士の役割は多く，かつ重要であるといえる．このことを意識し，NSTと理学療法士の連携を強めていく．

しかし，NSTに参加していない理学療法士は栄養状態やNSTからの情報に無関心な場合が少なくない．そうするとNSTにおける理学療法士の役割を充分に果たせないことがある．

表6　NSTにおける理学療法士の役割

理学療法士の役割		内容
①栄養状態に応じた理学療法	飢餓や侵襲異化期	2〜3メッツ以下の理学療法を行い，筋肉量低下を最小限にし，ADL低下を防ぐ．
	侵襲同化期	適切な栄養管理のもとレジスタンストレーニングや持久力増強運動，ADL練習などを行い，筋肉量増加，身体機能・ADL改善を目指す．
	悪液質	軽度から中等度の運動療法を行い，炎症の改善，筋肉量増加を目指す．
	不応性悪液質	機能維持，悪化防止，緩和を目標とし，環境設定などを行い，出来る範囲でADL，QOLの向上を図る．
	過栄養（肥満）	レジスタンストレーニングや持久力増強運動を行い，減量と筋肉量維持〜増加を目指す．
	栄養管理が適切，栄養状態良好	レジスタンストレーニングや持久力増強運動，ADL練習などを行い，筋肉量増加，ADL改善を目指す．
②身体計測・身体機能評価		体重，筋肉量，四肢周径，筋力，身体機能，ADL能力を評価し，報告する．
③理学療法ゴール，内容，筋緊張，不随意運動の報告		理学療法のゴール，内容，対象者の身体状況を報告し，多職種と適切なエネルギー必要量を算出する．
④リハ室での栄養剤摂取		運動後に栄養剤を摂取した方が筋肉量はより増加する可能性がある．栄養剤を提供されている場合，管理栄養士と相談し，リハ室での摂取を検討する．
⑤食支援		食事や嚥下に適した姿勢になっているかを全身的な視点から評価し，ポジショニング，環境設定などを行う．そのほか，食事摂取量の低下の原因を評価し，その原因に応じた理学療法を実施する（28頁，表6参照）．

NSTに参加している理学療法士は，NSTからの情報をリハスタッフに提供し，共有することが大切である．また，栄養への関心を高めてもらうこともNSTの役割であるため，栄養理学療法やリハ栄養の勉強会，症例検討会などを開催するとよい．

　理学療法士一人ひとりの栄養への関心が高まり，栄養理学療法の知識と技術が向上することで，NSTにおける理学療法士の役割を果たせ，NSTがより充実したものとなる．その結果，入院患者の医原性低栄養を防ぎ，機能，活動，参加，QOLを最大限高められると考える．

理解すべき臨床キーポイント

● NSTの目的，役割を理解する．
● NSTにおける理学療法士の役割について理解し，NSTと連携を図ることができる．

高橋 浩平　吉田 貞夫

● 引用文献

1) Barker, LA, Gout, BS, et al：Hospital malnutrition：Prevalence, identification and impact on patients and the healthcare system. Int J Environ Res Public Health 8：514-527, 2011.
2) Butterworth CE Jr：The skeleton in the hospital closet. Nutrition Today 9：4-8, 1974.
3) Mosselman MJ, Kruitwagen CL, et al：Malnutrition and risk of malnutrition in patients with stroke：prevalence during hospital stay. J Neurosci Nurs 45：194-204 ,2013.
4) 吉原直美，中島雄大・他：回復期リハビリテーション病棟患者の栄養状態調査．日本病院会誌62：345-349, 2015.
5) Kubrack C, Jensen L：Malnutrition in acute care patients. Int J Nurs Stud 44：1036-1054, 2007.
6) 東口高志：NST（Nutrition Support Team）の役割．日外会誌105：206-212，2004.
7) Tappenden KA, Quatrara B, et al：Critical Role of Nutrition in Improving Quality of Care：An Interdisciplinary Call to Action to Address Adult Hospital Malnutrition. J Acad Nutr Diet 113：1219-1237, 2013.
8) Correia MI, Hegazi RA, et al：Evidence-based recommendations for addressing malnutrition in health care：an updated strategy from the feedM.E. Global Study Group. J Am Med Dir Assoc 15：544-550, 2014.
9) Sakai T, Maeda K, et al：Nutrition Support Team Intervention Improves Activities of Daily Living in Older Patients Undergoing In-Patient Rehabilitation in Japan：A Retrospective Cohort Study. J Nutr Gerontol Geriatr 36：166-177, 2017.
10) 合田文則，河野武章：栄養と栄養管理．PTジャーナル41：447-457，2007.
11) 雨海照祥，吉田貞夫・他：高齢者の栄養スクリーニングツールMNAガイドブック，医歯薬出版，2011.
12) 若林秀隆：リハビリテーション栄養ケアプラン．PT，OT，STのためのリハビリテーション栄養－栄養ケアがリハを変える－，第2版，医歯薬出版，2015, pp47-50.
13) 日本静脈経腸栄養学会編：成人の病態別栄養管理．静脈経腸栄養ガイドライン，第3版，照林社，2013, pp221-385.
14) Bauer J, Biolo G, et al：Evidence-based recommendations for optimal dietary protein intake in older people：a position paper from the PROT-AGE Study Group. J Am Med Dir Assoc 14：542-559, 2013.
15) 日本静脈経腸栄養学会編：水分投与量．静脈経腸栄養ガイドライン，第3版，照林社，2013, p143.
16) 吉田貞夫：栄養投与ルートの決めかた－経口？経腸栄養？胃瘻？静脈栄養？－．レジデントノート17：3123-3134, 2016.
17) 吉田貞夫編：経腸栄養管理プランとリスクマネジメント．サイオ出版，2015.
18) 大熊利忠，金谷節子編：キーワードでわかる臨床栄養　改訂版，羊土堂，2011.
19) 日本緩和医療学会編：輸液に伴う合併症．終末期がん患者の輸液療法に関するガイドライン，金原出版，2013.
20) 大村健二：Refeeding症候群．栄養塾－症例で学ぶクリニカルパール－，医学書院，2010, pp223-231.

嚥下理学療法編

プロローグ　嚥下理学療法とは

1　嚥下理学療法の定義

　嚥下理学療法とは，「障害者やフレイル高齢者の摂食嚥下障害および機能低下によって生じるリスクや Quality Of Life（以下 QOL）低下を予防・改善するために，理学療法士は多職種と連携して摂食嚥下障害，栄養障害の有無を把握し，摂食嚥下機能を阻害する因子を呼吸，姿勢，身体機能などの視点から多角的に評価したうえで，状況に適したゴールを設定し，運動療法などの理学療法技術を通じて，摂食嚥下に関わる局所および全身機能，活動，参加，QOL を最大限高めること」と考えられる．

　対象となるのは，脳卒中，神経筋疾患，呼吸器障害，小児疾患などにより摂食嚥下障害を有する人にとどまらず，オーラルフレイルや誤嚥性肺炎の予防が必要な人も含まれる．

　2016 年に日本理学療法士学会のなかに「栄養・嚥下理学療法部門」が発足し，2017 年には嚥下理学療法の定義を提案された．各地で行われてきた臨床における取り組みや研究を集約し，嚥下理学療法学へと高めていくのがこれからの課題である．

2　摂食嚥下障害への理学療法士の関わりの必要性

　摂食嚥下リハビリテーション（以下リハ）においては，嚥下筋に対する様々な運動療法的アプローチが多職種（医師・歯科医師・言語聴覚士等）によって開発されてきた．また，低周波を用いた電気刺激療法やバイオフィードバック療法などは，理学療法の世界で発展してきた物理療法であるが，嚥下リハのなかでは理学療法士の役割になっていないことが多い．

　嚥下時の姿勢と呼吸の重要性は認識されているが，嚥下リハのなかでは，嚥下時の姿勢調整や息こらえ嚥下，呼吸筋トレーニング（嚥下筋強化のため）など代償的視点が中心であり，嚥下運動の条件としてとらえたうえで姿勢と呼吸自体の改善を図るアプローチ（図 1）は，理学療法士自身も充分な認識をもって行っていないのが現状である．

　理学療法士は，急性期から意識レベル改善や廃用症候群予防のために早期離床を積極的に推進する役割（表 1）をもつ．しかし，①口腔乾燥による口腔衛生不良，②臥床時の頸部回旋など頭頸部の位置と嚥下運動の関係，③重力や筋緊張のアンバランスによる下顎・舌・喉頭の偏移，④上肢帯の状態と嚥下運動との関係，⑤唾液の夜間不顕性誤嚥の存在とそれを予防するための嚥下良肢位，⑥呼吸と嚥下との関係，⑦高齢者に生じている口腔フレイルの状態などを考えずに起こしていくなら，座位後に開始されていく段階的摂食の際に生じる問題には何も対応できていないことになる．

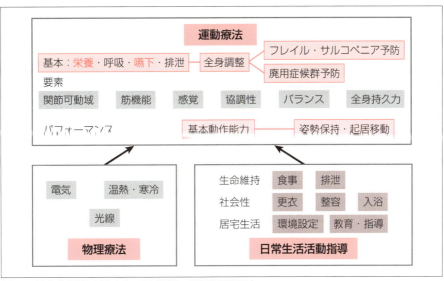

図1 基本的運動療法としての栄養・嚥下理学療法

表1 急性期の対応時にチェックすべき内容

① 口腔乾燥による口腔衛生不良
　唾液で潤い口腔内細菌叢バランスが保たれないと菌が繁殖する
② 臥床時の頸部回旋など頭頸部の位置と嚥下運動の関係
　食塊は頸部回旋時非回旋側通過，軽度屈曲位が嚥下しやすい
③ 重力や筋緊張のアンバランスによる下顎・舌・喉頭の偏移
　嚥下器官自体が偏位した状態から動くと運動の軌道が不充分
④ 上肢帯の状態と嚥下運動との関係
　肩甲骨の位置により嚥下筋や胸郭運動に影響を与える
⑤ 唾液の夜間不顕性誤嚥とそれを予防するための嚥下良肢位
　誤嚥性肺炎の原因となるのはむせの無い唾液誤嚥で予防が必要
⑥ 呼吸と嚥下との関係
　呼吸状態に余裕がないと嚥下の変化に対応できず誤嚥が生じる
⑦ 高齢者に生じている口腔フレイルの状態
　加齢に伴い口腔機能低下を起こしやすい状態になっている

3　嚥下理学療法を行うために必要な基礎知識（表2）

　我々理学療法士は，これまで行われてきた**摂食嚥下リハを理解**し，最新の知見を取り入れながら，今どのように摂食嚥下に関する評価や治療が行われているのかを知るところから始めるべきである．そのうえで，摂食嚥下のメカニズムとそれに関わる神経機構や筋の働きについて，理学療法士の視点から運動学的にとらえるための基礎知識を身につける必要がある．特に，**咀嚼と嚥下と呼吸**の Central Pattern Generator（以下 CPG）の関係と，全身と局所（嚥下）運動の関係を理解するために，**姿勢と呼吸および嚥下との運動連鎖**について理解する必要がある．

　また，摂食嚥下に障害をもたらす**病態**についての理解を深め，その**継時的変化**（改善または徐々に悪化）について理解すると同時に，**加齢変化の影響**の度合いや自己身体への気づき，それに対する対応行動の違い，体型や生活習慣，姿勢などによって生じる個体差など個別性が存在す

表2 嚥下理学療法を行うために必要な基礎知識

①これまでの摂食嚥下リハの流れと最新情報
②最新のエビデンス
③摂食嚥下のメカニズム
④摂食嚥下に関わる器官の解剖生理学と運動学
⑤摂食嚥下を引き起こす疾患や病態
⑥摂食嚥下障害に対する標準的評価法
⑦摂食嚥下に関わるリスク管理
⑧加齢変化(フレイル・サルコペニア)に関する知識
⑨嚥下運動阻害因子とその評価方法
⑩呼吸と咀嚼,嚥下の関係性
⑪嚥下運動と姿勢および呼吸の関係性
⑫嚥下運動に対するアプローチの原則
⑬嚥下パフォーマンスの改善に関するアウトカム
⑭食事環境の設定方法
⑮関連職種との連携と理学療法士の果たす役割

表3 摂食嚥下リハにおける運動学習理論の応用

特異性の原則:「嚥下は嚥下によって最も訓練される」
　間接的アプローチだけでなく,唾液や水分,調整食で練習
　目標を段階化し,成功と失敗の経験から動機づけする
段階化:成功させるために代償的嚥下法を活用
　適切な環境設定:食形態・姿勢・自助具(姿勢保持を含む)
　促通法(冷触刺激・K-point・バルーンなど)利用
練習法:ブロック学習(習得)とランダム練習(保持)
フィードバックの与え方:行動変容のために重要
　初期は頻回(方向性→量),徐々に小頻度へ
　KR=ギリギリ(数値の変化),KP=コツ(姿勢・手技・食形態)
バイオフィードバック療法の重要性:筋力だけでなくスキル重要

ることを認識し,**個別に嚥下運動阻害因子を評価**するための知識を身につけることが大切である.

　さらに,嚥下運動のパフォーマンスを向上させるための運動療法を構築するにあたり,単に静止長での最大筋力向上を目的とせず,特異度の原則に則り,反応スピードや協調性,充分な短縮域での保持収縮による運動可動域の拡大などを目的とすることで,嚥下時の喉頭運動に近い運動様式の間接的アプローチが可能になる.また,獲得した運動可動域やスピードおよび協調性などを安全な少量の水飲みや唾液嚥下で実際に活動に使わせ,その成功を適切にフィードバックして運動学習に結び付けていくことなど,単なる運動練習に終わらずに実際の嚥下に結び付けるための**運動学習プロセス**(表3)についての認識が必要である.

4 嚥下理学療法の内容(図2)

　前述の基礎知識に基づき,**嚥下運動阻害因子**を理学療法士の視点で評価し,それに対する運動療法とその補助的ツールとしての物理療法をさらに効果的なものにしていくことが嚥下理学療法の中心的な課題である.

　嚥下理学療法評価では,姿勢や呼吸,それに伴う頸部周囲筋群の筋緊張,活動性などの全身的要素と,嚥下筋や嚥下器官の状態自体の局所的要素および個々の対象者がもつ個別的な問題を評価することで嚥下運動阻害因子を抽出し,介入の標的とする.

　嚥下理学療法介入では,抽出された因子に対して,基本的運動療法として全身調整運動,局所の嚥下機能に対してリラクゼーションや可動域運動,筋力や筋持久力増強運動などを行い,パフォーマンスの改善につながるかを確認する段階まで行う.

　また,地域在住高齢者に対して健康増進や介護予防などの場面で関わることが多くなった理学療法士は,**口腔フレイル**から栄養状態や生活活動範囲が低下し,**老嚥**へと進み運動機能や精神機能の低下,**誤嚥性肺炎**へと拡大しないように,**予防的視点**から健康教育指導を行うための知識とツール(自己評価方法と対応方法をわかりやすくまとめたもの)とヘルスコミュニケーション能力が必要である.

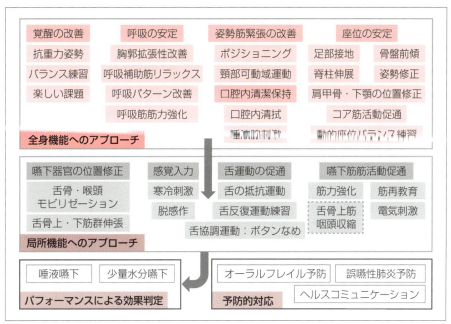

図2　嚥下理学療法の内容

5　嚥下理学療法の発展と啓発

　摂食嚥下リハは言語聴覚士や看護師，医師，歯科医を中心に進められ，理学療法士の入り込む余地がないと相談されることが多い．今までの理学療法士は呼吸以外にこの分野に関する教育を受けておらず，嚥下のために姿勢や呼吸について対応してほしいと要請されても断ってきた歴史が長いことを考えれば当然のことである．

　しかし，嚥下理学療法の認知度を上げるためには，まず理学療法士がこの認識を改め，基本的運動療法の一つとして勉強しながら，従来の理学療法のなかでも嚥下に視点をおくだけで対応できることからチームに役立っていくプロセスが必要である．もし，既存の摂食嚥下チームに所属できていなかったとしても，嚥下についての視点をもって理学療法を行い，そこから得られた対象者の嚥下運動の改善につながる情報を積極的にチームに提供し続けることができれば，チームにおける役割を果たしていることになり，チームの一員としての役割を徐々に獲得していくことが可能である．

　現在，嚥下障害をもつ対象者に様々な場面で関わっている理学療法士は，従来の摂食嚥下リハで行われている方法をより効果的に行う技術を身につけ，提供すると同時に，従来のものよりも有効な方法を考案して効果検証をしながら公表し，**摂食嚥下リハチームのなかで果たすべき役割**（表4）を確立していくことが急務である．

　そのためにも，理学療法教育カリキュラムのなかで嚥下理学療法学の科目を立てることが必要である．筆者が所属する大学では「嚥下障害系理学療法」という科目を立て，必修科目として5期生までの200名以上に教授してきた．これからは特殊な分野としてとらえるのではなく，基本的理学療法分野としてとらえ，多くの教育機関で嚥下についてきちんと教育された理学療法士を養成することが必要であると考える．

表4 摂食嚥下リハチームにおける役割

- 口腔内清潔保持と歯牙の管理：歯科医・歯科衛生士
  →カテキンジェル，機能的口腔ケア，口腔内保湿，適合義歯
- 適切な食形態と栄養量・栄養バランス指導：管理栄養士

- 座位姿勢保持能力の維持：→抗重力伸展・姿勢介入・シーティング
- 呼吸機能および活動量の維持：→呼吸PT・役割や楽しみ活動
- 全身および嚥下器官の運動性維持：理学療法士→嚥下PT
- 活動量に応じた水分・栄養摂取管理：→栄養PT教育

- 摂食活動を通した認知・上肢・体幹への対応：作業療法士
- 段階的な摂食嚥下練習：言語聴覚士・看護師
- 生活における食事レベルと自己管理能力：家族・本人・介護職
- 経時的変化への対応：往診医
  →訪問看護・訪問リハ

理解すべき臨床キーポイント

- 嚥下理学療法は特殊なものではなく，基本的理学療法のひとつである．
- 理学療法を行う際に，全身の活動，姿勢，呼吸と嚥下との関係，嚥下筋の運動学，加齢変化の影響などの基礎知識が必要である．
- 摂食嚥下障害への対応だけでなく，オーラルフレイルや老嚥の予防が大切である．

吉田　剛

●引用文献

1) 古澤正道, 大根みゆき・他：中枢性口腔周辺運動機能障害への運動療法―治療成績. 理学療法学 16：77-83, 1989.
2) 吉田剛, 内山靖：喉頭位置と舌骨上筋群の筋力に関する臨床的評価指標の開発およびその信頼性と有用性. 日摂食・嚥下リハ会誌 7：143-150, 2003.
3) 吉田剛, 内山靖：脳血管障害による嚥下運動障害者の嚥下障害重症度変化と嚥下運動指標および頸部・体幹機能との関連性. 日老医誌 43：755-760, 2006.
4) T. Yoshida, Y. Uchiyama：Clinical characteristics of swallowing disorders caused by cerebrovascular disease: a study using newly–developed indices for the basic elements of swallowing movement and neck range of motion. JPTA 10：11-15, 2007.
5) 吉田剛・他. 脳血管障害による嚥下運動障害に対する理学療法効果〜急性期・慢性期介入群と急性期対照群との盲検比較. 理学療法学 30：2, 2003.

第10章 嚥下理学療法に必要な嚥下の基礎知識

　嚥下障害はヒトのみに起こる問題である．事実，ヒト以外に嚥下障害が問題となる動物は存在しない．嚥下障害により，脱水や栄養不良，体重減少，そしてむせ込みや激しい咳嗽，遂には誤嚥性肺炎の発症，ときに窒息へと，まさに息も絶えんばかりの生命の危機に瀕することとなる．しかし，本来，嚥下による水分・栄養摂取と呼吸は生命維持，そして生物としての種族保存のために最も重要な機能であり，何よりも他の身体機能とは区別され，絶対的に確保されなければならない機能のはずである．ところが，さらにヒトではいまや嚥下に続いて呼吸までも，他の動物では起こりえない舌根沈下，睡眠時無呼吸症候群などの問題を生じてまでいる．今ここで，嚥下障害の患者を眼前にする前に，ヒトの嚥下とは何か，呼吸とは何か，広く言えばヒトのヒトたる所以について見つめ直しておく必要がある．

1 ヒトの嚥下・呼吸とその背景

　ヒトのヒトたる所以は，直立し，二足歩行を行うこと，音声言語を使用すること，身体移動から解放された上肢により道具を使用すること，そして笑うことであると言われている．しかし，単に直立し，歩行するだけであれば他の動物でも行えるし，音声によるコミュニケーションも鳥の鳴声や狼の遠吠えの例を挙げるまでもないだろう．手で石を持って貝やヤシの実を割るなど道具を使用する動物も他にいる．私たちは彼らをみて，そこにヒトの幻影を見ることはない．ヒトはそれらの行動を行うと共に，行動を工夫し，創造・発展させる．また，成長，老化，疾病，障害などの身体の変化や変調に対して，他を導き（養育，世話など），学習する，そして自らを振り返らんとする存在である．しかし，そのようなヒトの行動にしても，まず嚥下による水分・栄養摂取，呼吸が効率の良い状態で安定，維持されていなければ立ち行くことはできない．

　図1はヒトの嚥下，呼吸の入口付近である頭頸部領域の模式図である．水分と栄養は口から入り，まず口腔内で味覚や触感とともに咀嚼が行われる．その後，摂取物が咽頭へ送り込まれると，反射性嚥下運動により，喉頭裏面にある食道入口部が開き，摂取物が食道内へと入る．その先は胃・小腸・大腸・肛門へと至る消化管の路を通過する．この路は基本的には，牛などの反芻類や，子育てのために分解物を吐き出す鳥類などを除いては，胃・十二指腸間にある幽門で代表される各々の出入口にある関門により，基本的には一方通行である．特にヒトでは，食道入口部が喉頭により前方から，頸椎により後方から圧排されると共に，

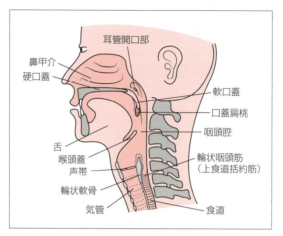

図1 ヒトの頭頸部領域の側面模式図
食道入口部は，喉頭（輪状軟骨）と頸椎により前後に挟まれ，上食道括約筋である輪状咽頭筋で嚥下時以外には常時閉鎖している．呼吸については開かれた，嚥下については関門を有する一方通行の路である．

同部にある上食道括約筋（括約筋＝安静時に持続収縮した状態にあり，必要時に収縮を停止する特殊な筋肉）である輪状咽頭筋の持続収縮により，嚥下時以外には常に閉鎖された状態にある．一方，呼吸は鼻孔および口から行われ，水分・栄養と同じく咽頭を通過するが，今度は喉頭前庭から左右の声帯間の声門を介して気管へと向かい，気管支，細気管支，肺胞へと達する．そして，肺胞壁に絡みつくように発達した毛細血管の壁を介して効率よくガス交換が行われる．その後は，元来た道を辿り，鼻・口から呼出される．したがって，ヒトの頭頸部は呼吸については常に開かれた路であり，嚥下は必要時以外に通行が許されない一方通行の路であるという呼吸が常に優先された構造である．これは，嚥下，呼吸が咽頭という空間を共用していることに原因している．一方で，呼吸が優先された存在であることで，ヒトの呼吸は様々に彩られる．すなわち，肺からの呼気により声帯が振動することで発声が行われ，その上方にある舌や口唇の形状，軟口蓋や下顎骨の位置の変化により発声された音波が音響学的に修飾され，ことばが生成され，さらに歌唱行為が行われる．逆に，嚥下が反射運動に託されたことで，嚥下の彩りは嚥下が行われる前，すなわち口腔以前の眼前で繰り広げられる．これは，様々な世界の料理や食材の例をとるまでもなく，文化を生み出す原動力になったのである．

2 ヒトの嚥下運動の実際

ヒトの嚥下は以下に示すとおりである．

①両眼で摂取する水分・栄養物を見定め，上肢により食器を用いて口元へ搬送，開口して，口腔内に摂り込む（図2a）．このとき，下顎骨と共に頭部～頸椎全体を前方へ動かし，口腔内へと導き入れることなどもあるだろう．

②下顎骨と口唇，舌，頬との連動による咀嚼が起こり，次の段階である反射による嚥下運動で処理できる適切な量や性状，形態へと調整を行う（図2a）．その間，軟口蓋は下降し，

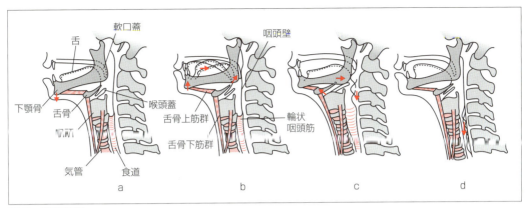

図2 嚥下運動
a. 下顎骨を下げ，摂取物を口腔内に取り込み，咀嚼運動を行う．このとき，軟口蓋は下方にあり鼻腔を介して呼吸できる．
b. 下顎骨を閉口位で固定し，舌が前方から後方まで口蓋に連続的に接触することで摂取物は咽頭腔へ送り込まれる．このとき，軟口蓋は挙上し，鼻咽腔が閉鎖される．
c. 舌骨・喉頭が閉口位にある下顎骨前端に向かって引き上がる．このとき，輪状咽頭筋が0.5秒間，持続収縮を停止するので，食道入口部が開大する．舌は後方に向かい，咽頭蠕動波が起こる．咽頭蠕動波は下方へ伝播する．喉頭蓋が後方に倒れ，喉頭前庭を覆うとともに声門が閉鎖し，呼吸が停止する
d. 咽頭蠕動波が輪状咽頭筋に達すると輪状咽頭筋は再び持続収縮を開始する．挙上していた舌骨・喉頭が下降し，食道入口部は再閉鎖する．咽頭蠕動波は一次食道蠕動波として食道内を下降へと伝播していく．呼吸は呼気から再開される．

呼吸は主に鼻を介して行われる．熱い摂取物であれば，下顎骨を軽く下げ，口角を両脇へひきつつ浅く口呼吸を行い，摂取物の温度を下げることもある．

③下顎骨の自在な運動は徐々に収束し，遂には閉口した状態で固定される．その後，口腔内の摂取物は，舌表面が前方から後方へ硬口蓋に連続的に押し当てられることで咽頭へと送り込まれる（図2b）．

④摂取物が咽頭内へ送り込まれると，やや遅れて舌骨・喉頭が下顎骨の前端へ向かって前上方に移動し，同時に延髄嚥下中枢の指令により上食道括約筋である輪状咽頭筋の持続収縮が約0.5秒間停止するので，喉頭後面と頸椎前面との距離が開き，食道入口部が開大する（図2c）．また，喉頭が前上方に移動することで喉頭蓋が舌根との間に挟まれ，後方へ倒れ，喉頭前庭を覆うので摂取物の喉頭前庭への侵入が防がれる．さらに，左右の仮声帯～声帯が強く内転し，声門が閉鎖するので，その間は呼吸が完全に停止し（嚥下無呼吸），下気道以下への摂取物の侵入が防御される．このとき，下顎骨が閉口位で固定されていることが最も重要である．下顎骨が閉口位で固定されずに下降（下制）するか，閉口がきちんとなされてない場合には，延髄嚥下中枢からの指令が正常に行われても，食道入口部の開大幅は減少してしまうからである．

⑤先の③の開始とほぼ同時に軟口蓋が挙上し，上咽頭の壁の収縮と挙上が起こり（Passavant隆起），鼻咽腔が閉鎖する（図2b）．加えて，③で述べた舌表面の前方から後方への連続運動が舌根へ達し，舌根が後方へ移動する．これと同時に，舌根と対峙する位置にある咽頭壁（第2頸椎の高さに相当する）が前方へ突出し，咽頭蠕動波が発現する（図2c）．これにより，咽頭内へ移動した摂取物が食道方向へと押し込まれる．これら舌の前方から舌根に

至る連続運動．咽頭蠕動波は，内臓平滑筋の分節構造の連続運動である蠕動（波）と相同であり，これに関与する舌筋の一部と咽頭筋群は組織学的には四肢筋と同じ骨格筋であっても，平滑筋的な性格を有する，もしくは自律神経との関与が深い筋肉であることを意味している．したがって，これらの連続運動に関与する舌筋，咽頭筋群は筋力増強訓練や可動域増大訓練を行う対象の筋肉ではないともいえる．

⑥咽頭蠕動波が輪状咽頭筋に達すると輪状咽頭筋の持続収縮が再開し，また，前上方に移動していた舌骨・喉頭，挙上していた咽頭壁が元の位置まで下降するので，食道入口部が再閉鎖する（図2d）．嚥下後に起こる呼吸は，食道内に入りきれずに下咽頭へ残留した，もしくは喉頭前庭まで侵入した摂取物や分泌液が下気道に迷入しないよう呼気から開始されることが圧倒的に優勢である．

⑦食道内に搬送された摂取物は重力とともに食道蠕動波で胃内へと搬送される．食道蠕動波は咽頭蠕動波が輪状咽頭筋の再収縮を介して食道筋層に伝播されて起こる（図2d）．この食道蠕動波は一次蠕動波と呼ばれ，8～10秒で食道下部へと到達する．しかし，一次蠕動波のみで摂取物を胃内へと搬送することは不足であり，特に固形物により食道壁が拡張することで食道筋間神経叢，粘膜下神経叢を介して発現する二次蠕動波の発現が重要である．また，数秒間隔で連続的に嚥下を行う場合，食道蠕動波の存在は，摂取物の食道内移送には不都合であり，その間は蠕動波が抑制される（嚥下抑制）．そして，10秒程経過してから大きな振幅の蠕動波（清浄波）が出現する．

⑧食道下部まで到達した摂取物は下部食道括約部を通過し，胃内へと搬送される．胃では胃壁の運動による摂取物の機械的分解と胃液による蛋白の分解が行われる．食道下部括約部は食道輪走筋と横隔膜により形成されるが，④～⑥の運動が起こると即座に弛緩し，食道蠕動波が食道下端に達すると直ちに閉鎖する．

上記の嚥下運動のうち，①～③までの過程は特に意識せず，一定のリズムをもって行うことも可能であるが，自らの意思で運動の程度の調節，停止が可能な運動である．④～⑥の過程は自分の意思で運動の程度の調節，停止をすることのできない反射運動によるものである．⑦⑧は内臓平滑筋による蠕動運動である．すなわち，嚥下はこれらの全く異なる運動要素が連続的に行われる過程である．便宜上，②③を口腔期，④～⑥を咽頭期，⑦⑧を食道期と分類して呼ぶこともある．

3 嚥下と呼吸，下顎骨および顎運動の系統発生

上記に述べた一連の嚥下運動のうち，最も重要，かつ目立った働きを演ずるのは下顎骨である．すなわち，食物摂取時には下顎骨を下げ，開口して口腔内に摂り込み，噛みちぎりや磨り潰しを含めて咀嚼時には上下左右に自在に動き回り，咽頭期嚥下の反射運動の瞬間には閉口位で固定される．嚥下後の呼吸再開時には軽く下がった位置をとるという自在な運動軌跡を示す．さらに，食材や空間によっても下顎骨の運動範囲は変化し，家族や仲間と談笑しながらの食事など，ヒトの顎運動は極めて豊かな存在である．したがって，ヒトの嚥下について考えるときには，このヒトの自在な下顎骨と顎運動が成立した背景を理解しておくことが重要である．

第10章 嚥下理学療法に必要な嚥下の基礎知識

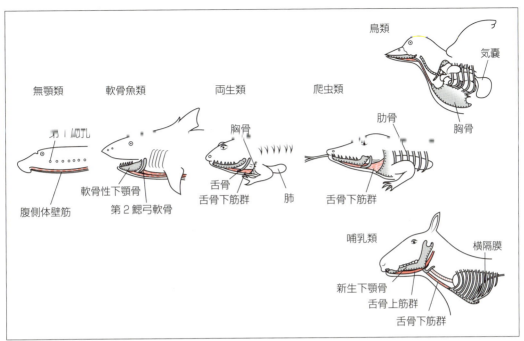

図3 下顎骨と顎運動の系統発生

　下顎骨の形成，顎運動の獲得は動物進化の歴史のなかで最も大きな転機であったと言われている．しかし，ヒトを含む哺乳類の下顎骨は爬虫類以前に使用していた下顎骨とは明らかに異なるものである．以下に，下顎骨と顎運動の系統発生について，比較解剖の見地から述べる（図3）．

　現生の脊椎動物のうち，最も古い形態を示す無顎類（現生しているものではナメクジウオやヤツメウナギなど）では，文字通り顎がなく，開いたままの口から流れ込む水流内に溶解した栄養物と酸素を，左右7対ずつある鰓孔で濾しとる受け身に近い嚥下，呼吸の状態で生命を維持させている．鰓孔周囲には薄い軟骨性骨格が存在し，そこに鰓孔を閉鎖する筋肉が付着し，自律神経の支配下に鰓孔が一定のリズムで開閉する．これにより，嚥下・呼吸に消費するエネルギーの損失（エントロピー）が最大限に抑えられている．また，脊柱は骨化しておらず（脊索），身体左右の捻転運動に適している．この7つの鰓孔は各々独自の支配神経（副交感神経を含む）を受け，鰓孔を動かす筋肉（鰓弓筋）・軟骨（鰓弓軟骨）は，その後の生物分化に伴い，様々に転用される．最終的にヒトでは，第1鰓弓筋は三叉神経が支配する咀嚼筋群となり，第2鰓弓筋は顔面神経が支配する表情筋群となり，第3鰓弓筋は舌咽神経が支配する咽頭挙筋群と上～中咽頭収縮筋となり，第4-7鰓弓筋は4つの鰓弓の神経がまとまって形成された迷走神経が支配する中～下咽頭収縮筋と内喉頭筋となり分化を遂げることとなる．

　サメやエイなどの軟骨魚類の段階になると，脊柱が形成され，鰭の形成とともに力強い前進運動ができるようになる．そして，7つの鰓孔のうち2つを犠牲にして下顎骨を形成し，顎運動を獲得することとなる．犠牲になった2つの鰓孔は第1・2鰓孔であり，第1鰓孔由来の鰓弓軟骨からは軟骨性の下顎骨と，鰓弓筋からは閉口筋群が分化，第2鰓孔由来の鰓弓

軟骨と鰓弓筋は下顎骨と閉口筋を後方から補強する存在となる．この下顎骨と顎運動，力強い前進運動とにより，積極的に，かつより栄養価の高いものを摂取することができるようになった．しかし，開口は尾から口まで一直線に走行する腹側体壁筋によって行われるのみである．このため，獲物に躍りかかる動作と共に開口が得られるが，咀嚼は行われず，噛みちぎりと丸呑みの嚥下である．そして，丸呑みにした摂取物を溜め込み，分解する場として胃が形成され，下部消化管の捻じれを生ずるようになる．一方，鰓孔の数は減ったものの鰓髭自体が高度に発達し，力強い前進運動により鰓孔を流れる水流が多くなるため，自律神経支配により一定リズムで確保された鰓運動による呼吸は最高度に発達した状態となる．

　その後，動物は鰓孔による一定リズムで確保された呼吸を捨て，決死の覚悟で上陸を果たす．そして，鰓孔を失った両生類は皮膚呼吸，口腔粘膜呼吸の助けを借りながら，本来は鰓孔のあった領域の後方へ連続する消化管前方腹側に肺を形成し，また，鼻孔が口腔へ突き抜けることで，鼻孔を介した肺呼吸が可能となる．しかし，肺内には消化管と同じ平滑筋の気管支平滑筋が残るのみで，肺自身を膨張させるための筋肉は備えられていない．また，肺と血管壁の間でのガス交換の効率も悪く，肺の入口を巾着様に強く閉鎖し，空気を溜め込むことでガスの拡散を待つものであった．この巾着様構造物は第4-7鰓弓筋と鰓弓軟骨を総動員して形成されたものであり，声帯，喉頭の原型となる．したがって，喉頭は本来，左右の声帯同士が強く閉鎖し，肺内に空気をため込むために働くものとして分化したものであることが理解される．軟骨魚類まで身体運動に関与していた腹側体壁筋は，四肢の出現と共に腹筋群と舌骨下筋群とに分断されるのであるが，このうち舌骨下筋群が鼻孔を介しての空気の取り込みに関与することとなる．これは，夏の日に田んぼの畦道の傍らでカエルが顎の下を膨らませて呼吸している姿を思い浮かべれば容易に理解できるだろう．両生類の下顎骨と顎運動は第1鰓弓軟骨による下顎骨とそのすぐ後方に第2鰓弓軟骨による舌骨とを連続させることで閉口が強化され，さらに栄養価の高いものを摂取，嚥下できるようになっている．しかし，開口は第1鰓弓筋の一部が開口に関与するようにはなるものの基本的には腹側体壁筋である舌骨下筋群により行われる．

　ところで，第1・2鰓弓による顎の形成，第4-6鰓弓による喉頭の形成という目覚ましい分化の陰で，残された第3鰓弓の領域は狭められ，第3鰓弓軟骨はその前方の第2鰓弓軟骨と癒合し舌骨を形成，さらに後方の第4鰓弓軟骨とも癒合する．一方，肺の形成とともに呼吸は鰓運動による一定リズムでは確保されなくなったものの，新たに延髄に呼吸リズムが託される．この状態は爬虫類まで受け継がれるが，爬虫類では両生類まで行われていた左右の捻転運動から脊柱の強化により四肢による歩行が中心となる．その分，栄養・呼吸の需要が増大するため，新たな呼吸の確保が必要となる．このために，両生類において上肢運動の起点となる肩帯を構成するために分化した胸骨に，後方にある脊柱の両脇から肋骨が前方へ伸びて連結することで胸郭が形成される．この胸郭内で常時，肺が膨張した状態で保護されるので，肺内に空気を溜め込むことが可能となり，肺呼吸が確保される．肺呼吸が優勢になり，皮膚呼吸の割合が減少することで，体表は鱗で覆われるようになる．

　最も進化した爬虫類とされる鳥類では翼を動かすために必要な大胸筋の付着部として胸骨が最高度に発達している．そして，肺はさらに膨張し，支持骨内にまで入り込み，複数の気

嚢を形成する．これにより身体重量の軽量化も図られるのであるが，下顎骨を後方から舌骨が支持する形態は，両生類の時代から引き継いだままであり，顎の開閉も同様の機構である．

さて，哺乳類において下顎骨は新しい展開を迎える．軟骨魚類の時代に獲得した鰓弓軟骨由来の下顎骨は，胎生期に一部を残して消退し，代わって同部皮下にカルシウムが直接沈着し（膜性骨化），新生の下顎骨が誕生する．下顎骨の新生に伴い，爬虫類時代までは閉口に主に従事していた第1鰓弓筋の一部が付着部分を新生下顎骨の下側方へ乗り換え，新たに開口筋として分化する（舌骨上筋群）．すなわち，同じ第1鰓弓筋同士による下顎骨の連続的な開閉運動である咀嚼ができるようになったのである．これに伴い爬虫類まで開口運動に従事していた舌骨下筋群は開口に積極的に関与する必要がなくなる．また，軟骨性下顎骨を後方から支持していた第2鰓弓筋群は，新生下顎骨と第1鰓弓筋を表面から包み込むように保護する表情筋群へと分化する．第1鰓弓筋同士の開閉による咀嚼は動物の上陸に伴い一度は捨て去った鰓孔のリズム運動を再現したものともいえる．このことは馬や牛などの反芻類の顎運動をみれば容易に理解できる．

そして，呼吸についても新たな展開がなされる．すなわち，舌骨下筋群の一部が肺の膨張，心臓の下降，食道の延長と共に胸腔下方まで引き下ろされ，初めて吸気専用の筋肉として横隔膜が形成されたことである．その証拠は，横隔膜が胸郭下方に存在するにもかかわらず第4頸神経で支配されることで明らかである．また胸骨に連続し，頑強な胸郭を形成していた肋骨のうち，下位のものは胸骨に直接連結せずに数本まとまって肋軟骨を介して胸骨に連結するか，遊離した状態となる．これにより，横隔膜運動と下位肋骨による肺下方の膨張が効率的に得られることになる．また，横隔膜の分化とともに体内に酸素を運搬する赤血球は自己増殖に必要な細胞内の核を失ってまでして酸素を結合させることに専念する．これにより，哺乳類の呼吸はそのリズムを延髄に託したまま横隔膜による効率の良い吸気運動で確

一言メモ　哺乳類における咀嚼筋群と唾液腺の分化

咀嚼筋は食性によって発達が異なり，草食動物では臼歯による磨り潰しを行うために咬筋が，肉食動物では犬歯での引きちぎりに適するよう側頭筋が発達している．また，下顎骨の新生と共に口腔内の単なる分泌腺に過ぎなかった唾液腺（耳下腺・顎下腺・舌下腺などの大唾液腺）が高度に発達し，唾液中に糖質分解酵素であるアミラーゼを分泌するようになる．高度に発達した唾液腺は自律神経の指令による分泌以外に，下顎骨と咀嚼筋群，表情筋群との間に挟み込まれることで顎運動によって，より積極的な分泌が行われる．

一言メモ　聴覚の分化

哺乳類において胎児期にあった軟骨性下顎骨は完全には消失せず，一部が中耳に取り込まれて耳小骨へと分化する．このことは爬虫類まで下顎骨を地面に着けるか，上肢～肩帯を介して大地の振動音を主に伝え聞いていた聴覚が，鼓膜を介しての空気中の振動音を優位に聴取する聴覚へと変貌したことを示すものである．一方，鳥類は聴覚よりも視覚を優先させ，空へと向かっていったものと考えられる．新生下顎骨と同様に膜性骨化した骨は他に頭蓋骨（頭蓋底を除く），鎖骨が挙げられるが，これらは大脳，上肢の分化に関係するものであり，ヒトの所以にいずれも大きく関与するものである．

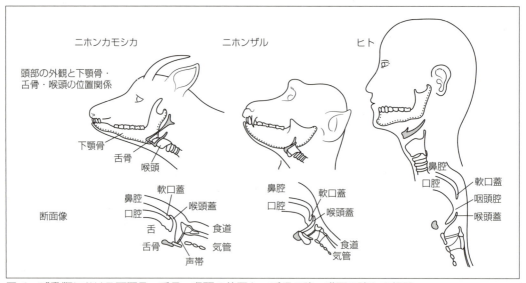

図4 哺乳類における下顎骨・舌骨・喉頭の位置と，呼吸の路，嚥下の路との相関
ヒトでは下顎骨・舌骨・喉頭とは互いに独立し，軟口蓋先端と喉頭蓋との距離が離れ，咽頭腔が上下に拡大する．

保されるようになる．一方，頸部に取り残された舌骨下筋群は開口に引き続き吸気にも積極的に関与しなくてよい存在になったといえる．

4 ヒトの嚥下と直立，呼吸，下顎骨，顎運動との関係

哺乳類以降のヒト化の過程において下顎骨・顎運動はどのように分化したのであろうか．図4は四足歩行のニホンカモシカ，半二足歩行のニホンザル，二足歩行を行うヒトの下顎骨，舌骨，喉頭の関係を示したものである．ニホンカモシカでは，下顎骨・舌骨・喉頭が水平に並んで連続し，第2鰓弓軟骨由来の舌骨小角が頭蓋骨に強く連結した状態にあるので，その前後にある下顎骨・喉頭の運動範囲は制限されている．しかし，喉頭蓋が咽頭内にそびえ立つようにあり，喉頭蓋と軟口蓋とが連続しているので，鼻からの吸気はそのまま喉頭内腔から下気道へと導かれ，呼気は鼻および口から排出される．嚥下した摂取物は滞ることなく喉頭の両脇から食道内へと搬送される．つまり，口腔で呼気と嚥下の路が共有されるものの，それより後方では呼吸の路と嚥下の路は各々で独立し，互いに確保された状態にある．ニホンザルでは舌骨小角が頭蓋骨より切り離され，ニホンカモシカよりも斜めの位置関係になってはいるが，下顎骨・舌骨・喉頭は相変わらず連続した状態にある．したがって，下顎骨の運動範囲は拡大したものの，喉頭自身には運動範囲は与えられていない．しかし，ニホンカモシカと同様に呼吸の路，嚥下の路が互いに確保されるという位置関係は保たれている．

さて，直立したヒトにおいては下顎骨と舌骨，そして第3鰓弓軟骨である舌骨大角と喉頭との間も切り離され，互いにほぼ垂直の位置関係をとっている（図4）．これにより，下顎骨は頭蓋骨に顎関節を介して懸垂するのみの状態となる．さらに，開口時には下顎骨の下顎頭は頭蓋骨底部にある顎関節窩前方の関節結節の頂点もしくは頂点を越えて前方移動するという，身体のほかの関節とは異なる脱臼するに近い程の自由な運動範囲が与えられている．

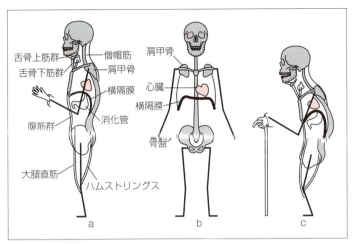

図5 ヒトの直立姿勢と呼吸，循環，消化管運動，歩行運動との相関
ヒトの自在な下顎骨と顎運動，嚥下は直立姿勢を基盤とする歩行，呼吸，循環，消化管運動の効率化と安定のうえに，確保される．一方，たとえば脊柱変形により直立姿勢が乱れたのみで自在な下顎骨と顎運動，嚥下，呼吸は制限を受ける．a．側面像，b．正面像，c．胸腰椎後弯により直立姿勢が乱れた場合

そして，自在な顎運動が行えることが，下顎骨に舌骨を介して懸垂する喉頭の上下自在な運動範囲の基盤となる．その結果，7つの鰓孔由来の筋肉と軟骨のうち唯一転用されずに残り，縮小していた第3鰓孔の領域が呼び起こされ，咽頭腔が形成される．そして，咽頭において第3鰓孔由来の鰓弓筋である咽頭挙筋，上～中咽頭収縮筋，そしてこれらの支配神経である舌咽神経が再興されることとなる．咽頭腔では鰓孔の如く，再び嚥下の路，呼吸の路が共有されるが，今やその行く先は二手に分かれた存在となっているので，呼吸のリズムを延髄に託しながら，嚥下も一瞬ではあるが強固な反射運動のリズムを延髄に託すこととなる．したがって，この咽頭期嚥下の反射運動の開始は第3鰓弓神経である舌咽神経と，第4鰓弓神経から前方の第3鰓孔へ分枝する裂前枝である上喉頭神経の知覚線維（上喉頭神経内枝）により行われる．

ヒトの顎運動が自在に行われるためには，下顎骨が懸垂する頭蓋骨が脊柱により安定して支持されていることと，下顎骨を下方へ牽引する外力が必要時以外に働かないことが前提条件となる（図5a）．下顎骨を下方へと牽引する外力は，新生下顎骨の下方に直接付着する舌骨上筋群と，舌骨を介して下顎骨を下方へ牽引する舌骨下筋群とによるものがある．舌骨上筋群は下顎骨の新生に伴って第1鰓弓筋由来の閉口筋群より分化したものであるため，下顎骨と顎運動の不調に影響して筋緊張が高まる．すなわち，歯牙（義歯不適合も含む），咬合，顎関節の状態と，舌骨を介して舌骨上筋群と拮抗する位置関係にある舌骨下筋群の筋緊張により影響を受ける．哺乳類では舌骨下筋群は身体制御，開口，吸気に積極的に関与する必要が無くなっているので，頭頸部の捻転運動に関与するのみになっている．しかし，ヒトではその上に頭蓋を載せた状態で脊柱により安定して直立しているので，頭頸部全体ではなく頸椎の回旋による頭部・顔面の振り返りが出来るようになっている．このため，舌骨下筋

群は頭頸部全体の運動，姿勢保持にも積極的に働く必要のないものとなっている．しかし，ひとたび，直立姿勢，呼吸，循環，消化管運動，さらには下顎骨と顎運動の不調が起これば，容易に舌骨下筋群の筋緊張が呼び起こされることとなる．

　図5はヒトの直立姿勢と呼吸，循環，消化管運動との関係を示したものである．側面（図5a）からみると，直立姿勢は椎骨が下方へ向かうほど，太く大きくなって連続して脊柱を形成し，全体にS字状になることで，歩行による前後の動揺に対して安定した状態となり，脳頭蓋を支持していることがわかる．脊柱自身は下方が骨盤に癒合し，脊柱起立筋により支持されている．脊柱上端にのる頭蓋骨は主に僧帽筋により脊柱（主に頸椎〜胸椎）と胸郭・肩帯を基盤に支持されている．脊柱起立筋，僧帽筋には伸長受容器である筋紡錘が豊富に存在し，身体の動揺や姿勢変化に対して反射性に調節が行われる．しかし，正面から直立姿勢を観察すると，脊柱の上端に最も重い脳頭蓋が載り，左右には極めて不安定な構造であることがわかる（図5b）．身体左右のバランスをとるものは下肢と骨盤，脊柱の側方への弯曲，肩帯と上肢，頭蓋骨直下に懸垂する下顎骨である．ひとたび身体左右のバランスが崩れると，最上部で頭蓋骨の平衡制御を行っていた下顎骨は無意識に一側の咀嚼筋群の筋緊張を高めつつ下顎骨を偏移させ，上下の臼歯列で噛み締めることで身体平衡を維持しようとする．このため，下顎骨を頭蓋骨へ固定する閉口筋群には筋紡錘が豊富に存在している．頭蓋骨の不安定は，しばしば視力の左右差や複視により惹き起こされることもあるが，この場合にも下顎骨・咀嚼筋群を中心とした身体平衡制御が反射性に行われる．反対に，顎関節や歯牙の状態が不良，臼歯列の高さに左右前後の乱れがあれば，頭蓋骨の支持が不安定となり，一側の咀嚼筋群の緊張を高めて，直立姿勢を維持しようとする．すなわち，ヒトでは下顎骨と顎運動の自在性は，脊柱による直立と頭部支持が基盤である一方で，下顎骨は直立姿勢の左右の身体平衡制御にも関与するのである．

　さて，哺乳類となり舌骨下筋群の一部より分化した横隔膜はドーム状の形態を呈し，ヒトでは胸郭下方（胸骨剣状突起〜下位肋骨）から腰椎前面に向かって走行している．横隔膜が収縮すると，横隔膜は下方に向かって胸郭下方を拡大し，腹腔が前下方へと圧排される（腹式呼吸）．また，横隔膜の上にのる左右の肺と心臓とは互いに別々に機能するのではなく，心臓を包む心囊には両肺の拡大，横隔膜運動により外力が加わるので，心臓自身の収縮以外に呼吸に伴う補助を受けるという機能的な協同関係を有している．加えて，横隔膜の収縮より腹腔内圧が上昇し，腹腔内の静脈圧が上昇するので，腹腔内の静脈還流の補助も行われる．一方，呼吸が不良となれば脈拍を増加させるなどして心臓機能に負荷が加わると共に，横隔膜の形成を契機に吸気には積極的に関与しなくなっていた舌骨下筋群の筋緊張が代償的に高まり，さらに僧帽筋や肩帯周囲の筋群の筋緊張を高めることで，可動性の乏しい胸郭上部を上方へ引き上げ，呼吸を確保しようという呼吸様式（胸式呼吸）が無意識に優勢となる．逆に，循環動態が不良の場合には，呼吸運動でこれを代償すべく，呼吸に負荷が加わり，同様の状態に陥る．そして，僧帽筋および肩帯周囲の筋群の筋緊張が高まると，胸郭が後方より圧排され，胸郭運動が抑制されるので，同筋群と舌骨下筋群の筋緊張がさらに亢進するという悪循環が始まることになる．こうなると当然，嚥下も呼吸も大きく制限を受けることとなる．僧帽筋，肩帯周囲筋群の筋緊張亢進はヒトの自在な上肢運動を制限する要因と

もなる.

　横隔膜呼吸により効率的な吸気が行われた結果，酸素化された動脈血は全身へと配給されるのであるが，脳頭蓋へは心臓の出口である大動脈弓より直接4本の動脈（総頸動脈，椎骨動脈）が分岐し，さらに脳内でこれら4本の動脈が結合しているので（Willis動脈輪），脳内への酸素供給が確保された状態になる．脳よりの静脈血は動脈を介しての圧力と重力により，再び肺循環へと戻ってくる．一方，直立した結果，心臓より下方にある四肢では，動脈血は動脈圧と重力，歩行による四肢の振り運動により末梢にまで届けられるが，静脈血そのまま上行して肺循環に戻るには血管内の圧力が不足である．そのため，歩行により四肢筋が収縮することで静脈壁が四肢骨との間で圧迫され，静脈血が駆出されることが重要である（静脈には一方向弁があり，筋収縮により静脈壁が圧排されると一方向性にのみ静脈血流が起こる）．

　横隔膜運動は下方にある胃以下消化管の運動にも関与する．すなわち，直立したヒトでは，消化管自身の蠕動運動のみでは，摂取物や消化物が左右上下に捻じれながら長く走行する消化管内を通過させるには不充分である．このため，横隔膜運動による消化管の他動的な運動が重要である．一方，消化管運動不全がある場合には，横隔膜が下方から圧排されてしまう．この状態で，横隔膜の収縮を強く発現させれば，一方通行であるはずの消化管に不要な外力が加わり，有害な胃食道逆流の誘因ともなるので，横隔膜運動が無意識に抑制されてしまうことになる．こうなると前述の胸式呼吸が優位の呼吸様式が誘発されることとなる．

　すなわち，ヒトが直立し，横隔膜呼吸を行い，2足歩行することそのものが，呼吸，循環，消化管運動の効率化と安定を行い，自己維持に対するエネルギーの損失（エントロピー）を最大限に迎えている状態といえる．そのうえで，舌骨下筋群はもはや必要時以外には働く必要の無い存在となり，新生された下顎骨とともに第1鰓弓筋群より分化した舌骨上筋群による開口と咀嚼を始めとする顎運動，閉口時の喉頭の前上方への挙上運動が自在に行われるようになるのである．しかし，四六時中，直立と歩行，栄養摂取としての嚥下を行うことはできないので適宜，臥床による睡眠も必要となる．睡眠中に背臥位での臥床姿勢が優位なのもヒト特有の現象である．睡眠中は90分を単位とする睡眠リズムにより身体が支配され，この時，自己リズムを有する消化管運動が優勢となる．

　さて，それまで肺への空気の溜め込みを行っていた声帯は，ヒトでは直立姿勢とこれに伴う横隔膜運動による吸気運動が最高度に発達した状態にあるため，声帯は常時，吸気に際して懸命に働く必要はなくなっている．すなわち，直立したヒトにおいて初めて，呼気時に積極的に声門の幅を適宜狭めることで呼気流を調節することが出来るようになったのである．このため，声帯運動が障害されると（反回神経麻痺などにより），呼気流の自己調節が行えず，再び吸気主体の呼吸が優勢となり，舌骨下筋群の過緊張，さらに胸式呼吸が誘発される懸念がある．声帯による呼気の調節は，ヒトがこの世に誕生した瞬間に発せられる，あの生々しい産声に始まり，4～5カ月以降におこる定頸から直立化へと向かうヒトの姿勢とともに音声言語の発達，微笑みから笑いの原動力になったと考えられる．

5 ヒトの嚥下をみる原型

　上記によりヒトの嚥下をみる場合に，ヒトの直立姿勢とその左右のバランス，歩行を中心とする身体移動様式，横隔膜を中心とする呼吸様式と循環動態，消化管運動をまず観察し，これらに問題があればまずそれを改善させることをまず行うべきことであることがわかる（図5c）．すなわち，嚥下障害の治療において，いわゆる嚥下訓練などの嚥下障害に対する治療を優先させることは必ずしも有意義ではなく，むしろ理学療法の果たす役割の大きいことが理解される．また，その際には睡眠の状態も当然加味されるべきであろう．そのうえで，下顎骨（歯牙の状態を含む）と顎運動の自在性，喉頭の自在性を指標に，嚥下障害に対する治療が開始されることとなる．そこには患者を視る，診る，さらには看ようとする目が必要であることは言うまでもない．

三枝 英人

●引用文献
1) Portmann A：脊椎動物比較形態学（島崎三郎 訳），岩波書店，1979.
2) Romer A：脊椎動物のからだ（平光厲司 訳），法政大学出版，1983.
3) Sadler TW：ラングマン人体発生学（沢野十蔵 訳），第5版，医歯薬出版，1987.
4) 三枝英人：嚥下の仕組み．JOHNS 21：1718-1724，2005.
5) 三枝英人：知っておきたい生理・病態の基礎．耳喉頭頸 82：959-964，2010.
6) 三枝英人：呼吸の歴史．嚥下医学 2：245-253，2014.

第11章 嚥下理学療法のポイント

嚥下理学療法を行うためには，嚥下筋の運動学的特徴と嚥下運動の呼吸や姿勢との関連性について知ることが必要である．嚥下運動しやすい身体状態を準備する役割を担うためにはどのような視点で評価するのか，嚥下運動自体に理学療法士の視点で運動療法介入するために知っておくべき原則は何かについて解説する．

1 嚥下理学療法の基礎

1）嚥下筋の運動学的特徴

嚥下に関与する主な筋には，顔面筋群（口唇閉鎖・頬筋），舌筋群，咀嚼筋群，咽頭収縮筋群，喉頭挙上筋群などがあり，舌骨下筋群以外は脳神経支配である（表1）．

（1）喉頭挙上筋群の運動学

舌骨・喉頭運動に関わる筋は，舌骨上筋群と舌骨下筋群に分けられ，嚥下時の舌骨・喉頭の前上方運動には，オトガイ舌骨筋を中心に顎二腹筋前腹や顎舌骨筋が関与する．茎突舌骨筋と顎二腹筋後腹は，舌骨上筋群後方要素として，前方要素が働く前に先行して働いている

表1 嚥下関与筋群の種類と神経支配

口筋群	口輪筋・頬筋	顔面神経
咀嚼筋群	（開口）外側翼突筋 （咀嚼）咬筋・側頭筋・内側翼突筋	三叉神経 三叉神経
舌筋群	内舌筋群（形状変化） 外舌筋群（位置変化）	舌下神経 舌下神経
口蓋筋群	口蓋帆張筋 その他（口蓋帆挙筋：鼻咽腔閉鎖）	三叉神経 舌咽迷走神経
舌骨上筋	オトガイ舌骨筋 顎舌骨筋・顎二腹筋前腹 茎突舌骨筋・顎二腹筋後腹	舌下神経 三叉神経 顔面神経
舌骨下筋	甲状舌骨筋・胸骨舌骨筋・肩甲舌骨筋 胸骨甲状筋	頸神経C1〜3 頸神経C1〜3
咽頭筋群	咽頭収縮筋（輪状咽頭筋含む）・挙上筋	舌咽迷走神経

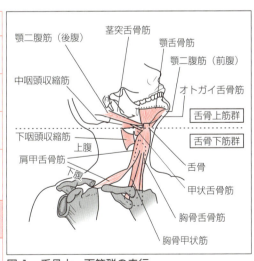

図1 舌骨上・下筋群の走行

キーワード 嚥下筋の運動学，嚥下筋筋力強化，姿勢・呼吸と嚥下運動の関係，全身と局所へのアプローチ

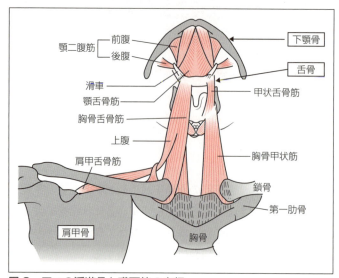

図2　三つの浮遊骨と嚥下筋の走行

と考えられる．舌骨下筋群は，頸神経ワナの支配を受け，舌骨および喉頭を下制する．特に後下方に引くのは肩甲舌骨筋である（図1）．

　これらの筋群の付着している骨には，舌骨・下顎骨・肩甲骨といった浮遊骨があり，これらの位置関係により嚥下筋の活動は大きく影響を受けると考えられる（図2）．片麻痺による肩甲骨の偏位はよく観察されるが，喉頭前上方挙上の拮抗筋である肩甲舌骨筋は，肩甲骨の位置により左右されやすい．また，下顎にはオトガイ舌骨筋，顎二腹筋前腹，顎舌骨筋など主要な喉頭挙上筋がついており，下顎が閉鎖すれば喉頭挙上し，通常は開口筋としても働く．舌骨下筋のひとつである甲状舌骨筋は，下顎が閉じた状態で喉頭挙上に働き，喉頭蓋閉鎖を確実化する作用がある．このように，起始と停止の逆転現象（リバースアクション）を利用する筋が多く，この現象は頸部突出嚥下法や前舌保持嚥下などの代償的嚥下法においても利用されている．

　筋の形状としても，口腔横隔膜といわれる顎舌骨筋や，顎二腹筋は薄い膜状の筋であるが，オトガイ舌骨筋は紡錘状の筋で前上方に強く引く作用を発揮できる．しかし，オトガイ舌骨筋は，表層からみると顎二腹筋，顎舌骨筋の奥であり，表面電極で刺激することは困難である．また，身体のなかでも珍しい二腹筋が3つ（顎二腹筋，肩甲舌骨筋，口蓋帆張筋）もあり，顎二腹筋は前腹と後腹で支配神経も異なり，舌骨上部で腱鞘を軸に折り返し，肩甲舌骨筋は，胸鎖乳突筋の下部で折り返して方向を変えている．

　喉頭位置と嚥下筋活動の関係をみると，通常，喉頭位置は老化に伴いC5-6からC7に下降するが，喉頭位置は上下だけでなく左右にも偏位する．喉頭が偏位した位置から運動する場合には，喉頭挙上までに時間がかかる場合や，充分な喉頭蓋閉鎖および食道入口部開大が生じないことで誤嚥が生じる場合がある．喉頭は上方に偏位しても問題が生じるので，嚥下時の喉頭運動とそれに伴う喉頭蓋閉鎖，食道入口部開大，咽頭収縮などが生じやすい喉頭位置になるよう，頸部周囲筋と嚥下筋の筋緊張を整えることが大切である．

(2) 舌筋群および咽頭収縮筋の特徴

　舌筋には，形状を変化させて食塊形成を行う内舌筋と，位置を変化させて食塊移送や嚥下圧産生に働く外舌筋がある．これらの筋は，inner muscle と outer muscle の原則に則って考えると，強い力を発揮する筋力強化では outer muscle を，弱い力でコントロールを要求する筋の使い方では inner muscle をトレーニングすることができる．

　また，舌筋が働く条件としては，下顎の安定および舌骨の安定が必要であり，口腔や咽頭の感覚に基づく運動が半自動的に行われている．食塊を取り込む際には，古か迎えに付き素早いプルバック運動で口腔内に引き込むと同時に咀嚼が必要な固形物かどうかを瞬時に感覚して行き先を振り分ける．咀嚼運動では，食塊を歯の上に乗せるためにローリング運動を行い，頬との間で保持して咀嚼し，スクイーズバック運動で徐々に咀嚼した食塊を咽頭へと輸送する．また，喉頭蓋谷に溜まった食塊は鼻咽腔閉鎖および舌口蓋閉鎖した状態で舌根後退と咽頭収縮で嚥下圧を産生し食道に一気に押し込む．

　咽頭収縮筋には上・中・下があり，中咽頭収縮筋は舌骨に付着し，嚥下時の舌骨と喉頭の前上方挙上に伴い伸張された後，収縮する．下咽頭収縮筋は甲状軟骨に付着し，下部は輪状咽頭筋として食道入口部の開閉に関わる．つまり，嚥下時の舌骨・喉頭の位置や動きの影響を受けやすい筋ということができる．咽頭腔を絞り出すように連動して収縮させるが，この収縮効率が悪いと咽頭に食塊が残留し，嚥下後誤嚥の原因ともなるため注意が必要である．

2）嚥下筋に対するアプローチの原則

　嚥下運動の特徴を考えると，嚥下圧を高めるためには筋力が必要であり，速筋繊維による素早い運動かつ充分な可動性（喉頭挙上による咽頭収縮，喉頭蓋閉鎖，食道入口部開大）が必要である．また，これらの運動は食塊の動きや呼吸との協調性が必要であり，食事中に同じパフォーマンスを持続できるだけの持久性も加えた要素のほうが，むしろ瞬発的な筋力よりも大事な要素と言える．そして，これらの嚥下筋の活動を保証する条件として，姿勢アライメントが整い，コア筋が働いて安定した座位姿勢保持ができている必要がある．

(1) 筋力強化における過負荷の原則

　筋力強化のためには，本人の最大筋力に近い抵抗を加えることが効果的であり，そのためにもその時々の変化に対応できる徒手抵抗が有効である．しかし，この場合は，負荷量を定量化できないという問題がある．一方，舌圧やハンドヘルドダイナモメーターなどを用いて最大筋力を測定し，その結果に基づいて漸増抵抗練習を行う方法もある．

📝 一言メモ　嚥下筋は運動連鎖の影響を受けやすい

　全身の運動は，安定性の元に運動性を発揮できるように働くため，一つの運動がしっかり行えるように身体各部が共同して活動する．Myers は Anatomy Trains[1]のなかで，筋膜性連結の一つである深前線（Deep Front Line）の一部として嚥下筋をとらえており，姿勢保持に作用する筋と連鎖していると考えている．その場合は，姿勢が不安定であれば，嚥下筋も緊張して本来的な活動がしにくくなることが考えられる．

　また，R. Louis Schultz は，エンドレス・ウェブ[2]のなかで，全身は筋膜や結合組織でクモの巣のようにつながっていると述べている．全身にある７つの支帯の中の顎と頸部の支帯を結ぶカフマッスルとして舌骨下筋群があることから，頭頸部のアライメントによっても嚥下筋が活動しにくくなることが考えられる．

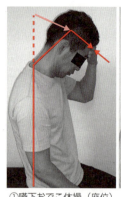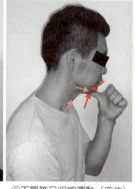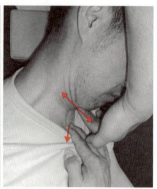

①嚥下おでこ体操（座位）　②下顎等尺収縮運動（座位）　③顎引き抵抗練習（側臥位）
図3　他法と比較した顎引き抵抗運動時の筋活動
①はおでこに抵抗を加えるため頸部屈曲の要素が大きく，体幹筋にまで連鎖が必要．
②は顎が止まっているため舌骨上筋と舌骨下筋は同時収縮するが喉頭位置は変化しない．
③は舌骨上筋が短縮した位置で収縮させるため，喉頭拳上位までの短縮と同じ位置になる．

（2）嚥下筋の特異性の原則

　舌骨上・下筋群は，バランスを取り合って活動しており，求心性収縮と遠心性収縮の組み合わせで舌骨・喉頭の位置をコントロールしている．舌骨上筋前方要素は，充分な喉頭の前上方拳上を行うために短縮域まで素早く収縮し，その位置を保持するため，中間域で強く働くだけでなく，最終域で保持収縮が行える必要がある．さらに，顎を閉じた状態でオトガイ方向に舌骨を引き寄せる運動が重要である．「嚥下は，嚥下によってのみ学習される」というのが特異性の原則であるが，間接的アプローチにおいても実際の嚥下のパフォーマンスにより近い（特異性の高い）運動練習が必要であり，さらに筋収縮のスピードや協調性といった要素も考慮される必要がある．今までの嚥下筋トレーニングでは，嚥下時の運動に近い運動とは考えにくく，嚥下時に食塊の位置に応じたタイミングで協調運動を素早く起動することにつながることは考えにくい．そのため，頭部挙上運動で顎を引く運動（シャキア）や開口練習する際にも舌骨上筋は働くが，顎を引いた位置からオトガイに抵抗を加えて，オトガイ方向に舌骨上筋が短縮して舌骨・喉頭を引き上げる運動のほうが嚥下の特異性に合っていると考えて，筆者は顎引き抵抗運動（図3）を考案した[3]．

（3）嚥下筋の持久性

　嚥下パフォーマンスの評価では，一定時間における最も悪いパフォーマンスで評価される．これは，誤嚥が命にかかわる問題であるためで，通常は時間の経過とともに誤嚥の危険性は大きくなる．これは，注意・覚醒レベルの低下による場合もあり，嚥下の筋疲労によるものなのかどうかは不明であるが，嚥下筋のサルコペニアが生じていれば，速筋繊維の遅筋化や神経性の変化が生じ[4]，パフォーマンスに変動要素が生まれる可能性がある．持久力増強のために，低負荷で高頻度の運動を行い続ける方法も必要な運動処方となる．

（4）運動を行うための準備（図4）

　理学療法士が筋に対してアプローチする場合，局所的視点だけでなく運動連鎖の影響などを考慮して，筋活動を発揮しやすい条件を考え，準備することから始める．嚥下筋の活動は，座位条件で呼吸との協調性を保ちながら行われるものであり，座位姿勢の安定化と，呼

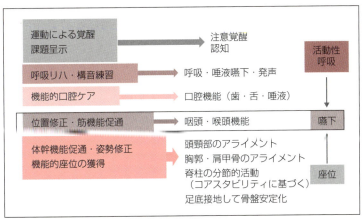

図4 嚥下運動のために必要な基本要素

吸状態の安定化が必要条件となる．また，姿勢による頭部と体幹の位置関係の変化は筋緊張のアンバランスや運動方向に影響を与えるため，これらの要素を整えるよう姿勢や呼吸に介入して準備することが嚥下筋に対する運動療法の効果を上げるために大切である．

3）咀嚼と呼吸と嚥下との関係

液体は，舌根挙上で口腔内にいったん保持して，口峡を越えると嚥下反射が働いて嚥下する．しかし，固形物で咀嚼する必要がある場合は，舌と頬と下顎運動で食塊を咀嚼しながら口腔内から咽頭へと送り込み（stage Ⅱ transport），喉頭蓋谷に一定量貯留すると嚥下反射が働く．つまり，咀嚼中に嚥下は抑制されており，二相性の食物など落下スピードが異なるものが混在する場合は誤嚥しやすい状態になる．また，嚥下-呼吸パターンは，通常呼気-嚥下-呼気パターンであり，嚥下のタイミングに呼吸のほうで合わせて誤嚥を防いでいるが，加齢に伴う吸気-嚥下，嚥下-吸気パターンの出現や呼吸予備力低下により嚥下のタイミングとの関係が調整できなくなり誤嚥するケースが多い．喉頭挙上運動だけでなく，舌運動や呼吸予備力向上も対応が必要な運動要素である．

2 嚥下運動障害に関する理学療法評価

1）嚥下障害のスクリーニング検査および評価法

国際的には，むせのない誤嚥が見逃される危険性が40％近くもあることを受け，ベッドサイドのスクリーニング検査に警鐘を鳴らして画像診断を行うべきであると考えられてきたが，国内ではVFの適応を判断するためスクリーニング検査が発達しており，反復唾液嚥下テスト，改訂版水飲みテスト，食物テスト，簡易嚥下誘発試験などが行われている（表2）．日頃の所見のチェックには，聖隷式嚥下質問紙[5]（表3）などが用いられ，日本摂食嚥下リハビリテーション学会が作成した摂食嚥下障害評価表[6]（表4）は，認知，食事，頭部，口腔，構音・発声，呼吸，スクリーニングテスト，脱水・低栄養，検査など総合的な評価項目を包含している．また，重症度の判定には摂食・嚥下障害の臨床病態重症度分類（DSS；Dysphagia Severity Scale，表5）[7]，摂食レベルの判定には摂食状況のレベル（FILS；Food Intake Level Scale，表6）[8]がよく用いられ，経口摂取を包括的に支援するための評価ツー

表2 日本で行われている嚥下スクリーニング検査

嚥下物の種類毎の評価
  唾液：反復唾液嚥下テスト（RSST）
          30秒間で何回唾液嚥下できるか→2回以下で嚥下障害
  水分：改訂版水飲みテスト（MWST）：下記判定基準で評価
  食物：食物テスト（FT）：下記判定基準で評価
  MWSTとFTの判定基準
    1：嚥下なし，むせる and/or 呼吸切迫
    2：嚥下あり，呼吸切迫（silent aspiration）
    3：嚥下あり，呼吸良好，むせる and/or 湿性嗄声 and/or 口腔内貯留中等度
    4：嚥下あり，呼吸良好，むせない
    5：4に加え，追加嚥下運動が30秒以内に2回可能
      注：MWSTは冷水3ml，FTはプリンorゼリー4gを口腔前庭に入れて嚥下させ，可能な場合はさらに2試行追加し，最も悪い結果を評価する
  簡易嚥下誘発試験
      背臥位で経鼻カテーテルを上咽頭に挿入し呼気終末に合わせて蒸留水を1-2秒で一気に注入し，3秒以内に嚥下が生じなければ問題ありとなる．
          第1段階＝0.4ml，第2段階＝2ml

表3 聖隷式嚥下障害の質問紙

1. 肺炎と診断されたことがありますか？	繰り返す・一度だけ・なし
2. 痩せてきましたか？	明らかに・わずかに・なし
3. 物が飲み込みにくいと感じることがありますか？	しばしば・ときどき・なし
4. 食事中にむせることがありますか？	しばしば・ときどき・なし
5. お茶を飲む時にむせることがありますか？	しばしば・ときどき・なし
6. 食事中や食後，それ以外の時にものどがゴロゴロ（痰が絡んだ感じ）することがありますか？	しばしば・ときどき・なし
7. のどに食べ物が残る感じがすることがありますか？	しばしば・ときどき・なし
8. 食べるのが遅くなりましたか？	しばしば・ときどき・なし
9. 固いものが食べにくくなりましたか？	しばしば・ときどき・なし
10. 口から食べ物がこぼれることがありますか？	しばしば・ときどき・なし
11. 口の中に食べ物が残ることがありますか？	しばしば・ときどき・なし
12. 食物や酸っぱい液が胃からのどに戻ってくることがありますか？	しばしば・ときどき・なし
13. 胸に食べ物が残ったり，つまった感じがすることがありますか？	しばしば・ときどき・なし
14. 夜，咳で寝られなかったり目覚めることがありますか？	しばしば・ときどき・なし
15. 声がかすれてきましたか？（がらがら声，かすれ声）	しばしば・ときどき・なし

表4 摂食嚥下障害評価表

1. **認知**：意識・従命・意欲・意思表示
2. **食事**：所要時間・姿勢・方法・むせ・口腔内残渣・流涎
3. **頸部**：可動域
4. **口腔・口腔機能**：衛生状態・口腔乾燥・義歯・舌機能
5. **発声・構音**：開鼻声・湿性嗄声・構音障害
6. **呼吸機能**：安静時呼吸数・咳・痰・随意的咳
7. **スクリーニングテスト**：RSST・MWST・FT・頸部聴診
8. **脱水・低栄養**：皮膚乾燥・体重減少・BMI・周径（上腕）
9. **総合評価**
10. **検査**：VF・VE

（日本摂食嚥下リハビリテーション学会編）

表5　摂食嚥下障害の臨床的病態重症度分類（DSS）

7：正常範囲：摂食・嚥下に問題なし．嚥下訓練の必要なし．
6：軽度問題：若干の食物形態の工夫が必要．誤嚥なし．
5：口腔問題：準備期や口腔期に中等度から重度の障害があるもの．
　　咀嚼に対して食物形態の工夫が必要．誤嚥なし．
4：機会誤嚥：通常の摂食方法では誤嚥を認めるが，一口量の調節，姿勢効果，嚥下代償法などで，水の
　　誤嚥も充分防止できるレベル．
　　適当な摂食・嚥下方法が適応されれば，医学的安定性は保たれる．
3：水分誤嚥：水分誤嚥も認め，誤嚥防止法の効果は不充分であるが食物形態効果は充分に認めるレベル．
　　嚥下食が選択される．
　　適当な摂食・嚥下方法が適応されれば，医学的安定性は保たれる．
2：食物誤嚥：誤嚥を認め，食物形態効果が不充分なレベル．
　　水・栄養管理は経管栄養法が基本となる．
　　経管栄養法を行っている限り医学的安定性は保たれる．
　　間接的訓練の適応．直接的訓練は専門施設で施行．
1：唾液誤嚥：常に唾液も誤嚥しているレベル．持続的な経管栄養法を必要とするが，誤嚥のために医学
　　的安定性を保つことが困難．
　　合併症のリスクが高く，直接的訓練も施行が困難なレベル．

表6　摂食状況のレベル（FILS）

経口なし	1：嚥下訓練を行っていない 2：食物を用いない嚥下訓練 3：ごく少量の食物で嚥下訓練
経口＋代替	4：楽しみレベル（1食未満の嚥下食） 5：1～2食で嚥下食：代替栄養中心 6：3食嚥下食で経口摂取＋補助栄養
経口のみ	7：嚥下食で3食とも経口摂取 8：特別に嚥下しにくいもの以外3食常食 9：常食の経口摂取可能（観察と指導下）
正常	10：摂食・嚥下の問題なし

表7　KTバランスチャートの評価項目構成

	各項目　5段階評価
心身の医学的視点	1．食べる意欲 2．全身状態 3．呼吸状態 4．口腔状態
摂食嚥下の機能的視点	5．認知機能（食事中） 6．咀嚼・送り込み 7．嚥下
姿勢・活動的視点	8．姿勢・耐久性 9．食事動作 10．活動
摂食状況・食物形態・栄養的視点	11．摂食状況レベル 12．食物形態 13．栄養

ルとしてKTバランスチャート（表7）[9]なども普及してきている．

2）個別因子の評価（表8）

(1) 加齢変化の影響

　加齢により，姿勢や形態上の変化，呼吸機能低下，口腔フレイル，認知機能低下，動作能力低下などが生じることが多く，嚥下運動にも影響を与えるためチェックが必要である．

(2) 食生活習慣と栄養状態の影響

　食生活習慣は多様であり，無意識のうちに食べにくいものを避け，栄養のバランスが崩れることや食形態が徐々に変化することで咀嚼・嚥下機能の廃用などが生じる．低栄養と廃用で嚥下関連筋群のサルコペニアが進行するため簡易栄養状態評価表（MNA-SF）[10]や血液データなどでチェックが必要である．

表8　個別因子の評価

1．加齢変化の影響
　・姿勢や形態変化：円背およびそれによる下顎突出，頸椎の骨棘形成
　・呼吸機能低下：吸気-嚥下，嚥下-吸気パターンの増加
　　　　　　　　　咳反射，咳嗽力，胸郭拡張差による呼吸予備力の維持
　・口腔フレイル：残存歯数，義歯適合性，咬合状態，高口蓋，口腔衛生
　・動作能力低下：動作緩慢，動作時バランス
　・認知機能低下：理解力，判断力，学習能力
2．食生活習慣と栄養状態の影響
　・低栄養，脱水：MNA®-SF や血液データがある場合は，血清アルブミン値，体重，尿量，ADH，
　　電解質バランス（Na↑，BUN/Cr比10↑）
　・全身サルコペニア，嚥下筋サルコペニア：サルコペニア診断基準，超音波エコー
3．覚醒水準と生活活動レベルの影響
　　食事中の覚醒レベルの変動，他者との交流（発話，外食機会）の有無，E-SAS
4．自己管理能力の影響
　・自己身体に対する気づき　　・身体イメージ　　・自己修正能力
5．食に対する意識の影響
　・経口摂取の意欲　　・誤嚥しない自信の程度　　・食事に対する満足度（SWAL-QOL）

（3）覚醒水準と生活活動レベルの影響

　生活活動レベルが低いと，徐々に体力が低下し，易疲労性に伴い食事中の覚醒レベルも変動しやすくなる．一日の総臥位時間や生活活動範囲，他者との交流（E-SAS[11]の6項目のうち，生活の広がり：Life Space Assessment と人とのつながり：Lubben Social Network Scale-6 の2項目）の状態をチェックする必要がある．

（4）自己管理能力の影響

　摂食嚥下の問題は，外部からは気づきにくい問題であり，自己身体に対するイメージ能力（メンタルクロノメトリーなど），変化に対する気づきの能力，何か問題が生じた場合の修正能力などが低いと危険性が高くなるため，チェックが必要である．

（5）食に対する意識の影響

　口から食べることについての意欲は，問題が生じた際の解決能力にも影響し，誤嚥に対する不安と自信の程度（セルフエフィカシースケール）や，食事状態についての満足度（SWAL-QOL[12]：表9）などは帰結評価としても重要な要素である．

3）嚥下運動阻害因子の評価

　顔面，下顎，舌，軟口蓋，咽頭，舌骨上・下筋群，頸部などの嚥下に関わる運動要素が阻害されると嚥下運動障害が生じるため，これらの運動要素について評価が必要である．また，問題解決のためには嚥下運動阻害因子（表10）について評価が必要である．

（1）座位姿勢保持能力および呼吸状態

　全身アライメントのなかで頭頸部の位置，脊柱アライメント，肩甲骨位置，下顎偏位など，嚥下筋の活動のしやすさに影響を与える因子について，姿勢を評価するだけでなく，その姿勢をつくる土台となる頸部・体幹機能の評価を行う．姿勢保持が安定しない場合や，努力性の場合には，嚥下筋も姿勢保持に動員され，本来の活動がしにくくなると考えられる．

　呼吸状態の評価については，誤嚥した場合に自己喀出できる能力（随意的咳），努力性呼吸により生じる呼吸補助筋の過活動，嚥下−呼吸パターンを成立させる呼吸予備力の評価

表9 SWAL-QOLの評価項目の構成

① 嚥下障害が及ぼす負担（2）
② 摂食にかかる時間（2）
③ 経口摂取への欲求（3）
④ 症状の出現頻度（14）
⑤ 食物選択の困難さ（2）
⑥ コミュニケーション（2）
⑦ 恐怖感（4）
⑧ 心の健康（5）
⑨ 社会参加（5）
⑩ 睡眠（2）
⑪ 疲労感（3）　　　　　　　　以上44項目

表10 嚥下運動阻害因子の評価

1) 喉頭運動評価
　　相対的喉頭位置，舌骨上筋筋力（GSグレード）
2) 姿勢および頸部・体幹機能評価
　　頭頸部位置，脊柱カーブ，肩甲骨位置，下顎偏位など
　　頸部・体幹機能の評価（NTPステージなど）
3) 呼吸評価：随意的咳，呼吸パターン，胸郭拡張性
　　誤嚥性肺炎による無気肺，痰の喀出能力，努力性呼吸による呼吸補助筋の過活動状況の評価
4) 頸部筋緊張の評価：頸部可動域，舌骨・喉頭の可動性
5) 舌運動評価：
　　構音障害，ディアドコキネシス，呈舌距離，舌圧測定

相対的喉頭位置の測定方法
GT／（GT＋TS）
値が小さいほど喉頭は上方に位置するよう設定
※個人の変化をとらえる指標

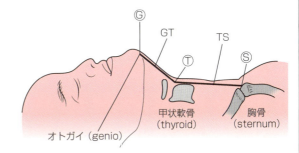

甲状軟骨（thyroid）　胸骨（sternum）
オトガイ（genio）

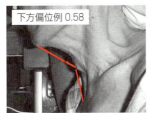
下方偏位例 0.58

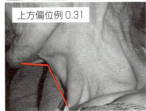
上方偏位例 0.31

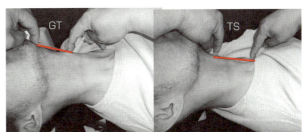

相対的喉頭位置の計測（側臥位）
テープメジャーはピンと張って測定

相対的喉頭位置の使い方
基準値（若年者で0.34±0.04，高齢者で0.41±0.05）はあるが，個体内での変化を追うために使用し，喉頭が下制している場合は，数値が小さくなるようアプローチする．

図5-1　喉頭運動の基本要素に関する指標①（相対的喉頭位置）

（胸郭拡張性，呼吸パターン，呼吸数など）が必要である．

(2) 舌骨・喉頭運動要素の評価

① 喉頭位置

　前頸部における甲状軟骨の位置は，上下だけでなく，正中から左右への偏位についても評価する．相対的喉頭位置[13]（図5-1）は，側臥位で舌骨上・下筋群を最大伸張した状態で，前頸部のなかでの甲状軟骨上端の位置をランドマークまでの距離を計測して算出するものである．喉頭位置には，個人差があるが，標準的な位置からの方が嚥下運動は行いやすいため，下制位もしくは挙上位にないか確認し，舌骨上・下筋群の伸張などの効果判定にも用いることができる．

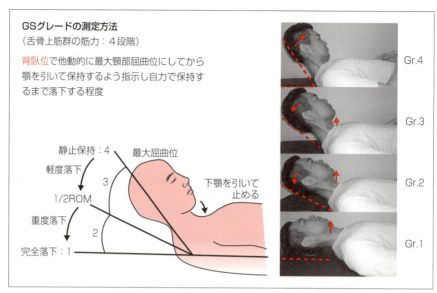

図 5-2 喉頭運動の基本要素に関する指標② (GS グレード)

②喉頭挙上筋の筋力

　GS グレード[13] (図 5-2) は，背臥位で頭部挙上し顎引き位を保持できる能力によって評価するものである．頭部挙上自体は，胸鎖乳突筋の作用であるが，顎を引いて止めるためには，舌骨上筋と舌骨下筋の共同収縮が必要であるため，顎を引いて頭部挙上位保持できるかどうかで舌骨上筋筋力の評価が可能である．

③頸部周囲筋群の筋緊張

　頸部周囲筋の筋緊張は，嚥下筋に影響を与えるため，頸部可動域，舌骨・喉頭の可動性で評価する．特に左右差については，頸部回旋・側屈可動域の左右差に反映される[18]．

④舌運動機能

　呈舌距離は，舌の運動範囲をみるため姿勢筋緊張が舌運動を阻害している程度の評価となる．協調運動ができるかが重要である．舌筋の筋力評価としては，舌圧測定が簡便である．また，舌の協調運動能力については，ボタン反復移動回数やオーラルディアドコキネシス (30 秒間でタ，カの音節を発生できる回数：計測用無料アプリあり) が用いられる．

⑤咽頭収縮筋機能

　嚥下 CT では咽頭収縮率，マノメトリーでは咽頭の嚥下圧，VF では咽頭残留の有無や量などで判断することができるが，簡便に評価できる方法はない．

一言メモ　相対性喉頭位置

相対的喉頭位置は，個別性が高く標準的数値 (若年者 0.34，高齢者 0.41) をそのまま目標値にすることはできない．嚥下時の喉頭運動を観察した際に，上方偏位のために喉頭挙上距離が少ないことが食道入口部開大や喉頭蓋閉鎖を不充分にしていると考えられる場合には，舌骨上筋群のストレッチングを行い，喉頭下降のために喉頭挙上距離が長くなり嚥下のタイミングが遅れると考えられる場合には，舌骨下筋群のストレッチングを行う．

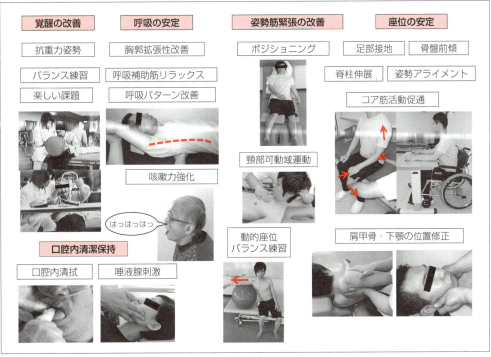

図6 全身へのアプローチ

3 全身と局所（嚥下筋）へのアプローチ

1）アプローチの進め方

まずは，現在の嚥下機能を把握したうえで，個別因子，嚥下運動阻害因子との関連性を考え，全身的な問題からアプローチを開始し，それらの因子の改善による嚥下への影響を唾液嚥下や少量の冷水嚥下などを用いて評価しながら，必要に応じて局所へのアプローチを並行して行う．また，嚥下理学療法は通常嚥下しやすい条件を整える役割を果たすため，言語聴覚士の治療時間の前に行うことが望ましい．

2）全身的なアプローチ（図6）

まずは口腔内清潔保持を図り，そのうえで覚醒の改善と呼吸状態の安定を図る．また，姿勢筋緊張の改善を図りながら，コア筋を働かせて座位が安定するように介入する．

（1）嚥下良肢位

臥床レベルで唾液誤嚥している場合，唾液を口腔外に出すために半腹臥位をとる場合がある．また，片麻痺などで嚥下側が非麻痺側であれば可能な場合，非麻痺側下半側臥位で頸部麻痺側回旋位とすれば，重力と物理的条件により，唾液誤嚥を防ぐことができる．

> **一言メモ　ベッド上ギャッジアップ座位の嚥下への影響**
>
> ベッド上でギャッジアップ座位をとる場合は，ハムストリングの短縮による骨盤後傾が生じやすく，脊柱Cカーブとなって頸椎の運動を阻害しやすくなるため注意が必要である．

食事や飲水の場合は，極力ギャッジアップ座位を避け，フロントレストで安定した座位を取らせる．また，摂食活動に影響されて非対称性を生じないよう，テーブルの高さや食具のグリップおよび使い方を考慮する．

(2) 活動水準の向上
より刺激量の多い抗重力肢位での活動を多くし，日中もベッドから降りてやることがある生活が必要である．大きな声で他者と会話する，全身運動を行い，笑うことなどが嚥下によい影響を与える．それを治療の一環と考え生活環境設定を行うよう多職種連携を行う．

(3) 座位条件の改善
骨盤前傾位保持でコアを働かせ，脊柱伸展位として頭頸部のアライメントを良好な位置に保てれば，頸部周囲筋の筋緊張も改善し，摂食時の上肢や口のリーチもしやすく，嚥下筋の活動自由度が増加する．逆に，不安定な座位を努力性に保持させる練習では，嚥下筋が姿勢保持に動員されて分離舌運動が困難となりやすい．

(4) 姿勢アライメントの修正
①頭部と体幹の位置関係の修正

嚥下時に誤嚥しにくい肢位は頸部軽度屈曲した顎引き位であり，頸部伸展位や下顎突出位は修正が必要である．片麻痺などで非対称性が強い場合にも，嚥下運動の左右差につながるため，基本的に左右対称的な姿勢にするべきである．特に，頸部側屈や回旋位は嚥下物の通過ルートにも影響を与える．

②肩甲骨の偏位の修正

舌骨下筋の一つである肩甲舌骨筋は肩甲骨に付着しているため，肩甲骨の下制や下方回旋により喉頭挙上を阻害する因子となる．必要に応じて肩甲骨のモビライゼーションやPNF (Proprioceptive Neuromuscular Facilitation)の肩甲帯パターンなどを用いてリラクゼーションおよび促通を行い，肩甲骨の位置を修正する．それでも修正困難な場合は，オーバーテーブルなどに両肘をついたフロントレストの対称的肢位をとらせて対応する．

③下顎の偏位の修正

舌骨上筋が喉頭挙上に働くためには下顎が閉じることが必須であるため，開口位保持となり閉口できない場合は問題である．この状態になると口腔乾燥や舌根沈下なども生じやすくなり唾液誤嚥から誤嚥性肺炎を発症する危険性が大きくなる．姿勢筋緊張の影響を考慮した姿勢をとらせ，後頸部の頸部伸展筋群と舌骨上筋前方要素の筋群に対して筋膜リリースを行い，下顎の位置を徒手的に修正して閉口した軽度頸部屈曲位をとらせる．

左右への偏位については，通常でも下顎は左右に偏位していることが多いため，一側偏位が開口や咀嚼，喉頭運動に悪影響を与えているか評価して，必要に応じて側頭筋の筋膜リリースなどを行い対応する．

(5) 呼吸条件の改善
座位姿勢でコアがきちんと働くことで，姿勢と呼吸の分離が可能となる．頸部・肩甲帯などの筋緊張の影響が胸郭運動にも影響を与えるため，上肢帯の運動から胸椎伸展および胸郭拡張性を引き出していく．深い呼吸パターンとなれば，嚥下による外乱への対応能が増えるだけでなく，誤嚥時の喀痰の排出力強化にもつながる．呼吸筋筋力強化によって嚥下筋の強

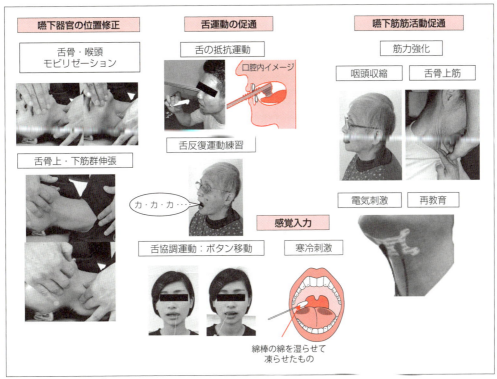

図7　局所へのアプローチ

化にもつながるという報告もあり，誤嚥後の排痰を行う対症療法的な呼吸理学療法だけではなく，積極的に嚥下状態をよくする呼吸理学療法は嚥下理学療法の一部である．

(6) 摂食嚥下環境の設定

上記のように，摂食時の座位姿勢の設定（シーティング）が重要であるが，それ以外にも注意・集中できる環境が必要なケースもある．座位が安定し，目の前の食事に集中できる状態にすることだけでなく，介護者の位置と介助方法が摂食嚥下活動に影響することを知る必要がある．介護者が健常側から摂食介助を行えば，対象者は健常側に頸部を回旋したままとなりやすくなり，スプーンが上方から口に向かえば頸部伸展位で摂食することになり，相手の動きを待たずに他動的に口まで運べば能動的摂食にならず，一連の活動のスイッチは入りにくい．つまり，なるべく正中からアプローチし，スプーンの上の食塊を対象者に確認させながら口に向かって接近し，直前で静止して対象者の口のリーチを引き出すようにアプローチする．このように介護者自体が環境として影響を与えていることを自覚する必要がある．

3) 局所的なアプローチ（図7）

まず，口腔内の清潔保持を確認したうえで，嚥下各器官の位置関係を修正し，感覚入力などを行いながら舌運動，喉頭挙上筋群，咽頭収縮筋に対する筋機能向上や筋の再教育などを行う．

(1) 口腔内清潔保持および機能的口腔ケア

口腔内の清潔は，唾液誤嚥時のリスク管理として重要であり，運動療法前に必要に応じて口腔内の清拭を行う必要がある．また，その際に機能的口腔ケアとして口腔内細菌叢の正常

化のために唾液分泌を促し，同時に口腔内感覚入力や舌運動促通を行うことができる．
・口腔清拭：ゴム手袋をはめ，消毒液を使用せずに水を含ませたガーゼや専用の舌ブラシを用いて行う．必要に応じてバイトブロックを用いて開口位を保持して行う．
・口腔乾燥への対応：耳下腺および顎下腺に対する唾液腺刺激を行い，唾液分泌を促す．それでも湿度が不充分な場合は，口腔保湿液や人口唾液などを用いることもできる．
・機能的口腔ケア：口腔清拭を行いながら指やブラシで舌に抵抗を加えて押し返させることや，こちらの指の動きに舌を追従させる方法などがある．

(2) 舌骨，喉頭のモビライゼーションと舌骨上・下筋群の伸張による喉頭位置修正

舌骨上・下筋群の短縮により，舌骨および喉頭が偏位するため，徒手的に伸張する．舌骨と喉頭をセラピストの指で把持して，上下左右にモビライゼーションを行い，左右差を判別しながら差の改善を図るよう他動的に動かす．また，相対的喉頭位置から上下の位置を判定し，オトガイもしくは胸骨を固定して，舌骨を中間位置に戻すよう徒手的に動かす．

(3) 舌骨上筋群の筋機能向上練習

側臥位で顎を最大に引いた位置でオトガイ部に指を入れ，顎を胸から弧を描いて引き離す方向に徐々に動き出す直前の強度で抵抗を数秒間かけて加える顎引き抵抗練習を行う．この際に息を吐きながら行うように指示し，最大抵抗を加えて5回程度の抵抗運動を行う．

対象者本人が自分で行う場合は，座位で顎を充分に引いた状態で親指をオトガイ部に挿入し，強く引き出すように抵抗を加えて保持させるよう指導する．これにより，理学療法時だけでなく一日に数セット行うことができ，効果的に強化することが可能である．

この運動方法では，抵抗の加え方により多様な効果を狙うことが可能であり，顎に対する抵抗を加える際の初期スピードを早めることで，運動スピードを上げることにもつながる．また，顎引き位で強く収縮できるようになれば，顎水平位から顎を引く運動を許しながら強く抵抗を加える求心性収縮練習に切り替えて，より嚥下時に近い顎位での求心性収縮に近づけることもできる．

📝 一言メモ　舌前方保持嚥下練習

舌前方保持嚥下練習[15]は，舌がん術後の患者が代償的に咽頭収縮力を高めて嚥下していることを応用して，舌を前歯で挟みそのまま空嚥下して咽頭収縮力を高める方法として行われている．1セッションに6～8回，一日3セットで徐々に挺舌を強めた状態にしていく．

📝 一言メモ　嚥下筋に対する電気刺激療法

嚥下筋に対する電気刺激療法の代表的なものとして2001年にFreed[16]らが開発したVital Stim®があり，その後エビデンスありとされて国内にも導入されているが，舌骨上筋を表面電極法で80 Hzの周波数で57秒間刺激して収縮力を高めるプロトコルを採用しており，理学療法士としては使用波形，周波数，刺激時間などには疑問を感じる点がある．2007年にLudlow[17]らは，表面電極法のため広頚筋などを刺激し喉頭が下制するケースがみられたことを報告し，針電極で舌骨上筋に機能的電気刺激を行う方法を報告した．これは，嚥下のタイミングに合わせて自分で刺激のトリガースイッチを入れる方法で，電気刺激自体が入らなくても嚥下のタイミングに合わせてスイッチを入れることだけでも効果があったと報告している．

(4) 舌筋群および咽頭収縮筋の筋機能向上練習

舌筋には，形状を変化させて食塊形成に働く内舌筋，位置を変化させて送り込みや舌根後退による嚥下圧を高める外舌筋がある．舌口蓋閉鎖圧と舌根後退力の強化は嚥下圧産生に必要であり，舌音の反復運動による運動スピード向上と，舌によるボタンの左右移動練習による協調性向上は食塊形成および口腔内移送に必要である．

舌圧測定器のプローブを用いて舌圧値をフィードバックしながら行うこともできるが，さらに安価なペコぱんだ（JMS社製）を用いて練習することができる．プローブを引き出す方向に抵抗を加えて引き出されないよう保持させると，舌根後退力と共に咽頭収縮力も強化できる．これは舌前方位保持練習と同様の原理を用いている．

(5) 嚥下筋に対する電気刺激療法

摂食嚥下リハビリテーションで用いられる電気刺激療法は，治療的電気刺激と機能的電気刺激があり，治療的電気刺激にも痙縮の抑制や嚥下中枢の賦活化（3 Hz）を目的にしたものと，嚥下筋筋力強化の補助手段としてのものがある．表面電極による嚥下筋の刺激については，喉頭挙上の主動作筋であるオトガイ舌骨筋が一番深層にある筋であることから疑問視される向きもあるが，適切な波形や刺激時間を検討して対象者の練習量を増やすためのアイテムにできないか理学療法士の視点で検討する必要がある．

理学療法士はこれまで摂食嚥下に関する認識が低く，下肢・体幹機能の向上や起居移動動作などの基本動作能力の向上に邁進してきた．動くための基本である栄養，生物としての最も基本的な活動である摂食嚥下についての理解を高めて，運動学の知識やそれに基づく運動療法を摂食嚥下にも適用していく必要がある．姿勢や呼吸といったこれまでも注目してきたものが，摂食嚥下にどのように関わっているのかを知ることで，摂食嚥下のためになるアプローチに変化させることが可能である．

理解すべき臨床キーポイント

- 嚥下理学療法の基礎は，摂食嚥下のメカニズムとそれに関与する運動要素に関する知識である．嚥下筋の運動学と運動療法介入するための視点を養う．
- 嚥下運動障害の捉え方と嚥下運動阻害因子について知る．
- 嚥下理学療法における基本的介入方法について知る．

吉田　剛

●引用文献

1) TW Myers：アナトミートレイン，第3版．医学書院，2016．
2) RL Shultz, et al：エンドレス・ウェブ．市村出版，2010．
3) 吉田剛・他：脳血管障害による摂食・嚥下障害の評価と理学療法．PT ジャーナル38；259-268, 2004.
4) 鈴木隆雄監修：サルコペニアの基礎と臨床．真興交易医書出版部，2011．
5) 大熊るり・他：摂食嚥下障害のスクリーニングのための質問紙の開発．JSDR6：3-8, 2002.
6) 日本摂食嚥下リハビリテーション学会医療検討委員会編：摂食嚥下障害の評価（簡易版），2015．
7) 才藤栄一・他監修：摂食嚥下リハビリテーション，第3版，医歯薬出版，2016．
8) Kunieda K ,et al：Reliability and validity of a tool to measure the severity of dysphagia. The Food Intake LEVEL Scale. J Pain Symptom Manege 46：201-206, 2013.
9) 小山珠美編：口から食べる幸せをサポートする包括的スキル第2版：KTバランスチャートの活用と支援．医学書院，2017．
10) Rubenstein LZ, et. al：Screening for Undernutrition in Geriatric Practice：Developing the Short-form Mini Nutrition Assessment（MNA-SF）. J Gerontol A Bio Sci Med Sci 56：M366-372, 2001.
11) 日本理学療法士協会編：生活の広がりを生み出すアプローチ：高齢者のイキイキとした地域生活づくりを支援するアセスメントセット E-SAS．平成19年度老人保健事業推進費など補助金事業．
12) McHomey CA, et al: The SWAL-QOL outcomes tool for oropharyngeal dysphagia in adults: I. Conceptual foundation and item development. Dysphagia15; 115-121, 2000.
13) 吉田剛・他：喉頭位置と舌骨上筋群の筋力に関する臨床的評価指標の開発およびその信頼性と有用性．JJDR7：143-150, 2003.
14) 吉田剛・他：脳血管障害による嚥下運動障害者の嚥下障害重症度変化と嚥下運動指標および頸部・体幹機能との関連性．日老医誌 43：755-760, 2006.
15) Fujiu M, et al.: Effect of a tongue-holding maneuver on posterior pharyngeal wall movement during deglutition. Am J Speech-Lang Pathol 5：23-30, 1996.
16) Freed ML, at el：Electrical stimulation for swallowing disorders caused by stroke. Respiratory Care 46：446-471, 2001.
17) CL.Ludlow, et al: Effect of surface electrical stimulation both at rest and during swallowing in chronic pharyngeal dysphagia. Dysphagia 22：1-10, 2007.

第12章 脳卒中の嚥下理学療法

　脳卒中は摂食嚥下障害を引き起こす代表的な疾患である．病巣部位による神経学的な症状だけでなく，片麻痺の影響で二次的に生じる姿勢や，活動の非対称性と呼吸機能低下などが嚥下運動阻害因子となり，さらに障害を増悪させる原因となるため注意が必要である．基本動作の習得を行う前または併行して，基本的運動療法として摂食嚥下をしやすい全身状態を整える役割を果たすことがチームアプローチのなかで求められる．

1 脳卒中による嚥下障害

1）脳卒中の嚥下障害の特徴

　脳卒中では，その病変部位によって延髄や大脳皮質にある嚥下中枢自体が障害される場合，嚥下筋を支配する脳神経病変による球麻痺（Wallenberg 症候群など），延髄の両側性上位運動ニューロン病変による偽性球麻痺，一側性障害でもダイアスキーシスの影響で生じる一過性嚥下障害など様々なタイプの嚥下障害がある．さらに，高次脳機能障害やうつによる摂食障害，口部顔面失行，口腔咽頭内の感覚障害による嚥下運動障害，意識障害による摂食嚥下障害，パーキンソニズムによりドーパミン作用不全で嚥下反射が減弱する場合などもあり，対象者がどの原因（複数原因が多い）で摂食嚥下障害をきたしているのかを判別する必要がある．

　脳卒中者は，発症早期には約7割に嚥下障害がみられ，1カ月以内にその9割が消失すると言われている．初期に誤嚥が認められる場合は，経管栄養や経静脈栄養となり，経口摂取は安全性が確認されてからの開始となる．しかし，唾液は常に誤嚥する危険があり誤嚥性肺炎発症のリスクがあるため，超早期からの嚥下への対応は不可欠である．一過性障害の場合には，消失までの期間に誤嚥し，熱発などによりリハの進行を妨げることや誤嚥性肺炎による生命の危険を脅かすことのないよう，ポジショニングや代償的嚥下法の適用が検討される．口の廃用を予防し，早期リハビリテーションに耐えうる栄養量の確保ができるように段階的摂食練習が行われる．しかし，近年，高齢者では禁食中に嚥下筋のサルコペニアが生じてサルコペニア嚥下障害に移行する危険があるため，高齢脳卒中者では，2日以上禁食にせず，早期から安全に経口摂取させるアプローチが必要となっている（図1）．

　また，水分や食事を経口摂取しなくても，体動に伴い唾液を誤嚥する場合が多いため，理

キーワード　脳卒中による嚥下障害の特徴，嚥下運動阻害因子，座位姿勢へのアプローチ

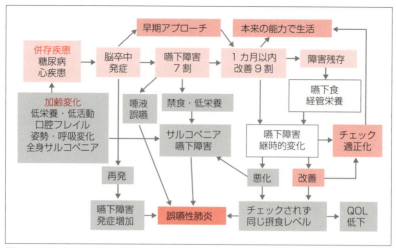

図1 脳卒中者の摂食嚥下障害の継時的変化

学療法士は早期リハビリテーションのなかで姿勢・呼吸と嚥下の関係を知り，唾液誤嚥を防止するとともに嚥下運動の改善に寄与できるように運動療法を行うべきである．

麻痺性構音障害がみられる場合には，舌運動障害により誤嚥危険度が高くなるため，素早い反応が必要な水分や咀嚼を必要としてまとまりにくい食塊には注意深い対応が必要である．

また，発症原因にもなりやすい糖尿病や心疾患を併存している場合も多く，再発リスクも高いことから，一度回復しても多発的に小梗塞などを引き起こし，摂食嚥下機能が継時的に変化する可能性が高いことをふまえてフォロー観察体制の整備が必要である．

2）脳卒中者の嚥下障害における二次的因子の影響
（1）片麻痺の影響（図2b）

脳卒中片麻痺では，その運動麻痺や感覚障害の程度が運動や姿勢の左右差に影響を与える．座位姿勢では，上肢麻痺の程度が重度もしくは屈筋群の筋緊張が高い場合は，上肢の重みと大胸筋の高緊張により肩が下がり，胸郭が押しつぶされて胸郭拡張性が低下し，拘束性換気障害を引き起こしてあ呼吸機能が低下すると同時に肩甲骨位置も外転＋上方回旋位に偏位しやすくなる．座位保持も不安定なため，努力性の姿勢保持となり，舌骨下筋群は緊張を緩めることができず，体幹に対する頭頸部のアライメントがずれることで頸部筋の筋緊張は高まり，嚥下筋である前頸筋群も非対称性に緊張することで喉頭位置も偏位する．

📝 一言メモ　嚥下障害重症度と運動要素との関係

発症1カ月程度で嚥下運動障害を有する脳卒中患者96名の嚥下障害重症度と各種運動要素との関係をみると，重度者（31名）は，中等度群（41名），軽度群（24名）に比べて，体幹機能および舌骨上筋筋力（GSグレード）が低く，頸部可動域制限（側屈と回旋）も強く，運動麻痺も重度であった．また，生活活動レベルも低く，努力性呼吸や円背をもつ割合が高かった[1]．

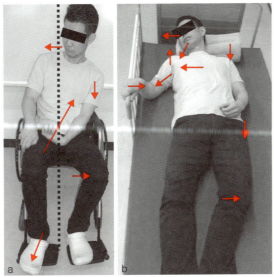

図2 片麻痺者の非麻痺側活動が姿勢に及ぼす影響
a．車椅子上座位では，非麻痺側下肢の伸展活動でバックレストに押しつけて安定をはかるため麻痺側に姿勢が崩れ，頸部の非対称性も強まる．
b．ベッド上背臥位では，安定を求めて非麻痺側上肢で柵を引くことで，麻痺側上・下肢と頸部のアライメントに悪い影響を与える．

（2）加齢変化の影響

　脳卒中者には高齢者が多いことから，生活活動性の低下を背景に円背などの姿勢変化や呼吸機能低下，喉頭位置の下制，オーラルフレイル，サルコペニアなどの状態が発症前からあり，それに脳卒中の影響が重複している場合が少なくない（図1）．

（3）急性期の環境不適応による影響

　発症直後から，臥床時にも麻痺側背部の支持面からの床反力が感覚しにくくなり，麻痺側半身が床方向に引き込まれるような不安定感を感じると，無意識のうちに非麻痺側上肢でベッド柵につかまり，引き寄せる方向に力を入れてバランスをとりたくなる．この非麻痺側上肢の引く活動は，連鎖的に頸部筋の筋緊張に左右差を生み，誤嚥の危険性を高める．

　理学療法士は，早期離床のために最初に座位をとらせて，不安定な状態で抗重力伸展活動を経験させる職種である．この際に，麻痺側の状態に対する認識や左右差が生じた状態での座位経験が乏しい対象者は，殿部から感覚するはずの床反力情報の左右差，接地した麻痺側

一言メモ　頸椎固定の影響

Stambolisらは，2003年に3種類の頸椎装具を健常若年者に装着させて，頸椎固定が嚥下に与える影響についてVFを用いて調査した．82％に何らかの嚥下への影響がみられ，47％に嚥下反射開始遅延，59％に咽頭残留量増加，23.5％に喉頭進入する食塊の流れがみられたと報告している[2]．長座位により背側の筋群が伸張しきった状態に置かれることで，装具着用と同様の頸椎固定効果が生じると考えられる．

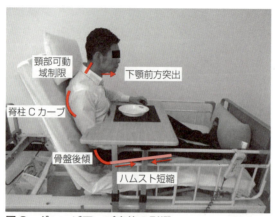

図3 ギャッジアップ座位の影響

下肢から骨盤までの運動連鎖の消失,重い上肢帯により,麻痺側前方へ傾斜しやすい状態となり,非麻痺側伸展方向に努力性に引き起こして保持することをすぐに学習してしまう.最初に起こして座位をとらせていく際に,対象者に片麻痺状態への適応をどのように経験してもらうかでその後の身体イメージは大きく変化してしまい,座位保持時の努力性の姿勢筋緊張が嚥下運動にも影響を与える(図2b).

(4) 初期の嚥下時ギャッジアップ座位姿勢の影響

座位姿勢保持能力が低い場合,簡便なギャッジアップ座位が多く用いられる.早期離床目的でも病棟で長時間ギャッジアップ座位をとらされることが多く,片麻痺者の場合は非麻痺側活動により非対称性または下方に崩れる時間は早く,不良肢位のままで保持すると唾液誤嚥する危険性は高くなる.また,初期の水分摂取や食事の開始はギャッジアップ座位で行われることが多く,ハムストリング短縮による骨盤後傾と脊柱Cカーブ,その状態で頸部伸展するため下顎突出位になりやすくなる(図3).嚥下時には,ごくわずかの頸椎の分節的活動が必要であり,これが阻害されたまま嚥下すると誤嚥の危険は高まる.

(5) 回復期のADL重視が招く活動の非対称性増加による影響

日常生活場面における指導のなかで,自立度重視で麻痺側肢の動作時参加を経験しないまま代償中心の指導がなされた場合には,抗重力下で非麻痺側中心の努力性活動が積み重ねられ,頸部体幹筋活動の非対称性が嚥下筋活動にも悪影響を与え,経時的に悪化させていく.全身的な活動性は増えても,不使用により局所的な活動性は低下し,非対称性が増大していくことが問題である.目の前のADL自立度だけでなく,今後の人生における機能低下をど

一言メモ　発症からの時期別にみた脳卒中による嚥下運動障害の特徴

虚弱高齢者(17名)と嚥下障害のない急性期脳卒中者(18名)と生活期脳卒中者(20名)に比べて,急性期脳卒中の嚥下運動障害者(46名)は,相対的喉頭位置の測定指標であるオトガイ・甲状軟骨間距離(GT)が短縮した.また,舌骨上筋力の指標であるGSグレードの低下,頸部伸展と回旋可動域低下がみられ,生活期脳卒中の嚥下運動障害者(32名)では,甲状軟骨-胸骨上切痕間距離(TS)が短縮し,相対的喉頭位置の低下とGSグレード低下,頸部屈曲と側屈制限がみられた[3].急性期は臥位での不適応の影響,生活期では不良姿勢での長時間座位の影響が出ていると考えられた.

表1 脳卒中治療ガイドライン2015にみるエビデンス

<栄養>
発症後7日以上充分な経口摂取が困難な場合→早期から経腸栄養開始が勧められる（B）
発症後数週間は経鼻胃管（NGT）が勧められる（B）発症28日以上経腸栄養必要なら胃瘻を考慮してよい（C1）

<体位>
低酸素血症，気道閉塞，誤嚥，頭蓋内圧亢進がある場合は15-30度の頭位挙上を考慮してよい（C1）
主幹動脈閉塞や高度狭窄がある場合は水平仰臥位を取ることを考慮してよい（C1）

<対症療法・嚥下障害>
飲食や経口服薬開始前に嚥下評価する
水飲みテストが有用，さらに必要な場合VF，VEで確認（B）
誤嚥リスクが高い場合は，嚥下機能回復のためのリハを実施し，NGチューブや胃瘻で栄養補給（B）

<誤嚥性肺炎予防>
ACE阻害薬，シロスタゾール，アマンタジン投与を考慮してよい（C1）＝保険適応外

<急性期リハ>
高血糖・低栄養・痙攣発作・中枢性高体温・深部静脈血栓症・血圧変動・不整脈・心不全・誤嚥・麻痺側無菌性関節炎・褥瘡・消化管出血・尿路感染症などの合併症に注意する（B）

<回復期リハ>
移動・セルフケア・嚥下・コミュニケーション・認知など複数領域障害が残存する場合，より専門的集中的に回復期リハを行う（B）

<嚥下障害に対するリハ>
1. 急性期の70％の嚥下障害：嚥下スクリーニング検査（RSST，嚥下誘発テスト，水飲みテストで総合的判断），VF・VEを適切に行い，栄養摂取経路や食形態を多職種連携して包括的に介入する（A）
2. 経口摂取が困難な場合，発症7日以内に経管栄養を開始した方が末梢点滴のみ継続より死亡率が低い（B）発症1か月後も経口困難な場合は胃瘻栄養管理（B）
3. 頸部前屈・回旋，咽頭冷却刺激，メンデルソン手技，息こらえ嚥下，頸部前屈体操，バルーン拡張法などの間接訓練は，改善あり包括的介入として行う（B）※表面電気刺激，tDCS，RTMS，輪状咽頭筋切開，ボトックス療法についても報告あり

のように予防するかといった視点からも理学療法が行われるべきである．

（6）生活期の活動範囲低下や継時的変化による影響

片麻痺者の場合，歩行可能となっても長距離移動に必要な体力の不足，屋外での不整地歩行に耐えうるバランス能力，屋外に出るまでの段差など環境的バリアの影響もあり，生活のなかで活動できる範囲は，退院後に徐々に自信をつけて拡大できなければ，年々狭くなっていく．これにより，外出して他者と会話することや，外食する機会は減少し，オーラルフレイルが進行する．また，転倒不安や環境適応能力の低下で動作時の筋緊張は高まり，麻痺側の異常筋緊張へと発展しやすくなる．頸部の硬さや肩甲骨の偏位などが強まることで嚥下筋の活動をさらに阻害しやすい状態になる．

一言メモ　積極的なリハビリテーションアプローチを行った場合の指標変化（縦断研究）

入院中の脳卒中による摂食嚥下障害に対して積極的なリハビリテーションアプローチを行って経時的変化をみた場合，経時的変化を追えた59例中，改善群（30例）では体幹機能向上と頸部伸展および回旋可動域の改善がみられ，悪化群（6例）では体幹機能低下と相対的喉頭位置の上昇がみられた．不変群（23例）では指標変化がなかった．頸部体幹機能が嚥下機能に影響を及ぼし，喉頭位置が上昇して問題になる者がいることがわかった[4]．つまり，嚥下筋力強化や頸部体幹機能の向上を図ることで改善の可能性を確かめると同時に，悪化防止のために相対的喉頭位置が変化することや頸部体幹機能低下を予防することが大切である．

表2 脳卒中の摂食嚥下障害に対する理学療法評価表

1．神経症状および全身状態の評価
病巣部位の確認と予後予測
①意識障害：Japan Coma Scale ②高次神経障害：注意障害・動作遂行障害・認知機能障害
③感覚障害：嗅覚・味覚・触覚（舌後1/3，軟口蓋，咽頭）④呼吸状態：熱発・痰・咳嗽・努力性呼吸
⑤栄養状態：MNA-SF，サルコペニアの有無 ⑥心理・精神面：うつ・食欲低下など
2．摂食状況
①栄養・水分・服薬方法：点滴・経管・経口（練習・実用レベル），トロミ条件，粉剤・錠剤・カプセル
②摂食環境：座位姿勢・使用器具は適切か
③嚥下状況：FILS・誤嚥頻度・咽頭残留（嗄声・複数回嚥下）・1回摂取量・摂食量・所要時間・SPO$_2$変化
④有効な代償法：姿勢調節・食物形態・一口量・代償的嚥下法
⑤リスク：口腔内の清潔保持・食物残渣・誤嚥性肺炎
3．摂食嚥下障害の有無と程度
①スクリーニングテスト：反復唾液嚥下テスト（RSST），改訂版水飲みテスト（MWST），食物テスト（FT）
②嚥下障害の病態重症度分類（DSS）
③画像による評価：脳画像による予後予測・VF・VE・超音波エコー検査などの所見
4．嚥下運動障害の評価
①頸部・体幹機能：NTP stage・座位保持（姿勢・能力）・上肢操作
②頸部可動性（ROM）：屈曲・伸展・回旋・側屈
③喉頭運動指標：相対的喉頭位置・GSグレード・喉頭挙上距離
④舌運動指標：可動性（呈舌距離）・協調性（舌音の構音・オーラルディアドコ・ボタン移動）・筋力（舌圧測定）
5．アプローチによる変化：条件変更や治療に対する反応から原因を推定（代償的嚥下法の効果を含む）
6．評価の要約
　・問題となる摂食嚥下障害の時期：先行期・準備期・口腔期・咽頭期・食道期
　・嚥下障害の原因：意識障害・高次脳機能障害・感覚障害・運動障害
　・問題となる運動要素：
　　全身①座位姿勢 ②上肢操作 ③呼吸状態
　　局所①開口 ②口唇閉鎖 ③頬の緊張 ④下顎と舌の分離 ⑤舌運動 ⑥軟口蓋挙上 ⑦咽頭収縮 ⑧喉頭挙上
　　　　⑨喉頭蓋閉鎖 ⑩食道入口部開大

3）脳卒中治療ガイドライン2015にみるエビデンス（表1）

　脳卒中治療ガイドラン2015では，急性期治療のなかに栄養管理方法や体位に関する記述があり，誤嚥性肺炎予防および回復期にかけて治療対象とすべき合併症として，摂食嚥下機能が重要な位置づけであると記されている．多職種が連携しながら嚥下スクリーニング検査を行い，機能に合った食形態を選択し，嚥下反射促通，喉頭挙上練習，バルーン拡張法，姿勢効果，代償的嚥下法などの嚥下リハビリテーション手技を包括的に行うことが推奨されている．

2 脳卒中者に対する嚥下理学療法評価（表2）

　脳卒中者に対する早期理学療法を開始する際には，初期に誤嚥性肺炎を起こす危険性が高いことから，必ず摂食嚥下に関する情報収集と評価を行う必要がある．通常の摂食嚥下機能の評価に加えて，脳卒中片麻痺によって生じやすい嚥下運動阻害因子についてもチェックが必要である（図4）．

1）通常の摂食嚥下評価

　全身状態として低栄養および脱水状態が生じている場合が多く，嚥下筋を含めてサルコペニアが生じている場合があるので，まずは栄養状態をチェックする．また，失語症や失行症

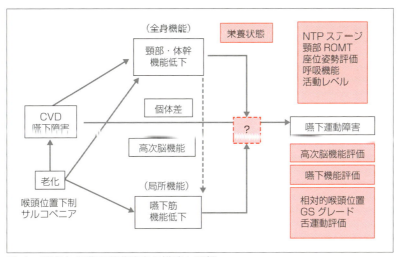

図4　脳卒中の嚥下運動障害の構造と評価

などの影響で口頭指示にうまく従えない場合があることも先に考慮する．

　自然に行う唾液嚥下を観察して，むせの有無（むせのない誤嚥が40％程度存在するので注意），嚥下時の喉頭挙上低下（1横指以下），咽頭残留および気道侵入（頸部聴診）が生じているかをチェックする．唾液誤嚥している場合は，呼吸音で湿性ラ音が聴取され，発語時の湿性嗄声，熱発などがみられる．開口や挺舌の指示が入る場合は，舌偏位，舌苔，口臭，舌音（タ行，カ行，ラ行）の構音などをチェックして舌運動機能低下，口唇破裂音（パ）で口唇閉鎖の確実性低下の徴候を確認する．簡易嚥下誘発試験は医師が行うもので，咽頭に直接少量の水分を滴下し，嚥下反射が生じるかをみるものであり，口腔の問題との判別を行うことができる．また，反復唾液嚥下テストや改訂水飲みテスト，必要に応じてVF検査を行い，液体嚥下および咀嚼嚥下時の食塊移送と嚥下のタイミングおよび舌運動，咽頭収縮，喉頭挙上運動，咽頭残留，誤嚥などの情報を得る必要がある．

　また，早期に生じやすい誤嚥性肺炎のリスクについての評価は，最近ではアルゴリズムが考案されているのでチェックする[5]（図5）．

2）脳卒中者の特徴をとらえた評価
(1) 嚥下障害を引き起こす原因病巣
　画像から責任病巣を特定すると同時に脳神経検査を行い，球麻痺（延髄嚥下中枢）および偽性球麻痺（両側性上位運動ニューロン障害）が生じていないかを確認する．それと同時に予後予測にもつなげて考える．

(2) 意識レベル（注意・覚醒水準）の評価
　JCS1桁でないと経口摂取は開始できず，開始時に1桁でも時間経過でレベルが低下することも多いため，変動する場合には変動幅と一番低下した状態を評価する．注意障害についても口腔内の食塊の状態に注意が向くか，注意が逸れても摂食嚥下活動が滞らないかなど誤嚥の危険につながる面を評価する．

(3) 高次脳機能障害の有無
　特に失語症や口部顔面運動失行などがある場合，意識的に嚥下をコントロールさせようと

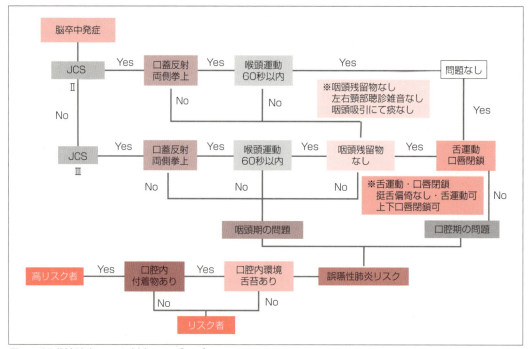

図5　誤嚥性肺炎リスク判定アルゴリズム　　　　　　　　　　　　　　　　　　　　　　　　　　　　　（文献5を改変）

アプローチする際に危険が生じることがあるため，確認が必要である．

(4) 脳卒中後の嚥下障害についての総合的評価

　急性期脳卒中患者の嚥下障害重症度と誤嚥リスクの総合的評価として，Mann Assessment of swallowing Ability（MASA）が用いられる．これは覚醒・協力・言語理解・呼吸・嚥下後呼吸数・失語症・失行症・構音障害・流涎・口唇閉鎖力・舌運動・舌筋力・舌協調性・食塊形成・咽頭反射・軟口蓋運動・食塊クリアランス・口腔移送・咳反射・随意的咳・発声・気管切開・咽頭相・咽頭反応の24項目を3〜5段階で評価し，200点満点中177点以下で嚥下障害を疑うものであり，総合点で評価する．12項目100点満点に簡易化した修正版も出されている[6]．

(5) 嚥下運動阻害因子の評価

　運動麻痺の程度と頸部・体幹機能によって，座位姿勢の非対称性の程度や呼吸機能（胸郭拡張差，1秒量）にも影響を与える．これらの影響で生じる頸部筋の硬さは嚥下時の喉頭運動および舌運動を阻害するため頸部可動域で評価する．脳卒中者の体幹機能はNTPステージ[7]で評価することができる．片麻痺の喉頭位置は，非対称性にも偏位しやすいが，相対的喉頭位置では上下方向の評価しかできないことに留意すべきである．また，舌骨上筋の筋力（GSグレード）は，片麻痺者の不使用による体幹機能低下の影響も受ける可能性があるため，胸郭を下制する方向に固定してから測定する場合もある．また，舌の動きは咽頭の動きとも連動するため嚥下にとって重要であり，様々な運動要素（表2）について評価する．

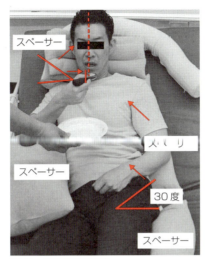
図6 嚥下の良肢位

3 脳卒中者に対する嚥下理学療法

　脳卒中に対する理学療法は超早期から開始されるが，全身面に対するアプローチを行い嚥下運動しやすい状況を準備してから，嚥下の局所機能に対するアプローチを行う．この際に，理学療法の役割は嚥下機能に留まらず，基本動作の獲得が大きな割合を占めるため，嚥下機能への貢献を考慮しながら全身面へのアプローチを行うことがポイントとなる．

1）急性期
(1) 嚥下良肢位の指導による誤嚥防止
　臥床している場合，嚥下器官の運動は，重力方向と口腔の角度との関係，枕の高さによる前頸部の狭さなどの影響で充分に行えず，唾液も重力方向に流れ落ちる．頸部回旋により，向いた側の梨状陥凹は物理的につぶされ，非回旋側を通過するため，片麻痺者によくみられる非麻痺側頸部回旋位は，嚥下物が麻痺側通過となり危険である．非麻痺側半側臥位で頸部麻痺側回旋位をとってもらうことで，唾液を非麻痺側に誘導可能であるため，嚥下の良肢位として用いられる（図6）．また，頸部伸展位や開口位を避け，夜間の唾液誤嚥の危険度が高い場合は，半腹臥位として口腔外に唾液を流出させる場合もある．舌根後退による睡眠時無呼吸などがある場合は，唾液嚥下と呼吸のパターンのずれが生じて危険なため，舌骨上部を圧迫するなどの対策をする場合もある．

(2) 座位保持能力向上のための運動療法（図7）
　片麻痺者の非対称性座位姿勢は，麻痺側足底の接地およびそこから骨盤までの運動連鎖の欠落，麻痺側上肢の重さなどが原因となりやすい．Puppy positionまたは机上両肘立て位での麻痺側肩関節荷重による対称姿勢保持と肩甲帯周囲筋の促通を行う．また，足底接地面を広げて，足底や股関節に向けて圧縮を加えて麻痺側下肢が接地面から床反力を感じられるように座位での刺激を行う．その際に上肢用装具などを使用して体幹の対称性を維持して行うことがポイントである．また，対称的な起立着座練習のなかで，コア筋の促通を行い，片脚立位から交互歩行へと進めることが嚥下筋の活動のためにもなる．コア筋の促通としては，

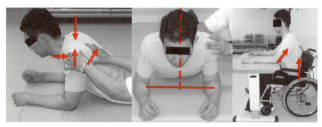
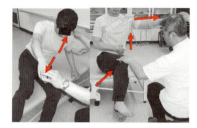

Puppy Position での麻痺側上肢荷重　　　　　　　　　　　　活動を通したコア筋の促通

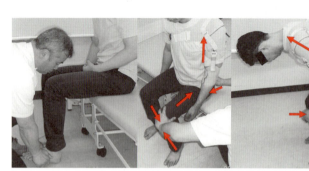
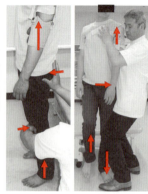

足底接地面の拡大　　　麻痺側下肢を両側活動と交互活動で支持させ姿勢を対称化

図7　座位保持能力向上のためのアプローチ

麻痺側からの起き上がりや座位での足組み動作などを通してアプローチする場合もある．

(3) 呼吸予備力向上のための胸郭拡張性向上練習

片麻痺者の場合，上肢屈筋群の緊張が呼吸を阻害する因子となるため，胸椎伸展を伴う上肢帯のモビリゼーション，両下肢の外転運動や左右反復回旋などの動きを通して胸郭拡張性の向上を図る．また，スクイージングなどの呼吸理学療法手技を用いて呼吸予備力を高め，嚥下 - 呼吸パターンにおける調節能力を高めることが大切である．

(4) 頸部可動性および喉頭，舌骨可動性拡大運動（図8）

脳卒中者の場合，頸部筋の過緊張はバランス障害や非対称活動の結果生じていることが多く，他動的頸部可動域練習を行うだけでなく，より対称的活動を求めて麻痺側の動作参加を促した基本動作練習を通して改善させる必要がある．

(5) 嚥下筋機能改善のための運動療法

嚥下理学療法ポイントで述べたように，嚥下筋に対して理学療法手技を駆使して向上を図ることができるが，脳卒中者の場合は，特に息こらえによる血圧上昇のリスクが高いため注意が必要である．また，嚥下筋にアプローチして嚥下のパフォーマンスに改善がみられるかは，即時効果として唾液嚥下や少量の冷水（口腔内清潔が条件）の嚥下で確認する．

2) 回復期

この時期に摂食嚥下障害が残存している場合は，今後も障害が残る可能性が高い．必要な栄養が安全に経口摂取できる代償的嚥下法や食形態などの条件を整えることと同時に，嚥下食でない食形態に移行できる改善が得られるか，挑戦的にアプローチを行う時期である．

また，経口摂取は危険性が高いため，胃瘻などの方法がとられた場合でも，楽しみレベル

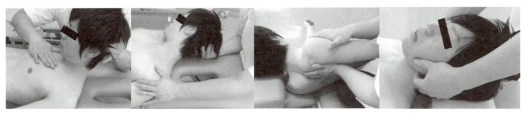
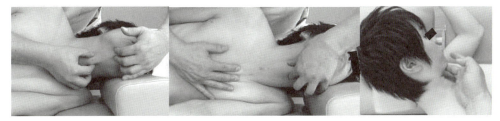

　他動的頸部可動域運動　　　　　肩甲骨のモビリゼーション　　　　下顎位置の修正

　　舌骨上・下筋群の徒手的伸張　　　　　　　　　　　　　　　顎引き抵抗運動

図8　頸部・体幹・下顎・嚥下筋へのアプローチ

の経口摂取の可能性を探り，継時的変化を観察することがQOLのためにも必要である．

(1) 活動性向上により生じた異常筋緊張亢進に対するリラクセーション指導
　活動量が増加すると，非対称性活動によって生じる筋緊張亢進は避けられない面があるが，自己チェックおよび自己抑制する方法についても生活のなかで指導することが大切である．

(2) さらなる頸部・体幹機能向上へのアプローチ
　麻痺側上下肢をいかに活動に参加させるか，コアを活性化させて動作を安定化させ非対称性を最小限にするかで，今後の嚥下への影響は大きく変わることに留意すべきである．

(3) 喉頭位置の正常化および嚥下筋力強化による喉頭挙上量の維持
　脳卒中後には，再発予防が嚥下機能維持のためにも重要であるが，加齢変化や非対称性活動の影響が生じてくることを予見して，喉頭位置の偏位や嚥下筋のサルコペニアの進行を予防するべく，栄養状態を確認しながら嚥下筋トレーニングを継続するように指導する．

(4) 摂食活動が与える影響について指導する
　摂食時の椅子座位姿勢やテーブルの高さ，食具の握り方によっても姿勢が崩れやすくなり，誤嚥を招く危険がある．ADL指導のなかで本人および家族に指導する．

3) 生活期
(1) 訪問リハなどの場面で，対象者の嚥下機能の継時的変化を察知し，適切な対応をとる
　日頃の様子から，対象者もしくは家族（毎日のことで本人は自覚していない場合あり）に会話中の舌音の構音や湿性嗄声，唾液誤嚥によるむせの確認，食事時間延長や食事内容（食形態など）の変化などを確認し，嚥下機能の継時的変化および摂食状態との適合性を確認する．気になる症状がみられる場合には，チーム内に情報発信し，嚥下に詳しい訪問歯科や外来受診を勧める．

(2) 介護予防の現場で，誤嚥性肺炎の予防に対しても教育できるようになる

　介護予防教室などでも，誤嚥性肺炎予防や口腔機能低下予防に関する話題が出るようになってきている．集団でできる嚥下体操だけを教えるのではなく，症状をチェックし，どのような対策が自分に必要なのかを判断できるように教育する必要がある．

　脳卒中者の摂食嚥下障害はとても多い症状であるが，超早期から関わる理学療法士が嚥下に関する知識をもち合わせていないことによって，言語聴覚士に任せたままになっている現状がある．理学療法士が得意とする姿勢や呼吸，および筋機能へのアプローチについて，片麻痺者のリハビリテーションの一環のなかで役割を果たせるように研鑽したい．

> **理解すべき臨床キーポイント**
> ●片麻痺による姿勢と活動の非対称性が嚥下運動阻害因子になるため，様々な場面で対称的な活動を促すことが嚥下運動改善につながることを認識する．
> ●覚醒，全身活動性，呼吸，姿勢などの全身的要素を整えたうえで，嚥下筋の局所的機能に対し運動療法介入を行うことが理学療法士の役割である．

　　　　　　　　　　　　　　　　　　　　　　　　　　　　　　　　　吉田　剛

●引用文献
1) 吉田剛・他：嚥下運動障害と活動レベルおよび各種運動要素との関連性について．JJDR11：250-251，2007．
2) Stambolis V, et al：The effects of cervical bracing upon swallowing in young, normal, healthy volunteers. Dysphagia 18：39-45, 2003.
3) T. Yoshida , et al；Clinical characteristics of swallowing disorders caused by cerebrovascular disease；a study using newly－developed indices for the basic elements of swallowing movement and neck range of motion. JJPTA 10：11-15, 2007.
4) 吉田剛・他：脳血管障害による嚥下運動障害者の嚥下障害重症度変化と嚥下運動指標および頸部・体幹機能との関連性．日老医誌 43：755－760，2006．
5) 山根由起子・他：脳卒中急性期における誤嚥性肺炎のリスク評価アルゴリズムの開発．JJDR19：201-213,2015．
6) Nader A, et al. Analysis of a Physician Tool for Evaluating Dysphagia on an Inpatient Stroke Unit：The Modified Mann Assessment of Swallowing Ability. J Stroke Cerebrovasc Dis 19：49-57, 2010.
7) 吉尾雅春・他：片麻痺の頸・体幹・骨盤の運動機能検査法の試作．理・作療法 14：831-839，1980．

第13章 難病の嚥下理学療法

　パーキンソン病や脊髄小脳変性症などに代表される神経難病は，嚥下機能に障害をきたしやすく，誤嚥性肺炎を引き起こしやすい代表的な疾患である．脳血管障害のように運動麻痺を背景とする球麻痺や仮性球麻痺などとは異質の病態であり，疾患特有の介入が要求される．発生機序や介入方法などについて正しく理解することが重要であり，理学療法士としての介入も重要である．

1 パーキンソン病の嚥下理学療法

1）パーキンソン病における嚥下障害発生のメカニズム

　パーキンソン病では脚橋被蓋核と迷走神経背側核が選択的に障害され，疑核と弧束核の機能性は保たれるといわれている[1]．また嚥下中枢の非ドパミン作用機序の機能異常と淡蒼球からの抑制系出力が増加し，口腔・咽頭・食道の協調運動障害が引き起こされると報告されている[2]．さらに，発症初期から最大呼気流速が低下し，咳嗽反射が出現するまでの防御的な閾値が高くなってしまうことが報告[3]されている．

　結果的に喉頭侵入した食塊を喀出することが困難なために，誤嚥が生じることで肺炎を発症していることが考えられる．パーキンソン病が主観的に感じる嚥下障害として，35％が食物を飲み込む速度の低下，30％が咽頭での食物のつまり感，20％が液体嚥下後の嗄声や咳嗽を自覚している[4]など，嚥下障害は進行性に出現するものではなく，発症初期からでも起こりうる症状であることを理解しなければならない．

2）パーキンソン病の嚥下機能評価

　パーキンソン病は30〜82％が主観的に嚥下障害を訴えると報告[2]されている．一方で，主観的に嚥下障害を訴えない患者でも誤嚥性肺炎などを発症することも多く見受けられる．主観的な嚥下障害の訴えは，Hoehn-Yahrの重症度分類のなかでも程度の軽い患者のほうが多いという報告[5]もされている．パーキンソン病はWearning-off現象などを背景に日内変動が多く起こる特徴があることから，自覚的な訴えにとらわれることなく客観的な検査を状況に合わせて実施することが要求される．

（1）問診

　パーキンソン病の嚥下障害を特定するためには欠かすことのできない検査であり，嚥下障

キーワード 姿勢，咽頭運動，固縮，失調，呼吸

害が発生する特徴を内的要因（内服状況，パーキンソン病の経過，むせの有無，むせが発生する時間帯，発熱歴，体重減少，食事摂取率，動作能力，ADL能力）と外的要因（むせる時の食形態，食事摂取時の環境）の両面の聴取が重要である．

(2) 間接的スクリーニング検査

①反復唾液嚥下テスト（Repetitive saliva swallowing test；RSST）

唾液嚥下を30秒間繰り返してもらい，30秒間に3回未満の場合にテスト陽性，すなわち問題ありと判断する．誤嚥有無判別の感度は0.98，特異度は0.66と報告されている．

②改訂版水飲みテスト（Modified Water Swallowing Test；MWST）

改訂版水飲みテストは3 mlの冷水を嚥下させて誤嚥の有無を判定するテストである．口腔内に水を入れる際に咽頭に直接流れ込むのを防ぐため，舌背には注がずに必ず口腔底に水を入れてから嚥下させる．評点が4点以上であれば最大でさらに2回繰り返し，最も悪い場合を評点とする．カットオフ値を3点とすると，誤嚥有無判別の感度は0.70，特異度は0.88とされている．

(3) 直接的検査

①嚥下造影検査（Videofluorography；VF）

パーキンソン病では顔面筋や口腔，食道の機能性も固縮により制限される．したがって，先行期，口腔準備期，口腔期，咽頭期，食道期の5期に分けて検査を実施する．

a. 先行期：食物を認識し，上肢操作にて操作した食物を口腔に移送するまでの間の時期である．上肢や体幹，頭頸部の機能障害の機能性が重視されるが，そもそも食事の認識が制限されるときは機能性を損なわれてしまう．

b. 口腔準備期：口腔内に取り込んだ食物の性質を軟口蓋や舌で認識し，状況に合わせて咀嚼したり，舌ですりつぶしたりする時期である．咽頭に送り込むまでの間では多様な運動が要求されるが，パーキンソン病では顎関節や頸部などの固縮や口腔内の乾燥などにより運動性が制限されることが多い．

c. 口腔期：咀嚼された食物を舌背に載せて咽頭に送り込む時期である．パーキンソン病に多く認める舌運動の制限や頸部筋の固縮による嚥下筋の協調運動障害などにより食物を効率よく咽頭へ移送することが困難となる．したがって，口腔内への食物残留などが目立ってしまう．

d. 咽頭期：咽頭から食道へ食物を移送する時期で，正常者であれば反射の始まりから食道を通過するまで250～300 msec程度の短時間で終了する一連の過程である[6]．本来は円滑に機能するが，パーキンソン病では喉頭蓋谷や梨状窩への残留や輪状咽頭筋の弛緩不全，また声帯の閉鎖や開大不全などが出現しやすい．

e. 食道期：咽頭から食道へ食物を移送する時期で，不随意的な蠕動運動である．食道の弛緩不全による食塊通過不全，食道内への停滞，逆行性蠕動などが異常所見として観察される．

②嚥下内視鏡検査（Videoendoscopy；VE）

実際に食物を嚥下するタイミングではホワイトアウトが出現することで観察は困難であるが，前後の喉頭や気管への食物侵入を確認することができる．VFとは異なって被爆の危険

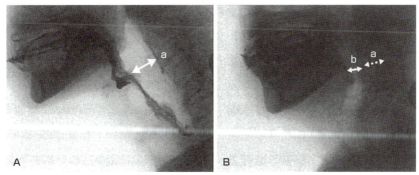

図1　咽頭腔の評価（VFによる側面からの評価）
A：パーキンソン病患者であり椎体の直径aと比較して咽頭腔bは拡大している.
B：正常者のVF画像. 咽頭腔bは椎体aよりも直径が長い.

はないことから，実際の食事摂取場面などで広く実践されている.

3）パーキンソン病の注意すべき評価の視点

（1）咳嗽反射の有無

　誤嚥は声帯を超えて気道に食物が侵入することであるが，喉頭から声門の間に留まることを喉頭侵入という．喉頭侵入は健常者でもみられるが，防御的に食物を外部に排出するために咳嗽が存在するので，肺炎を発症することは少ない．パーキンソン病では咳嗽を発揮するための呼気流速が低くなりやすく，食物を排出することが困難である．評価を行ううえでは咳嗽出現の有無と声質の変化，咳嗽力の程度などを評価することが重要である．

（2）咽頭腔の大きさ

　パーキンソン病ではしばしば咽頭腔の拡大がみられる[7]．咽頭腔の拡大（図1）は，舌根部や咽頭壁は嚥下時に起こる咽頭を収縮させる運動に余計な活動性が要求される．これは，正常な咽頭運動よりも長い移動距離を要求されるために収縮不全が生じ，嚥下後も咽頭に食物残留が認められる．側面から透視した際に，椎体の前後長よりも咽頭の前後長が広い場合は「咽頭腔の拡張」と判断される[8]．

（3）食道入口部の開大

　食道は食物を蠕動運動にて移送するが，パーキンソン病では食道入口部の開大が困難になりやすい（図2）．これは，輪状咽頭筋の収縮が強く嚥下時に弛緩が得られないことが原因となる．また，頸椎の圧迫や喉頭挙上不全，下咽頭の収縮不全などが考えられる．

4）パーキンソン病の嚥下障害に対する介入

　パーキンソン病の嚥下介入について，YahrⅢ～Ⅳのパーキンソン病に舌の運動や声門閉

✎ 一言メモ　口腔内から咽頭へ

口腔内から咽頭へ食物を移送する際に躊躇しているような症状がみられる．いつまでも口腔内で咀嚼を続けたり，口腔内に溜め込む所見が代表的である．この状態で移送しても不充分な機能であり口腔内残留が目立つ．また口腔内での保持も困難であり咽頭に流れ込んだり，口腔から外へ流れ込んだりするなど様々な所見が確認できる．患者は「飲み込まない」のではなく，「送り込めない」状態であることを理解しなければならない．

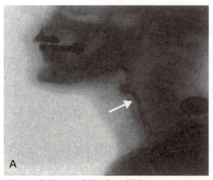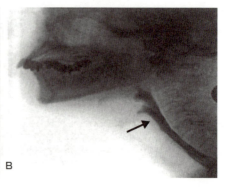

図2　食道入口部開大の程度
　A：パーキンソン病患者のVF側面像．輪状咽頭筋の収縮により開大が制限される．
　B：正常者のVF側面像．食道入口部に弛緩が得られ食塊が円滑に通過する．

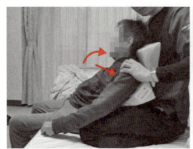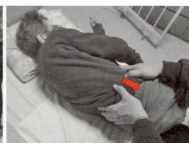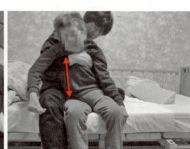

図3　胸郭の伸展　　　　図4　骨盤の可動性　　　　図5　体幹の可動性

鎖練習，メンデルゾーン練習，頸部や体幹，肩関節の運動練習を行い，嚥下反射惹起時間の有意な短縮が得られたとの報告[9]がなされている．また，流涎や唾液嚥下が困難になっているパーキンソン病に対して，メトロノームを用いてリズミカルに嚥下を行わせる練習は随意的に嚥下を頻回に促すよりも効果が得られると報告[10]されている．パーキンソン病を基礎疾患とした摂食・嚥下障害は，発生メカニズムが多岐にわたり，介入方法としてはエビデンスが得られているものは少ない状況である．疾患特有に出現する身体症状に対して，姿勢や呼吸機能，咽頭運動に至るまでの幅広い視点で介入を実施することが要求される．

(1) 姿勢に対する介入

　パーキンソン病に多くみられる固縮と姿勢反射障害の影響により，食事を摂取する姿勢は体幹や頭頸部の前屈や伸展を伴う姿勢が目立つ．屈曲姿勢は嚥下を実施するうえでは咽頭運動に必要な喉頭の挙上を舌骨下筋群の伸張刺激により制限されやすい．特に骨盤の後傾に伴う頭頸部や体幹の前屈は連動して起こっていることが多いため頸部のみの対応では不充分である．したがって骨盤からの連動を想定した体幹と頭頸部のアライメント調整は非常に重要な介入になる．(図3〜5) また，固縮により前頸部の筋緊張が亢進しやすくなり嚥下運動を協調的に実施することが困難になることから，姿勢への介入は頻回に行わなければならない．

(2) 呼吸に対する介入

　パーキンソン病は固縮を伴う前傾前屈姿勢をとりやすく胸郭の拡張性も抑制している．こ

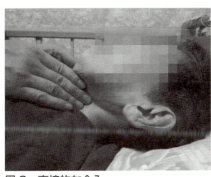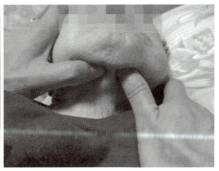

図6 直接的な介入
舌骨上筋, 舌骨下筋に対して直接的にマッサージやストレッチなどを実施する.

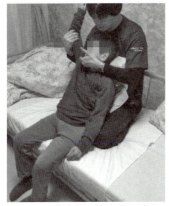

図7 可動性を目的とする介入
体幹と頸部, 上肢帯の連動した可動性を確保する介入.

の姿勢は誤嚥を起こした際に防御的に出現させる咳嗽に必要な最大吸気も抑制することにつながる. 随意咳嗽の呼気加速とVF上の誤嚥は関連があり, 呼気筋力の訓練をすると呼気加速が増加し, VF上の誤嚥が減少したとのRCTでの報告[11]がある. さらにパーキンソン病の高齢発症であることは咳嗽能力の低下につながることも報告[12]されている. 強い咳嗽力が抑制される原因として, 固縮などにより胸郭の拡張が制限されることに加えて咳嗽時に呼吸補助筋が協調的に収縮しないことも原因と考えられる. したがって, なるべく早期から拡張性の改善と呼吸筋トレーニングなどが要求される.

(3) 嚥下に対する介入

パーキンソン病では, 嚥下に関与する頸部, 咽頭・喉頭部の可動性が異常姿勢や固縮の影響により損なわれてしまう. したがって, 顎二腹筋や甲状舌骨筋など直接嚥下機能に関与する筋や顎関節の可動域制限などに対しては直接的な介入（図6）がなされなければならない. 介入の目的は可動性の改善はもちろんのことながら, 実際の嚥下機能において正しく活動する協調性が得られなければならない. 嚥下筋は姿勢の影響を受けやすいことから, 体幹や上肢帯の運動にも連動した可動性を確保する介入も必要である（図7）.

(4) 食器や食事環境の調整

皿やコップ, スプーンなどの使用は姿勢や上肢の操作性などを考慮する必要がある. なる

一言メモ　嚥下介入の方法

嚥下介入として, 誤嚥を予防する手段は数多く存在している. 姿勢としては60°傾斜させたリクライニング嚥下や頸部前屈位などが日常的に実践されている. それ以外にも息止め嚥下法, 随意的咳嗽法, メンデルソーン手技, 嚥下の意識化などが実践されている. 外発的にはカプサイシンガムを噛ませることなども唾液中のサブスタンスPが上昇し嚥下反射が出やすくなるなど多くの代用的な方法が検討されている.

べくすくった食物を口まで運ぶことができるように自助具の使用やテーブルの高さの検討など，患者自身の能力を正確に判定し食べやすいと感じる環境を選定するべきである．

5）チームアプローチにおける役割

　パーキンソン病は進行性の病態であり，なおかつ日内変動が大きくなる特徴がある．患者の状態を把握するためには，定点的な評価や介入だけでは困難をきたす．固縮や姿勢反射障害などが主たる症状であることから言語聴覚士だけに介入を依存することは無理がある．理学療法士，作業療法士もチーム医療の一員として情報を共有し，同じ目標に向かう意識をもって多職種で連携を図ることが大切になる．重度化すると主観的な飲み込みにくさなどを表現することも困難になることから，食事に関わる関連職種は，家族を含めてリアルタイムな評価と介入を選定しなければならない．

2　脊髄小脳変性症

1）脊髄小脳変性症における嚥下障害発症のメカニズム

　脊髄小脳変性症（spinocerebellar degeneration；SCD）は発症初期の段階で嚥下障害が出現することは少ない．口腔や咽頭，喉頭の機能というよりも，どちらかといえば上肢や体幹に出現する運動失調により食物の移送に制限が加わり，結果的に嚥下障害が出現する傾向がある．症状の進行とともに嚥下機能障害も出現するが，構音障害を背景にしていることが多く，舌の振戦や顎関節の不随意運動などが正常な摂食嚥下機能を抑制することが多い．嚥下障害は，上肢や体幹の協調運動障害による摂食動作障害に加えて，口腔期では舌の協調運動障害による食塊形成不良，および咽頭への移送の問題や口腔保持困難による早期咽頭流入，長時間の口腔内貯留，誤嚥などを認めることが多い．咽頭期では，舌骨上筋と輪状咽頭筋の協調運動障害や，上部食道の弛緩が困難になることによる食道入口部開大不全などが認められ，嚥下が可能となる通過量が制限される．原因別に発生機序が異なることから，障害部位の特定は重要である．

（1）小脳系

　小脳の役割は，体の平衡や体幹，四肢の筋緊張を保ち，大脳皮質の運動野と連携し運動の

一言メモ　適性な食形態

パーキンソン病は口腔期に障害をきたしやすいことから咀嚼の能力が制限を受けやすい．したがって，食事の性質を柔らかくした状態での提供は咀嚼や送り込みを補助することにつながる．一方で，水分などに関しては口腔内での保持が困難であることから増粘剤などを使用することで離水性を高めることができる．

一言メモ　難病の問診

問診などの主観的検査による嚥下障害の出現はSCA3患者が70％以上と高率で，誤嚥性肺炎で死亡する患者は90％以上であることが報告[13]されている．SCDでは運動失調が主要な運動機能障害として認識されているが，最終的には呼吸機能に関する要因が生命予後を左右することに関しては認識が薄い状況である．構音機能や摂食・嚥下，呼吸機能障害が認められていなくても今後進行していくことが予想されるこの部分に対しても，早期から機能維持に努めていくことが患者の生活の質や誤嚥性肺炎の予防につながる．

プログラムを司る．小脳の障害により舌運動の失調が生じうるため，咀嚼時の舌運動や，口腔期の送り込みに問題が生じる可能性がある[14]．

(2) 脳幹の嚥下中枢・神経核

脳幹には嚥下の求心路と遠心路の間にある介在神経で構成される嚥下中枢が存在する．また求心路として舌・咽頭の感覚情報が三叉神経上顎枝，舌咽神経，上喉頭神経（迷走神経の枝）を介して嚥下中枢に到達し，遠心路として各運動神経核および疑核から三叉神経，顔面神経，舌咽神経，迷走神経，舌下神経を経て嚥下関連筋群に刺激が到達する．したがって，これらの部位・経路が障害されると，最終的に嚥下関連筋群が協調的に作用せず，嚥下障害を呈する．また，脳幹にある迷走神経は自律神経系をつかさどるため，この部位が影響を受けると消化管の動きが障害される可能性がある．また主にMSAにおいて，声帯の外転障害（声門が開かなくなる）を起こすこともある．

(3) 錐体外路系

錐体外路系に関与する大脳基底核は大脳皮質と連携し間接的に運動機能，姿勢の制御に関わっている．大脳基底核に問題があると，静止時の運動過多，筋緊張の変化，固縮，運動の減少，振戦，姿勢異常などを起こす．振戦が舌に起こると食塊の送り込みに問題が生じ，咽頭部への送り込みが遅くなったり逆に気道防御がなされないうちに送り込まれたりといったことが起こりうる．また，固縮については食事の時に適切な姿勢がとれなくなったりする問題がある．

(4) 錐体路系

錐体路は大脳皮質一次運動野から出て脊髄前角・脳神経核の運動ニューロンにシナプスして随意筋を支配する伝導路の総称である．SCA3（マチャド・ジョセブ病）の15％において，錐体路に変性をきたすとも報告されている[15]．MSAにおいても障害される可能性がある．嚥下に関連する脳神経核に接続する伝導路が片側・もしくは両側ともに障害されると，随意性を失い協調的な作用が得られないことから嚥下障害をきたす可能性がある．

2）SCDの嚥下機能評価

SCD患者は，嚥下機能だけを評価するのではなく，全身の運動や呼吸機能の一部が嚥下機能であるという捉え方をするべきである．特に，座位バランスや呼吸機能と嚥下障害は密

🖉 一言メモ　脊髄小脳変性症の患者が生活で困っていること

在宅で生活しているSCD患者に対して在宅生活のなかで困っている要因のアンケート[16]が実施されており，そのなかでは歩行や転倒などの運動機能に対する不安が多く挙げられている．しかし，実数として多いのは，話しにくさや食事中のむせこみ，疲れやすいなどの構音障害や摂食嚥下機能，呼吸機能に関する内容のほうが多い状況である．

🖉 一言メモ　脊髄小脳変性症の嚥下機能評価

SCDにおける客観的な嚥下機能の指標としてVFやVEなどを実施することは極めて重要である．嚥下機能の協調性という視点で咀嚼から嚥下までの過程を評価する．咀嚼が行われた状態から嚥下反射が惹起されるまでの時間の延長，食道通過速度の延長など，多種多様な所見が観察される．

接に関与しており[17]総合的に評価を実施することが重要である．

　全身の運動失調に対する客観的な評価として，Scale for Assessment and Rating of Ataxia（SARA）や International co-operative ataxia rating scale（ICARS）などを用いて客観的に状態把握をすることは重要である．また，SARA や ICARS などで表現されにくいものは上肢機能であり，それらを代用するために Simple Test for Evaluating Hand Function（STEF）などを用いると主として上肢機能に対する効果判定を得やすい．それ以外にも，姿勢やバランスの機能評価，10 m 歩行速度，最大歩行速度，機能的上肢到達位置（Functional reach test：FRT）や Timed Up and Go test（TUG）など，なるべく身体症状が動作や歩行に反映される指標を客観的に把握しておくことが重要である．

　個別の嚥下機能評価に関してはパーキンソン病と同様であるが，SCD の最も危険な因子は進行の早さである．また，運動失調を背景とすることから摂食嚥下を行っている状況や環境に左右される．したがって，VF や VE などの客観的な評価を行っていても実際の食事場面などとは異なることを理解しておかなければならない．

3）SCD の嚥下障害に対する介入

　嚥下介入は，嚥下を直接実施して練習する手法が最も効果的である（直接練習）．しかし，嚥下状態を確認しない状況で練習を行うことは危険を伴うため VF などの客観的な評価に基づいて決定された試料を用いた介入がなされなければならない．

(1) 直接練習

①横向き嚥下：梨状窩の食物残留などを誘導するために実施される．嚥下後に頸部を何回か回旋させながら空嚥下を実施する．

②交互嚥下：咽頭残留を軽減させるために実施される．異なる性質の食物を交互に食べることによりクリアランスを高める．

③複数回嚥下：咽頭残留を軽減させるために実施される．嚥下後に 1 回以上の随意的な空嚥下を繰り返す．

(2) 間接練習

①アイスマッサージ：口腔内を湿潤させることで嚥下反射を誘発させる．

② Pushing：声門閉鎖や咳嗽力強化を促すために座位で壁などを押しながら，同時に発声を実施する．

③頭部挙上練習：喉頭を挙上させることで食道入口部を開大させる．

(3) 姿勢調節練習

　口腔顔面機能は姿勢保持能力の障害によって生じることから，座位や立位でのバランス練習（図 8）や呼吸リハビリテーション（図 9）などは可能な限り摂食嚥下機能を残存させることにつながると認識しなければならない[17]．

4）チームアプローチの重要性

　SCD に対する嚥下練習として，エビデンスレベルの高い介入方法の確立は現在はなされていない．したがって，幅の広い症状に対して評価を正確に実施し，明確な介入効果を構築していかなければならない．運動失調を背景にした嚥下障害であるがゆえに，言語聴覚士だけの介入では困難である．理学療法士，作業療法士もチームの一員として総合的な介入がな

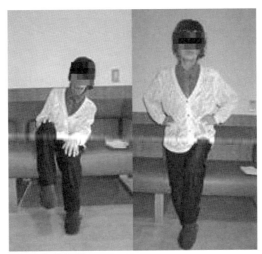

図8 姿勢調節

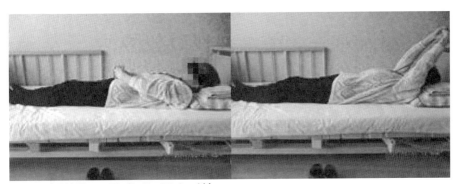

図9 呼吸練習の一例（シルベスター法）

されなければならない．

理解すべき臨床キーポイント

- パーキンソン病や脊髄小脳変性症における嚥下障害の特性，病態を含む発生原因などを理解し，客観的なアセスメントを行うことができるようになる．
- 疾患特有の嚥下アセスメントをもとに適切な介入ができるようになる．

内田　学

●引用文献

1) Pfeiffer RF：Gastrointestinal dysfunction in Parkinson's disease. *Lancet Neurol* 2：107-116, 2003.
2) Hunter PC, et al：Response of parkinsonian swallowing dysfunction to dopaminergic stimulation, *J Neurol Newrosurg Psychiatry* 63：579-583, 1997.
3) Ebihara S, et al：Impaired efficacy of cough in patients with Parkinson disease. *Chest* 124：1009-1015, 2003.
4) Volonte MA, et al：Clinical assessment of dysphasia in early phases of Parkinson's disease. *Neurol Sci* 23：121-122, 2002.
5) Leopold NA, et al：Pharymgo-esophageal dysphagia in Parkinson's disease. *Dysphagia* 12：11-20, 1997.
6) 米本恭三（編）：最新リハビリテーション医学，医歯薬出版，2005, pp122-132.
7) 山本敏行：skill up：画像診断のより上手な使い方-パーキンソン病における嚥下障害の造影検査所見-. Front Parkinson Dis 5：34-38, 2012.
8) 山本敏行：こうしよう！パーキンソン症候群の摂食嚥下障害，アルタ出版，2004, pp38-45.
9) Nagaya M, et al：effect of swallowing training on swallowing disorders in Parkinson's disease. *Scand J Rehabil Med* 32：11-15, 2000.
10) Marks L, et al：Drooling in Parkinson's Disease：a novel speech and language therapy intervention. *Int J Lang Commun Disord* 36：282-287, 2001.
11) Troche MS, et al：Aspiration and swallowing in Parkinson disease and rehabilitation with EMST A randomized trial. *Neurolog* 75：1912-1919, 2010.
12) 山本ともみ，遠藤正裕：パーキンソン病患者のCough Peak Flowの経年変化に影響を与える要因の検討. 日本呼吸ケア・リハ学会誌 26：320-322, 2016.
13) Rub U, et al：Degeneration of ingestion-related brainstem muclei in spinocerebellar ataxia type 3,6. *Neuropathol Appl Neurobiol* 32：635-649, 2006.
14) Michael A, Michael E, 藤島一郎訳：嚥下障害入門，医歯薬出版社，2007.
15) Anelyssa D'Abreu et al：Caring for Machado-Joseph disease：Current understanding and how to help patients, Parkinsonism and Related Disorders 16：2-7, 2010.
16) 中馬李容：脊髄小脳変性症患者のニーズと在宅での取り組み．臨床リハ 23：540-546, 2014.
17) 内田学，月岡鈴奈・他：嚥下障害を合併した脊髄小脳変性症に対する呼吸リハビリテーションの効果-表面筋電図を用いた嚥下筋の機能評価-. 第52回日本理学療法学会誌，p233.

第14章 呼吸器疾患の嚥下理学療法

呼吸と嚥下は密接な関係にあり，両者の協調性が損なわれると誤嚥につながることが多い．昨今，呼吸障害患者においても嚥下機能の障害が見られることが指摘されている．本章では，呼吸障害のなかでも高齢者に多く，臨床場面で遭遇することの多い慢性閉塞性肺疾患（chronic obstructive pulmonary disease；COPD）に焦点をあてて解説する．

呼吸障害における摂食嚥下障害については，神経障害に起因するものとは異なる側面があることを理解する必要がある．また，呼吸障害における摂食嚥下障害の存在を疑うことは，COPDの全身管理，ひいては対象者のよりよい生活の質（QOL）を目指すうえで大変重要であることを強調したい．

1 COPDにおける呼吸と嚥下の理解

1）摂食嚥下における加齢の問題

COPDは長期の喫煙歴をもつ中高年者に発症する肺の炎症性疾患であり，呼吸機能検査で正常に戻ることのない気流閉塞を特徴とする[1]．日本人では，40歳以上のCOPD有病率は8.6%，患者数は約530万人と推定されている[2]．日常の理学療法場面でも，遭遇する頻度の高い重要な呼吸器疾患である[3]．

COPDが高齢者に多い疾患であることから，まず，摂食嚥下における加齢の影響を考える必要がある．高齢者に見られやすく，そのうちCOPD患者にもよく見られる摂食嚥下の問題としては，嚥下反射の惹起性低下，安静時の喉頭位置の低下，嚥下と呼吸の協調性の低下，咳嗽反射の低下などがある[4]．解剖学的な喉頭の位置の低下は，嚥下時の喉頭挙上の距離が延長し，喉頭挙上開始の遅れや所要時間の延長につながり，嚥下が不利になる可能性が高くなる[5]（図1）．高齢者に多い摂食嚥下障害の原因として，脳血管障害，神経変性疾患，認知症と並んで，昨今ではCOPDを中心とした慢性呼吸器疾患を指摘する報告も多い[6,7]．

2）COPDにおける栄養障害と摂食嚥下障害

COPDでは食事摂取量の低下に伴って，低栄養による体重減少をしばしば認める．体重減少は呼吸機能とは独立したCOPDにおける予後規定因子である．栄養障害の原因は，換気効率低下による呼吸筋エネルギー消費増大と食事摂取不充分によるエネルギー出納の不均

キーワード 呼吸と嚥下の協調，COPD，嚥下反射，急性増悪

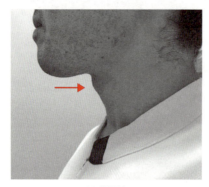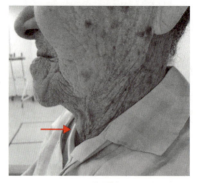

30代男性　　　　　　　　　　　80代男性

→は喉頭隆起の位置を示す

図1　加齢による喉頭の位置の変化

衡にあると考えられている．栄養障害の併存は骨格筋および呼吸筋機能障害，運動耐容能低下にも有意に影響する．また，急性増悪の発症にも関連する．COPDでは特に栄養状態の改善が重要である[8,9]．

栄養状態の改善には，必要充分量の経口摂食が不可欠であるが，臨床現場においてCOPDでは食欲の低下，少量の食事摂取での腹部膨満，経口摂食に伴う呼吸困難などによって，充分な食事量すなわちカロリー摂取が困難な状況にあることが少なくない．また，昨今では経口摂食困難な要因として摂食嚥下障害の影響も指摘されており[6,10]，加齢による要因に加えてCOPD特有の摂食嚥下障害の特徴も明らかにされつつある．

摂食嚥下障害による経口摂取制限は栄養状態の改善を困難なものにしている．また，摂食嚥下障害を伴うと誤嚥性肺炎をきたしやすくなる[11]．肺炎を中心とする気道感染は主要なCOPD急性増悪の誘因でもある．急性増悪は病状の進行に重大な影響を及ぼし，さらに増悪の頻度が高くなればQOLを大きく障害する[12]．

このように摂食嚥下障害の併存は，COPD患者の予後を左右する栄養障害，急性増悪の発症にも深く関与しており，重要な合併症であるといえる．

3）COPDにおける摂食嚥下障害の特徴と機序

COPDにおける摂食嚥下障害の合併率に関しては，20〜90％と報告されている[13,14]．またCOPDの重症度と摂食嚥下障害の合併の関係も，中等症から重症が軽症より摂食嚥下障害が多く認められるという報告[15]があるが，詳細は不明な部分も少なくない．

これまでに報告されているCOPDにおける摂食嚥下障害の機序は，①呼吸と嚥下の協調不全，②嚥下反射惹起の遅延，③肺過膨張の影響の3つに大別できる．

（1）呼吸と嚥下の協調不全

健常者における嚥下と呼吸の関係は，呼気―嚥下―呼気のパターンが最も多い[16]．これは，嚥下後に呼気が生じるため喉頭侵入さらには誤嚥を生じにくいという利点がある．COPD患者は吸気―嚥下―吸気のパターンが多いとの報告がある[17,18]．また，吸気―嚥下や嚥下―吸気パターンを示すCOPD患者のほうが，急性増悪を起こす可能性が高いことも指摘されている[17]．

さらにCOPD患者では吸気中の咀嚼や，健常者に比べて嚥下性無呼吸の時間が短い，と

いった特徴もみられる[19]．喉頭侵入や誤嚥を呈している患者は，頻呼吸との関連性や，嚥下に際して低酸素血症を有意に認めるという報告もある[18]．このような呼吸と嚥下の協調性の低下は，食塊，口腔および咽頭の常在菌から上気道を保護する作用も障害すると考えられている．

(2) 嚥下反射惹起の遅延

COPD 患者では，嚥下反射惹起の遅延を認めることが示されている．先端を中咽頭に留置した経鼻カテーテルから 0.4〜2 ml の水を滴下し，嚥下反射が引き起こされるまでの時間（潜時）を測定した研究[20-23]によると，COPD 患者は同年代の健常者よりも嚥下潜時の遅延，さらには閾値の上昇が認められている．このような嚥下反射惹起の遅延も，COPD 急性増悪の発症率と関係していることが報告されている[21-23]．

(3) 肺過膨張の影響

Mokhlesi ら[24]は全肺気量（total lung capacity；TLC）が 120% 以上の安定期 COPD 患者，ならびに同年代の健常者を対象に嚥下造影にて嚥下の咽頭期を評価している．その結果，両群とも明らかな異常所見は認められなかったものの，COPD 患者は健常者に比べて安静時の喉頭の位置は同じでも嚥下時の喉頭挙上が遅れ，その動きも少ないことを指摘し，その代償として喉頭の早期閉鎖，気道閉鎖時間の延長が見られることを示した[24]．彼らは，肺過膨張を呈した安定期の COPD 患者は呼吸と嚥下の協調を変化させ，誤嚥のリスクを回避しているのではないかと考察している．

以上より，COPD 患者では明らかに摂食嚥下障害をきたしやすい状態にあり，また，その要因としては加齢による嚥下機能低下のみならず，明らかに COPD に特異的な因子が存在することがわかる．つまり，「COPD であることが摂食嚥下障害のリスクである」ことを認識する必要がある．また，摂食嚥下障害の発症や重症化を予防することが全身管理，特に急性増悪の予防にも有益であるということは，いずれの報告でも一致した見解である（図2）．

2 摂食嚥下障害の評価

嚥下は外からは観察困難な運動であり，特に誤嚥によるむせ（咳嗽）を伴わないものや，本人の自覚のない不顕性誤嚥（silent aspiration）の存在を特定することは難しい[25]．食事場面の観察のみで特定することも不可能である．そのため，摂食嚥下障害が強く疑われる場合の診断・評価には嚥下造影検査（videofluoroscopic examination of swallowing；VF）や嚥下内視鏡検査（videoendoscopic examination of swallowing；VE）を行うことができれば，摂食嚥下障害の特徴や治療方針決定に関する情報収集に有用である．しかし，VF では設備や被曝の問題，患者の状態によっては VF ならびに VE の施行が困難な場合も少なくない．したがって，患者への負担が少なく，特別な検査機器を必要とせず，ベッドサイドで施行可能なスクリーニング検査に頼らざるを得ない場面は多い．

以下，理学療法士が COPD 患者に対して，臨床現場で安全かつ簡便に行うことができるスクリーニング検査の概要を紹介する．

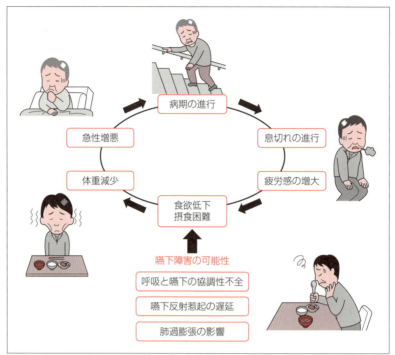

図2 COPDの進行と摂食嚥下障害の関係

(1) 反復唾液嚥下テスト（RSST）[26]

随意的に嚥下運動を繰り返すことで嚥下機能を定量的に測定する方法である．RSST（repetitive saliva swallowing test）は，座位で検者は被検者の甲状軟骨・舌骨に指腹を当て，30秒間唾液の嚥下を指示し，その回数を測定する（図3）．

(2) 改訂版水飲みテスト（MWST）[4]

MWST（modified water swallowing test）は，嚥下運動およびそのプロフィールより咽頭期障害を評価する方法である．3 mlの冷水を嚥下させ，むせ症状と呼吸変化，嚥下後の発声を評価する．

(3) フードテスト（FT）[4]

FT（food test）は，主として口腔における食塊形成能，咽頭への送り込みを評価する方法である．座位にてティースプーンにのせた少量のゼリーを対象者の舌前部に置き，嚥下を指示し，その後，反復嚥下を2回行わせる．

(4) 摂食嚥下の質問紙[27]

15項目の質問で構成された評価法である．項目1が肺炎の既往，項目2が栄養状態，項目3〜7が咽頭機能，項目8〜11が口腔機能，項目12〜14が食道機能，項目15が声門防御機能を反映しているとされる．

(5) 頸部聴診法[4]

頸部聴診法（図3）は，聴診器を用いて食塊を嚥下する際に咽頭部で生じる嚥下音ならびに嚥下前後の呼吸音を頸部より聴診する方法である．主に咽頭期の摂食嚥下障害を判定する方法である．

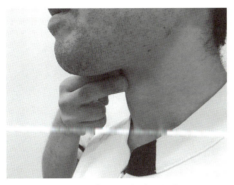
反復唾液嚥下テスト（RSST）

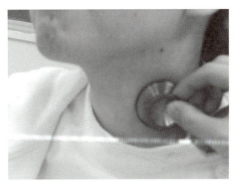
頸部聴診法

図3　頸部聴診法

(6) スクリーニング検査使用の実際

　COPD患者を対象として，スクリーニング検査によって摂食嚥下障害の可能性を指摘できるかという研究は，国内外で数多く試みられ，報告されている．

　本患者群にRSSTを評価した検討では，肺機能の重症度との関連性は見い出せなかったものの，軽症例からの摂食嚥下障害の可能性を指摘できるという報告がみられる[28]．

　「摂食嚥下の質問紙」を使用した検討として，35名のCOPD患者，ならびに年齢および性別を一致させた健常者を対象に評価した結果では，COPD患者群は健常群に比べて摂食嚥下障害が疑われる割合が有意に高かった．その内訳では特に咽頭機能，食道機能に関する項目の異常を示す割合が高く，肺炎の既往，栄養状態，声門防御機能も健常群に比べて異常を示す割合が高かった[29]．

　上記複数のスクリーニング検査を組み合わせて行うことで評価の精度を高めることも可能である[25]．ベッドサイドでも可能なスクリーニング検査では，摂食嚥下障害の有無の確定や，その障害のタイプあるいは重症度の判定を行ったりすることには限界がある[25]．しかし，理学療法士はじめメディカルスタッフが日常的に嚥下機能を評価して治療やケアに活用したり，経過の把握に役立てるなど，臨床現場では充分に有用であると言える．

3　理学療法介入の実際

　COPD患者における摂食嚥下障害の特徴のなかでも，呼吸と嚥下の協調性不全は臨床的

一言メモ　嚥下造影検査（VF）と嚥下内視鏡検査（VE）

摂食嚥下の際に，口腔・咽頭で生じている状態を動的かつ直接的に観察できる検査である．VFはX線透視下で食塊の通過の様子を観察する検査方法である．一方，VEは鼻咽頭内視鏡を用いて嚥下を観察するものである[30]．いずれも誤嚥や咽頭残留を評価し，安全な摂食方法や適切な訓練方法を選択する目的で広く臨床現場で用いられている．
双方ともに摂食嚥下障害の精査において重要な検査であり，摂食嚥下障害の診断に不可欠である．一方，メディカルスタッフにとっては，その検査が自分の施設で行われていないこともあり，情報収集が限定される場合もある．また，行われていたとしても患者の全身状態や，医師の検査処方のタイミングなどに影響されるため，常時実施可能であるとは言いがたい．そのような意味で，ベッドサイドで簡便に実施可能な「スクリーニング検査」の重要性を認識し，実践できるように，日頃からトレーニングしておくことが望ましい．

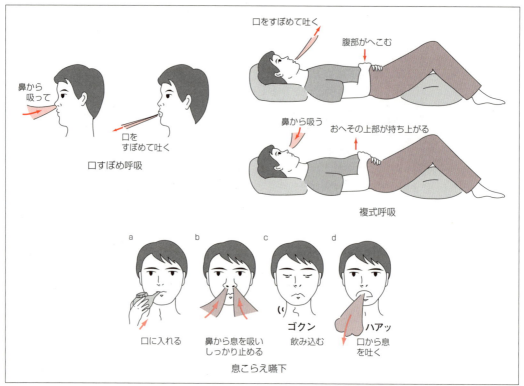

図4 口すぼめ呼吸，息こらえ嚥下，腹式呼吸　　　　　　　　　　　　　　　　　　（文献31より引用）

に重要であることを認識する機会が多い．また，COPD患者は喀痰が多く，頻回の咳嗽を生じていることも少なくない．摂食嚥下障害に対する理学療法として，嚥下機能に特化したプログラムに加えて呼吸器症状に対する呼吸訓練や排痰法，患者指導も重要である．以下，これらについて述べる．

1）呼吸練習[31]

呼吸と嚥下の協調性の向上，呼吸予備力の改善を目的とする．

(1) 口すぼめ呼吸

口唇を軽くすぼめて，呼気を静かにゆっくり行う呼吸法である（図4）．COPDでは気流閉塞が生じるため，本呼吸法によって得られる呼気時の初期流速の減少や気道内圧の上昇がこれを軽減するとされる．吸気は鼻から，呼気は吸気の2〜3倍の時間をかけて行う．嚥下機能への関与として，鼻咽腔の閉鎖を高める効果もある．

(2) 腹式呼吸と深呼吸（図4）

横隔膜運動を増大させた結果として生じる腹部の拡張運動を意識，強調した呼吸方法であり，口すぼめ呼吸とともに効率のよい呼吸法であるとされる．口すぼめ呼吸を併用しながら呼気時に腹部がしぼむことを確認する．鼻からゆっくり吸気を行いながら，腹部が拡がるようにする．深呼吸訓練は呼吸運動の強調部位を特定せず，鼻からゆっくりと深呼吸を行い，リラックスした呼気を意識させる．

(3) 息こらえ嚥下（図4）

呼吸と嚥下の協調性を学習する目的で行う．深吸気のあとに呼吸を止め（声門閉鎖），そ

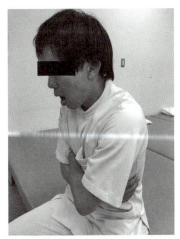

図5 強制呼出手技

の後，意識してやや強めの呼気（ため息）を行う練習から開始し，それができるようになったら深吸気と息こらえの後，空嚥下（唾液を飲み込む）を組み合わせるようにする．

(4) 呼吸練習の意義

COPD患者における呼吸法が摂食嚥下機能にどのように影響するかは充分な検討がなされていない．一方，慢性的に誤嚥の症状をもつ頭頸部がん患者を対象に呼吸法の有用性について検討されている．呼吸の呼気相と吸気相，嚥下開始のタイミングを模式的に記したイラストを使用した視覚的フィードバックを行い，呼気相で嚥下を開始し，嚥下後は呼気を続ける練習を1カ月間継続したところ，この呼吸パターンは充分に学習され，咽頭閉鎖が良好となり，喉頭残留の減少がみられたとされる[32]．このように，呼吸と嚥下の協調性の改善は，トレーニングにより習得することが可能であり，COPD患者においても，気道保護と咽頭残留のクリアランスにも有益である可能性が期待できる．

2) 強制呼出手技[31] (図5)

喀痰の多いCOPDでは排痰法が適応になるが，その中心となる咳嗽法はエネルギー消費が高く，疲労の要因になるととともに，摂食嚥下障害を合併すると咳嗽能力が低下するために，咳嗽によって充分な排痰が不可能になることも少なくない．このような場合，強制呼出手技がよい適応となる．ゆっくりとした吸気のあと，口と声門を開いたまま声を出さずに「ホーッ」とできるだけ強く最後まで呼出する．気道分泌物を中枢気道まで移動させるうえで有効であり，咽頭残留物の除去においても通常の咳嗽よりも効果的である．

3) 患者教育

COPD患者のリハビリテーションにおいて，摂食嚥下障害に関する知識を提供し，その関心，意識を患者にもたせることも重要である．McKinstryら[13]は，COPD患者に対し，通常の呼吸リハビリテーションプログラムに加え，正常嚥下のしくみ，摂食嚥下障害の症状，摂食嚥下障害がもたらす影響，摂食嚥下障害を改善する方法について1時間の講義による教育指導の有用性を検討した．その結果，摂食嚥下障害に対する心理的負担感や身体的問題に関する不安の解消につながり，食材や食形態の選択にも注意を払うようになったと報告している．このように，呼吸リハビリテーションを行う際にも，嚥下機能とその障害につい

ての情報を患者に提供し，注意を患者自身に促すことは，栄養管理，摂食嚥下機能の維持・向上，気道感染の予防といった自己管理能力の向上につながる可能性を示唆している．

4 理学療法介入時の留意点

まずは詳細な問診を行い，患者も，医療者も摂食嚥下障害の存在を疑うとともに，関心をもつことから始まる．対象者の食事動作，経口摂食において「何が苦手か」，「何が困っているのか」，「何ができないのか」などを明らかにするとともに，対象者なりの工夫があるかなど，詳細な問診を行う．それをもとに摂食嚥下機能を評価しつつ，摂食嚥下障害を取り巻く全身の問題把握へと働きかけていく，ひいては治療へとつなげていくことが大切である．

5 理学療法士の役割と連携

通常，理学療法士として COPD への介入は呼吸リハビリテーションの構成要素としての運動療法やコンディショニングを適用することがほとんどである．摂食嚥下障害の合併が疑われる，あるいは確定している場合は前述の介入も併用する．その場合，理学療法士の視点から他職種へ情報を提供することも重要であり，カンファレンスなどを通じて情報共有を図ることも不可欠である．

原因が特定できない増悪を繰り返している患者の場合は，摂食嚥下障害（および不顕性誤嚥）の存在を疑い，発熱の頻度や喀痰の性状や量，スクリーニング検査などの評価を経て担当医に VF や VE が可能かどうかを確かめてみることも重要である．

栄養士には，運動療法を行ううえで必要な摂取カロリーの提供や，食形態の考慮を依頼する．食事量は変えずにカロリー増加や分食といった工夫，水分摂取が困難な患者にはゼリー状の栄養補助食品の適用など様々な方法がある[33]．

呼吸困難や疲労のために座位保持が困難であったり，上肢動作で息切れが増強し食事に集中できなかったりと訴える COPD 患者も少なくない．このような患者には，作業療法士による食事動作，食具の工夫も有用である（図6）．

一言メモ　問診の重要性

問診していくと，通常の食事をしているようでも患者らは，「誤嚥しないための」様々な工夫を行っていることがわかる．食事自体が全身運動に近い労作だと感じる，食形態によって適宜酸素量を調節する，水分はペットボトルから直接飲まないなど，自分なりの工夫をこれまで筆者らも臨床場面で聞くことがあった．COPD 患者では，日常的に息切れや疲労を感じながら食事を行っていることの実情が理解できる．

一言メモ　栄養補助食品の活用

栄養状態の改善を切望する患者のなかには，栄養補助食品を積極的に使用している方もいる．栄養補助食品はジュースタイプが多いため，水分誤嚥が判明すると摂取困難となり，経口摂食への意欲を失ってしまう患者もいる．ゼリータイプのものを選択したり，種類によっては液体をゼリー状にしたりするなどの工夫をする．冷凍させると摂取可能な栄養補助食品もあるので，栄養士に相談するとよい．

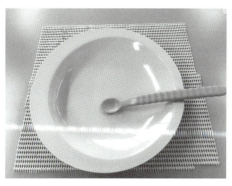 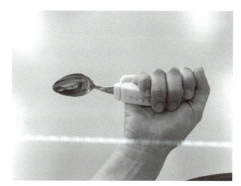

・滑り止めシートを使用し食具を安定させる　　少ない握力でも使用できるスプーン
・すくいやすく持ちやすい食具の提供

図6　食具の工夫

こうした COPD 患者の状態にあわせた様々な試みの効果を検証し，患者の食事や嚥下に対する負担感の減少につながっているか，QOL や ADL が向上しているかどうかを見極めていくことが重要である．

6 まとめ

病状が安定している COPD 患者の多くは，通常の食事を摂取することができ，経口摂食の方法に特に問題があるとは意識していないことが多い．しかし臨床現場において，あらためて食事について問診を行うと，食事にむせた経験を少なからずもち，各々快適に食事を摂るための工夫をしているようである．

食事も発声も息止めが必要である．会話をしながら楽しく快適に，そして美味しさを味わいながら食事を行うことは，COPD 患者にとって「負担がかかる」ことを理学療法士は認識することが重要である．そして，「摂食嚥下障害の存在を疑う目」をもって問診や評価，理学療法の実践を日常的に行っていくことが大切である．

理解すべき臨床キーポイント

● 呼吸と嚥下の関係性を理解し，呼吸障害に特徴的な嚥下の問題を認識する．
● 呼吸障害における摂食嚥下障害の存在に興味をもち，評価を行い，障害の早期発見や誤嚥の防止を試みることで，よりよい全身管理につなげる．

新屋　順子　神津　玲

●引用文献

1) 野村浩一郎：慢性呼吸不全と栄養．栄養評価と治療 22：47-49, 2005.
2) Fukuchi Y, et al：COPD in Japan：the Nippon COPD Epidemiology study. Respirology 9：458-465, 2004.
3) 千住秀明・他：慢性閉塞性肺疾患（COPD）理学療法診療ガイドライン．理学療法学 43：64-66, 2016.
4) 才藤栄一・向井美恵 監．摂食嚥下リハビリテーション，第2版，医歯薬出版，2009, pp137-141.
5) 寺本信嗣：高齢者・誤嚥．綜合臨床 58：2104-2109, 2009.
6) 三嶋理晃：COPD における併存疾患の位置づけ．日本胸部疾患 67：989-999, 2008.
7) 金丸晶子：嚥下障害．治療 92：131-137, 2010.
8) 米田尚宏・他：COPD に対する栄養管理―呼吸器悪液質の改善をめざして―．医学のあゆみ 196：669-674, 2001.
9) 福岡篤彦・他：慢性呼吸不全とくに慢性閉塞性肺疾患（COPD）．診断と治療 93：118-123, 2005.
10) 須長寛・他：頭頸部の診断．COPD Frontier 15：251-254, 2006.
11) 清水猛史：上気道炎と COPD 増悪．耳鼻咽喉科の立場から．MB ENT 184：27-31, 2015.
12) Seemungal TA, et al：Effect of exacerbation on quality of life in patients with chronic obstructive pulmonary disease. Am J Respir Crit Care Med 157：1418-1422, 1998.
13) McKinstry A, et al：Outcomes of dysphagia intervention in a pulmonary rehabilitation program. Dysphagia 25：104-111, 2010.
14) Good-Fratturelli MD, et al：Prevalence and nature of dysphagia in VA patients with COPD referred for videofluoroscopic swallow examination. J Commun Disord 33：93-110, 2000.
15) Gonzalez Lindh M, et al：Prevalence of swallowing dysfunction screened in Swedish cohort of COPD patients . Int J Chron Obstruct Pulmon Dis 12：331-337, 2017.
16) 越久仁敬：嚥下と呼吸の協調・連関．Geriat Med 55：1185-1189, 2002.
17) Nagami S, et al：Breathing-swallowing discoordination is associated with frequent exacerbations of COPD. BMJ Open Respir Res 4：e000202, 2017.
18) Cvejic L, et al：Laryngeal penetration and aspiration in individuals with stable COPD. Respirology 16：269-275, 2011.
19) Gross RD, et al：The coordination of breathing and swallowing in chronic obstructive pulmonary disease. Am J Respir Crit Care Med 179：559-565, 2009.
20) 寺元信嗣・他：嚥下機能スクリーニングとしての簡易嚥下誘発試験（Simple swallowing provocation test）の有用性．日呼吸学誌 37：466-470, 1999.
21) Kobayashi S, et al：Impairment of the swallowing reflex in exacerbations of COPD. Thorax 62：1017, 2007.
22) Teramoto S, et al：Altered swallowing physiology and aspiration in COPD. Chest 122：1104-1105, 2002.
23) Terada K, et al：Abnormal swallowing reflex and COPD exacerbations. Chest 137：326-332, 2010.
24) Mokhlesi B, et al. Oropharyngeal deglutition in Stable COPD. Chest 121：361-369, 2002.
25) 大熊るり・他：嚥下スクリーニング検査の歴史と進歩．MB Medical Rehabilitation 167：1-6, 2014.
26) 小口和代・他：機能的嚥下障害スクリーニングテスト：反復唾液嚥下テストの検討（1）正常値の検討．リハビリテーション医学 37：375-382, 2000.
27) 大熊るり・他：摂食・嚥下スクリーニングのための質問紙の開発．日本摂食・嚥下リハビリテーション学会誌 6：3-8, 2002.
28) Ohta K, et al：Evaluation of swallowing function by two screening tests in primary COPD. Eur Respir J 34：280-281, 2009.
29) Chaves Rde D, et al：Symptoms of dysphagia in patients with COPD. J Bras Pneumol 37：176-183, 2011.
30) 青柳陽一郎：嚥下造影検査の歴史と進歩．MB Med Reha 167：7-12, 2014.
31) 聖隷三方原病院嚥下チーム：嚥下障害ポケットマニュアル．第2版，医歯薬出版，2004, p63, 106-110.
32) Martin-Harris B, et al：Respiratory-swallow training in patients with head and neck cancer. Arch Phys Med Rehabil 96：885-893, 2015.
33) 田村佳奈美（編）：栄養と運動の深イイ関係　リハビリテーション栄養 Q&A 33+ 症例 7, メディカ出版，2017, pp70-73.

第15章 重症心身障害児の嚥下理学療法

　重症心身障害児の嚥下動作は，口腔だけの局所運動ではなく，姿勢保持や呼吸を含めた全身運動となり，運動機能だけでなく認知機能や高次脳機能などの影響も受ける．また，様々な疾患や障害の影響を受けながらも，子ども達は生活環境に適応しながら自分なりの方法を選択し成長・発達するため，複雑で多様な障害像を呈しやすい．

　目の前の子ども達と関わっていくなかで「知っている，知らない」「考える，考えない」によって子ども達の生活に大きな影響を与えることになる．理学療法士は，子ども達のより豊かな生活を支援するうえで「栄養・嚥下」について知識・技術を深める責務がある．

1 重症心身障害児の栄養・嚥下障害の特徴

1）重症心身障害児とは

　重症心身障害児（以下，重症児）とは，重度の肢体不自由と重度の知的障害とが重複した子どもである．これは，脳性麻痺などのような医学的診断名ではなく，行政上の措置を行うための定義であり，「大島分類」[1]で判定されているが，医療ケアや使用している医療機器は考慮されていない．重症児に医療ケアが加わった子どもは，超重症心身障害児と呼ばれ，「超重症児スコア」（表1）[2]を用いて判定される．

　重症児の発生数は，医学・医療の進歩充実により，減少よりもむしろ増加しているといわれている．また，近年の小児医療の進歩は，従来の重症児の枠に入らない子ども達（気管切開，人工呼吸器，胃瘻などの高度な医療を必要としながら，歩けるし話せる）を産み出している．

　重症児は，思うように身体を動かせないために，動かしやすい身体の一部分を動かして動こうとするため，負担が部分的に集中しやすく，拘縮・変形を招きやすい．しかし，それでも子ども達は世界に興味を示し，自分なりの動きで生活環境を経験・学習・適応して折り合いをつけて成長・発達する．

　子ども達は，生活環境と身体の状態の折り合いをつけながら自分なりの姿勢や動作を選択していくが，現時点では問題がなくても続けることで生じる様々な問題もある．

　重症児と関わるうえでは，より安全で効率的な方法を子ども達，その家族と一緒に考えて

キーワード 重症心身障害児，姿勢，呼吸，栄養，重症児版フレイルサイクル

表1 超重症児スコア

呼吸管理	レスピレーター（10） 気管内挿管・気管切開（8） 鼻咽頭エアウェイ（8） 酸素吸入（5） 1時間1回以上の吸引（8） 1日6回以上の吸引（3） ネブライザーの6回／日以上または常時使用（3）
食事機能	IVH（10） 経口全介助（3） 経管（経鼻・胃瘻）（5） 腸瘻（8） 腸瘻・腸管栄養時に注入ポンプ（3）
他の項目	継続する透析（10） 定期導尿・人工肛門（5） 体位変換1日6回以上（3） 過緊張で発汗し更衣と姿勢修正3回／日以上（3）

超重症児：25点以上
準超重症児：10点以上

（文献2より引用，一部改変）

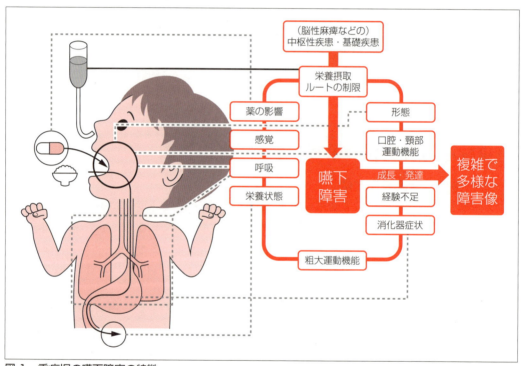

図1 重症児の嚥下障害の特徴

支援していくことが重要となる．

2）重症児の栄養・嚥下障害の特徴

重症児の栄養・嚥下障害は様々な要因が密接に関わりあって生じている（図1）．また，子ども達は，身体機能を生活環境に適応させながら成長・発達していくため，障害像はより多様で複雑となり，個別性が高くなる．

したがって，評価・介入していくうえでは密接に関わる要因を発達経過，生活環境をふまえて丁寧に考え，子ども達の発達を促す視点と共に関わることが重要となる．

3）重症児の栄養・嚥下障害の現状

重症児の栄養・嚥下障害の特徴を詳しく説明する．

(1) 形態

　重症児では様々な要因により，口腔，咽喉頭，食道の成長過程が通常と異なることが多い．

　口蓋が高くなる高口蓋，狭くなる狭口蓋を呈していると食塊形成困難が成人期まで続き，舌突出しやすいと前歯突出を招きやすく，嚥下機能の発達を妨げる．

　咽頭や喉頭および食道の形態は，脊柱側弯の進行や胸郭変形に伴い通常と異なった形態になることもある．

(2) 感覚

　嚥下機能は，発達期における顔面・口腔領域への触圧覚刺激によって引き出された動きを協調させる機能となる．顔面・口腔周囲や口腔内への触圧覚刺激は，指しゃぶり，おもちゃなめなどから与えられ，刺激時間や種類も膨大となる．しかし，重症児の場合，このような感覚刺激の体験は少なく，刺激によって引き出される口腔周囲の動きも少なくなりやすい．感覚刺激の経験不足は，口腔領域の過敏や鈍麻などを引き起こし，嚥下機能発達に大きな影響を与える．

(3) 呼吸

　嚥下機能と呼吸機能は密接な関係にあり，嚥下時には呼吸の安定および調整が重要となる．

　重症児では，気道系の問題として，上・下気道通過障害による閉塞性換気障害がある．分泌物や下顎後退，喉頭軟化症などが原因で気道抵抗が大きくなり，努力性の呼吸を呈しやすい．努力性呼吸により腹腔内圧が高くなり，胃食道逆流を生じやすく，誤嚥性肺炎のリスクも高まる．

　胸郭・肺の問題として，脊柱側弯に伴う胸郭変形や筋緊張亢進による胸郭拡張制限などが原因の拘束性換気障害がある．肺胞低換気，肺容量（機能的残気量・一回換気量の低下），肺拡散能の低下を招きやすい．胸郭拡張制限により呼吸補助筋が働き，努力性呼吸を呈し，より筋緊張が高まる悪循環に陥りやすい．重症児は息が吸いやすいように頸部を伸展させやすいが，気管に分泌物などが流入しやすくなり，誤嚥性肺炎のリスクが高まる．また，咳嗽反射低下による不顕性誤嚥（silent aspiration）がみられ，肺炎，呼吸器感染の反復原因となり，無気肺や肺の線維化を招き，生命予後にも影響する．

✎ 一言メモ　重症児の特有動作

- 丸飲み込み：咀嚼が必要な食物を咀嚼せずに飲み込む．
  鼻閉などによる口呼吸状態ではさらに起こりやすい．
- 舌挺出：舌が口唇の外にはみ出ている状態．
  低緊張に伴ってみられることが多く，舌は平坦にみえる．
- 舌突出：緊張が高く舌が口唇よりも外に出る動きで舌は厚くみえる．
  筋緊張亢進，拒否の意思表示，食事以外でみられる習癖性のものがある．
- 過開口：食物などが口に近づいた時に下顎が大きく開いたままになる状態．
- 緊張性咬反射：スプーンなどが歯や歯肉に触れることで反射的に下顎が力強く閉じる状態．

(4) 口腔・頸部運動機能

重症児の特有の動作として，丸飲み込み，舌挺出，舌突出，過開口，緊張性咬反射などがあり，これらの動きはパターン化しやすく，嚥下機能に大きく影響する．

重症児は全身の筋緊張（特に頸部・肩甲骨周囲）や努力性呼吸により頸部が伸展位となりやすい．頸部伸展位では重力により下顎が後退しやすく，咬合不全や舌根沈下を招きやすい．また，舌骨や喉頭の位置が低下し，嚥下には不利な状態となりやすい．喉頭の位置が低下すると嚥下時の喉頭挙上の距離増加や時間延長がみられる．喉頭挙上が不充分な場合は，食道入口部開大の減少，咽頭残留の増加に繋がりやすい．

(5) 粗大運動機能

運動機能や言語理解，知的発達や社会性の発達は，嚥下機能獲得に大きく関わる．

粗大運動機能において，頸部保持可能で舌と顎が随意的に動くことができる定頸，嚥下運動時の頭部・体幹安定に重要な座位獲得が重要となる．しかし，重症児は筋緊張や呼吸状態，姿勢の経験不足などの様々な要因により獲得しにくく，自分なりの方法で発達・成長していく．

身体の成長は変形・拘縮の進行と密接に関わり，粗大運動機能にも大きく影響する．特に身体の成長が進む3〜5歳，11〜13歳に拘縮・変形が進行しやすく[3]，運動機能低下を招きやすいため注意が必要となる．

(6) 経験不足

重症児では，出生後早期から哺乳障害により経管栄養となり，その後も嚥下障害によって経口摂取が進まない場合がある．また経管栄養が主となり，経口摂取の経験が少ない子どもは口腔咽頭領域の動きが改善しても嚥下障害を呈することもある．

(7) 薬の影響

重症児は，抗てんかん薬や筋弛緩薬を長期間服用していることが多く，副作用として覚醒低下による嚥下・呼吸機能低下や歯肉増殖なども嚥下機能に大きく影響する．

(8) 栄養摂取ルートの制限の影響

基礎疾患や嚥下障害などによる長期の経管栄養は，口腔領域の動きが改善されても経管に固執して経口摂取を拒否する「経管依存症」を招くことがある．

栄養摂取方法が経管栄養でも嚥下機能に問題なければ，味を楽しむ目的で経口摂取することもある．

(9) 栄養状態

嚥下障害は低栄養や脱水傾向と密接な関わりがある．重症児は疾患的特徴（筋緊張亢進や努力性呼吸などによる消費エネルギー増大）や介護の利便性（保護者などの移乗負担軽減など）を考慮し，体重を制限してしまうことで極度のやせ，低栄養状態に陥りやすい．脳性麻痺の子どもにおける低栄養の割合は30％以上に達し，より重度の機能障害を有する子どもでより高い比率を示す報告がある[4]．

脱水傾向や薬の副作用などにより，唾液分泌量の低下を招きやすい．また微量元素である亜鉛欠乏は舌の味細胞の新生・交代（ターンオーバー）周期延長を招きやすい．唾液分泌量低下，亜鉛欠乏状態は，味覚閾値を上昇させるため嚥下機能に影響し[5,6]，結果として低栄

養状態を招きやすい.

　低栄養状態は易感染性，骨折，長期・頻回の入院，褥瘡・創傷治癒遅延など様々な合併症を発症する危険性がある．適切な栄養療法により，低栄養の改善を促し，子ども達の残存・回復・代償能力を高めることが可能となるが，実施するうえでは栄養評価が不可欠となる．

（10）消化器症状

　重症児では，嚥下障害に加えて胃食道逆流症，胃内容物排出遅延と慢性便秘も生じやすい．消化器系の問題は，発達に大きな影響を与える栄養不良と低身長，胃食道逆流もしくは便秘と関連する痛み，慢性肺疾患のリスクを高くする[7,8]．

　胃食道逆流症は，胃内容物が逆流することにより嘔吐，喘鳴，逆流性食道炎，誤嚥性肺炎などを繰り返し起こすことである．重症児は筋緊張や呼吸障害のために腹圧がかかることや胸郭の変形や側弯などの要因により，胃食道逆流症を起こす頻度が高い．

2 重症心身障害児の栄養・嚥下障害の評価

　重症児の全身管理のうえで，評価と適切な対応は重要である．重症児の栄養・嚥下障害の特徴と現状をふまえ，粗大運動，口腔頸部運動，姿勢，呼吸，栄養状態の評価方法を中心に記載する．

1）粗大運動機能

　粗大運動機能や上肢機能，コミュニケーション能力，摂食嚥下能力，重症児の生活分類を各々スクリーニング可能なスケールがある（表2）．

　CFCS，EDACS，LFCS はレベルを判別するためのアルゴリズムが用意されている．重症児の生活機能を評価する生活機能評価表（LIFE：Life Inventory to Functional Evaluation）[14]もある．

　運動機能と嚥下機能は密接に関わっており，脳性麻痺の運動機能評価 GMFM-66 と嚥下機能評価（DDS：Dysphagia Disorders Survey-Pediatric Part 2）スコアが相関する（図2）報告[15]がある．また，GMFCS の各レベルの運動機能の経過を示す Motor Gross Curve では，重症児の基準に該当するレベルⅤは一定の年齢から機能低下が生じやすい[16]．そのため重症児は機能低下しやすいことをふまえ，定期的な評価が重要となる．

✎一言メモ　スクリーニング評価スケール

- 粗大運動能力分類システム
  (GMFCS：Gross Motor Function Classification System)[9]
- 脳性麻痺児の手指操作能力分類システム
  (MACS：Manual Ability Classification System)[10]
- 脳性麻痺児・者のコミュニケーション機能分類システム
  (CFCS：Communication Function Classification System)[11]，
- 摂食嚥下能力分類システム
  (EDACS：Eating and Drinking Ability Classification System)[12]
- 重症心身障害児者のための生活機能分類システム
  (LFCS：Life Function Classification System)[13]

表2 スクリーニング評価スケール　　　　　　　　　　　　　　　　　　　　（文献9〜13より引用，一部改変）

	GMFCS	MACS	CFCS	EDACS	LFCS
I	制限なしに歩く	効率良い上肢操作可能	誰とでもやりとり可能	安全で効率的に摂食・嚥下する	手の支えなしに座位保持可能
II	制限を伴って歩く	効率悪いが上肢操作可能	時間はかかるが誰とでもやりとり可能	安全に摂食・嚥下するが効率性にいくつかの制限がある	抗重力姿勢で頭部保持と運動可能
III	手に持つ移動器具を使用して歩く	介助すれば上肢操作可能	親しい人のみやりとり可能	摂食・嚥下の安全性にいくつか制限があり，効率性に制限があるかもしれない	介助により抗重力姿勢で頭部保持と運動可能 呼吸障害または嚥下障害なし
IV	制限を伴って自力移動 電動の移動手段を使用可能	限られた場面のみ上肢操作可能	親しい人のみ時々やりとり可能	摂食・嚥下の安全性に明らかな制限がある	介助により抗重力姿勢で頭部保持と運動可能 呼吸障害または嚥下障害あり
V	手動車椅子で移送される	上肢操作困難	やりとりが難しい	安全に摂食・嚥下できない 栄養摂取のために経管栄養が考慮されるかもしれない	気管切開または酸素投与による呼吸管理
VI					人工呼吸器による呼吸管理実施

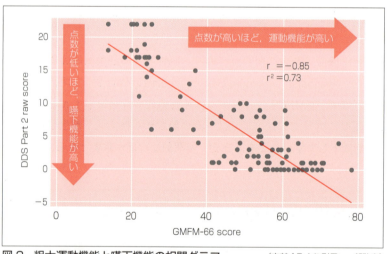

図2　粗大運動機能と嚥下機能の相関グラフ　　　　　（文献15より引用，一部改変）

2）口腔・頸部運動機能

①頸部の可動性評価：屈曲・伸展・回旋・側屈の可動域を測定し，同時に筋緊張も評価する．頸部の可動性や筋緊張の左右差は喉頭や舌骨運動にも影響を与えるため重要となる．
②舌骨および喉頭の位置，周囲筋群の評価：嚥下時には，舌の動きで食物を咽頭に送り，嚥下反射で喉頭を挙上させる動きが必要となる．喉頭の動きは舌骨を介して舌骨上筋群，舌骨

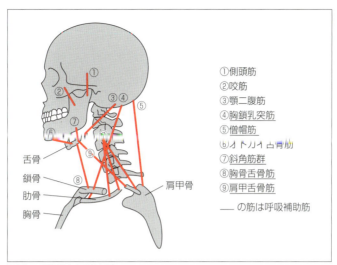

図3　嚥下筋と呼吸筋

下筋群の作用で行われるため嚥下動態の把握には舌骨運動，嚥下に関連する筋群の観察は重要である（図3）．嚥下に関与する筋は，呼吸や姿勢保持に作用する筋もあるため呼吸状態や姿勢が不安定な状態では嚥下運動は不充分となりやすい．

3）姿勢

【座位姿勢評価】

実際の食事場面での抱っこ姿勢，座位姿勢を観察し，その姿勢が嚥下動作に適しているか評価する．また，重症児は環境によって身体機能が変化しやすいため座っている椅子（車椅子や座位保持椅子）なども評価する．

抱っこ，座位の安定性については，全身の筋緊張や表情，心拍数，呼吸数などから確認する．また座位保持の持続時間や疲労度，時間経過に伴う姿勢の崩れ，痛みの有無なども評価する．食事における実用的な抱っこ，座位姿勢を考えると15～30分は必要であり，耐久性に乏しい場合，食事時の姿勢には適さない．

足底接地の有無が体幹保持と最大咬合力に影響を及ぼす報告[17]もあるため座位での足底接地の有無も確認する．

食事姿勢を評価する際には，同時に介助者の姿勢も評価し，負担が大きくないかを確認する．重症児の家族の介護負担は大きく，腰痛や片頭痛などの健康上の問題を抱えやすい[18]．負担が大きいと結果的に子どもの食事姿勢が不安定となりやすいため重要な視点となる．

4）呼吸

重症児の死因は30年以上呼吸器系が第1位を占めている[19]ため呼吸機能の評価は，呼吸と密接に関わる嚥下機能だけでなくQOL向上にも大きく影響する．

評価として，まず安静時の呼吸状態（呼吸数や呼吸パターン，呼気・吸気のタイミングなど）を確認する．呼吸数が多い場合，呼吸と嚥下運動の協調性が欠如し誤嚥のリスクが高くなる．また努力性吸気を伴う場合，呼吸補助筋が過活動になるため，嚥下時に活動する胸鎖乳突筋や斜角筋，僧帽筋の筋緊張を確認する（図3）．

視診や触診にて胸郭と呼吸との動きが連動しているか，胸郭の柔軟性，肋間の可動性などの評価は重要であり，これらは間接的に嚥下に影響してくる．
　喀出能力の評価として，随意的な咳嗽および自己喀痰の可否も確認する．通常，誤嚥をした場合には気道防御機能である咳嗽反射や呼気反射により誤嚥物を喀出する．咳嗽反射は呼気の前に吸気および一時的な喉頭閉鎖を伴う反射であり，呼気反射は吸気を伴わず機能的残気量レベルから呼気を発生する反射である[20]．呼気反射は意識レベルや覚醒レベルの影響を受けないため，睡眠中や意識レベル低下の際にも誘発され，誤嚥性肺炎予防に大きく関与する．呼気反射は胸郭の拡張性に相関があるため，胸郭の柔軟性が重要となる．

5）栄養状態

　栄養評価の一般的な指標である血液検査のアルブミンは重症児が全て低値とは限らない．重症児70名のうち，3.5 mg/dL以下は約1/4となる20名であったという報告[21]があるため重症児の栄養状態は特性をふまえたうえで体重や身体計測の推移や身体状況のモニタリングが重要となる．
　栄養スクリーニングとしては身長，体重の成長曲線が有用である．低出生体重児は従来の成長曲線には適応できないが，修正年齢の基準値が示されている[22]．また，日本人のデータではないが，GMFCSのレベル別の成長曲線もある[23]．身長・体重はその時々で評価するのではなく経過を評価することが重要である．
　身長と体重から体格指数（BMI：Body Mass Index），身長年齢比（H/A：Height for Age），身長体重比（W/H：Weight for Height）を算出可能である．BMIは，一般的に22を標準値と定義しているが，重症児では脳性麻痺痙直型は18，アテトーゼ型は16を標準値としている[24]．またBMIは乳児では，Kaup指数と呼ばれ，月齢，年齢によって標準値は変化する．H/Aは慢性栄養障害の指標であり95％未満から，W/Hは急性栄養障害であり90％未満から段階ごとに栄養障害を分類（Waterlow分類）[25]している．W/Hは80％以上が望ましく，70％以下では褥瘡，感染症リスクが高まりやすい[22]．
　身体計測方法として，上腕周囲長（AC：Arm Circumference），下腿周囲長（CC：Calf Circumference），上腕三頭筋皮下脂肪厚（TSF：Triceps Skinfold）を定期的に行い，筋肉，脂肪量の変化から栄養状態の変化を推測することができる．TSFが7 mm未満を低栄養とする報告[26]や日本人のデータではないがAC，TSFの各年齢の基準値もある[27]．
　栄養不良の診断基準として筋肉と脂肪の損失状況を3段階で評価する方法も提案されている[28]ため筋肉の状態（張り・皮膚の色など）にも注目する．
　低栄養状態では，理学療法プログラムの効果が得られにくいだけでなく，過負荷となりやすい．普段の簡単な食事状況（おおまかな量と内容，食べ具合，食べ終わるまでの時間，むせの有無，経管栄養の場合は栄養剤の種類や量など）と栄養必要量を計算（表3）[24]し，確認することで栄養状態をより理解しやすくなる．
　脱水状態が唾液分泌や嚥下機能に影響を及ぼすため脱水状態の有無の評価も重要となる．口腔や鼻腔内の乾燥状態，ツルゴール反応（皮膚を軽くつまみ，つままれた形から3秒以上戻らないと疑わしい），母指の爪を押して赤みが戻るのが遅いなどの評価方法がある．

表3 重症児の栄養必要量の計算方法

栄養必要量＝体重×基礎体重基準値[※1]×R値[※2]＋エネルギー蓄積量[※1]		
		[※1]厚生労働省 日本人食事摂取基準2015参照 [※2]表参照
	高エネルギー消費群（R≧2）	低エネルギー消費群（R≦1）	中間群（1＜R＜2）

	高エネルギー消費群（R≧2）	低エネルギー消費群（R≦1）	中間群（1＜R＜2）
臨床的特徴	・筋緊張の変動が激しい ・不随意運動あり ・皮下脂肪が薄く筋肉量が多い ・刺激に対する反応性が高い ・移動能力がある ・努力性の呼吸あり ・咳き込みが多い	・筋緊張の変動が少ない ・動きが少ない ・皮下脂肪が厚く筋肉量が少ない ・移動しない ・刺激に対する反応性が少ない ・気管切開，人工呼吸器使用 ・呼吸に努力を要しない	（1＜R＜1.5） ・経管栄養 ・高エネルギー消費群の特徴にいくつか該当 （1.5＜R＜2） ・経口摂取 ・低エネルギー消費群の特徴にいくつか該当

※Rは1〜2の範囲で設定
※現体重が痩せすぎの場合はRを少し大きく，太り気味の場合はやや小さく設定
※経管栄養使用の場合は，経口摂取に比べてRをやや小さく設定する

（文献24より引用，一部改変）

3 理学療法介入の考え方

　重症児の栄養・嚥下障害に対する介入は，実際に食物を食べる食事場面と食事以外の生活場面に分けられ，食事場面における安定した姿勢，呼吸状態を普段の生活場面において確保できることが重要となる．

　栄養状態と嚥下障害は大きく関連しており，サルコペニアの視点で脳性麻痺の筋肉量をみた報告[29]もある．成人分野において生命予後悪化の関連因子となる「フレイルサイクル」を重症児の特徴・現状をふまえて「重症児版フレイルサイクル」（図4）として考えることで重症児の栄養・嚥下障害において介入すべき点を抽出しやすくなる．

　しかし，栄養・嚥下障害などの身体機能面ばかりに着目するのではなく，そもそも食事は生活リズムをつくり，社会生活を提供してくれる，心から楽しい出来事[30]となる．どんなに障害が重度で，経口摂取が難しく，経管栄養であっても食事を楽しめるように食べ物を見る（視覚），香り（嗅覚），食事中の会話（聴覚）など，食べることを楽しめるように配慮することも発達・成長過程にある重症児にとっては重要となる．

1）理学療法介入時の留意点

(1) 食事場面における介入

　食事中は，誤嚥や嘔吐による呼吸器への侵襲に充分に注意を払いながら，食事を安全に楽しむことが重要となる．

　食事姿勢の基本は全身的安定性を保った座位の実現が基本（図5）となるが，重症児は未定頸や筋緊張の影響で座位が不安定になりやすい．頸部・体幹のアライメントを整え，上気道狭窄が最も軽減する姿勢を選択する．一般的には上体を起こして頭頸部が軽度屈曲位となる姿勢が必要となる．頭部屈曲位は舌根が咽頭後壁に近づき，咽頭腔を狭めるので咽頭残留をさせにくい効果がある．頸部屈曲位は前頸部の筋の過緊張を防ぎ喉頭蓋谷を広げるため，ダラダラと気道に食べ物が入ってしまうことを防ぐ効果がある．

　体幹は可能な限り左右対称的で円背になりにくいアライメントを準備する．体幹が低緊張

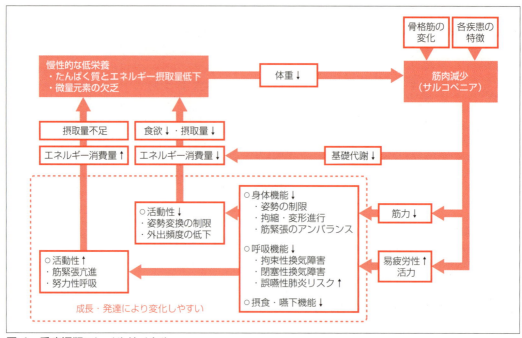

図4　重症児版フレイルサイクル

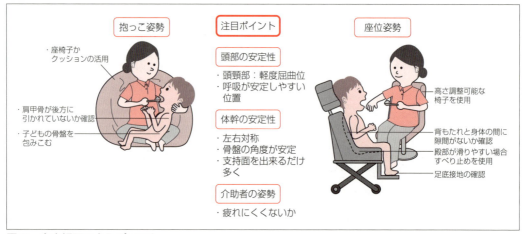

図5　食事場面の介入ポイント

で骨盤が後傾し殿部が前方へずれやすい場合は，座面に滑り止めを使用することで防ぎやすくなる．

　上肢はできる限りテーブルやクッションで支えるようにして対称的かつ肩甲帯が後方へ引かれないようにする．上肢が支えられないと肩から頸部の筋の過緊張を招き，舌骨・喉頭の運動にも影響を及ぼす．

　姿勢の介入で大切なことは，リスク管理を行いつつ，まっすぐな良い姿勢にこだわらず，子ども達の姿勢，動きを尊重し，その姿勢から崩れてしまった状態からの支援も重要となる．

(2) 食事以外の生活場面における介入

①姿勢

　重症児が安定した姿勢を確保するためには，受け入れ可能な姿勢のバリエーションと日々の活動性が重要となる．

　姿勢のバリエーションが少ないほど側弯が進行しやすい報告[31]があるため身体活動を維持する取り組みは重要な課題となる．

　1日のうちで長い時間を占める座位や臥位での活動はSedentary Behavior（以下，SB）と言われている．SBの定義に重要な3要素は，①姿勢（座位または臥位），② 1.5 Mets 以下の運動，③筋肉の不活動となる．長時間のSBが脂質・糖質代謝や寿命などに与える悪影響について報告がある[32]．

　重症児の場合，臥位や座位場面が長く，SBの定義に該当するが，痙性麻痺や不随意運動，主動作筋と拮抗筋の同時収縮など様々な問題から運動・姿勢制御に努力を要し，消費エネルギーが増大しやすい．

　重症児は座位などの姿勢保持において多くの身体活動量が必要となり，SBと思われる活動であっても，充分な活動量となる．重症児に対するSBの報告は少ないが[33]，子ども達にとっては姿勢保持も身体活動量維持のための有効な活動と捉える必要がある．

　脳性麻痺の拘縮変形の発生要因は，痙性や筋の不均衡というよりも，むしろ成長過程の子どもの不動に及ぼす重力の影響との報告[34]もある．

　活動内容や目的に応じて姿勢のバリエーションが増えるように，状況に応じて座位保持装置やうつ伏せ（腹臥位）マット，立位台などの補装具も作製し環境調整を行うことも重要となる．

　1日の姿勢や活動を総合的に検討し，身体活動量の維持・向上が大切となることを家族にも伝える必要がある．多くの時間を過ごす家庭での姿勢を家族とともに検討することは，拘縮・変形を予防するうえで大切である．

②呼吸

　嚥下反射は$PaCO_2$上昇により抑制されやすい[35]ため呼吸状態が不安定な場合は，特に誤嚥が生じやすい状況になる．安全な嚥下機能獲得のためには呼吸状態の安定が必要である．呼吸と嚥下の協調性の向上，換気の改善などを目的とした呼吸面への介入が重要となり，誤嚥性肺炎の予防にもつながる．

　換気・酸素化改善には腹臥位姿勢が有効であるという効果が報告されている[36,37]．低酸素血症の主な原因が換気血流比不均衡である[38]ことから，腹臥位だけではなく，側臥位など色々な姿勢においても安定した呼吸状態を保てる姿勢管理が重要となる．

2）理学療法士が果たすべき役割

　生活には「生きる：生命があり活動できる」と「活きる：本来もっている機能・能力が発揮される」の2つの「いきる」が含まれている[39]．その子らしく幸せで豊かな時間を過ごせるために重症児に関わる理学療法士は，複雑で多様な障害像を呈する子ども達の姿勢や呼吸状態，嚥下機能，栄養状態，生活環境を総合的に評価し，支援すべきである．また，理学療法士の実践の範囲内で，栄養に関する情報をスクリーニングし提供する役割[40]があるた

め，重症児の特徴をふまえて栄養の重要性を伝えていくことも大切となる．

　理学療法士は定期的に直接身体に触れる時間が長い職種である．栄養・嚥下機能を適切に評価できることで小さな不調や変化に気付きやすくなるだけでなく，理学療法プログラムによる子ども達への過負荷を防ぎ，より効果的な支援が可能となる．

　また，言語聴覚士や作業療法士，通園先の保育士，訪問看護の看護師など重症児に関わる全てのスタッフで総合的に評価することも重要である．

　身体機能や呼吸機能，栄養状態，生活環境などを総合的に評価し，支援を行う理学療法士が担う役割は非常に大きい．

理解すべき臨床キーポイント

● 重症心身障害児の栄養・嚥下障害について理解し，適切な評価とその結果に応じた対策がとれるようになる．
● 栄養と嚥下障害の関連性と姿勢・呼吸・環境調整の重要性を理解し，成長・発達をふまえた生活支援が行えるようになる．

黒川 洋明

● 引用文献

1) 社会福祉法人　全国重症心身障害児（者）を守る会 HP：http://www.normanet.ne.jp/~ww100092/network/inochi/page1.html
2) 岡田喜篤：重症心身障害療育マニュアル（小西徹・他編），医歯薬出版，2015．
3) 石黒彩子・他：発達段階からみた小児看護家庭，医学書院，2008，p547．
4) Odding E, et al：The epidemiology of cerebral palsy：incidence, impairments and risk factors. Disabili Rehabil 28：183-191, 2006.
5) 大木光義・他：亜鉛欠乏性味覚障害ラットにおける味蕾細胞の新生・交代（turn over）について．Biomed Res Trace Elements 2：249-250，1991．
6) Ding R, et al：The effects of taste and consistency on swallow physiology in younger and older healthy individuals：a surface electromyographic study. J Speech Lang Hear Res 46：977-989, 2003.
7) Rogers B：Feeding method and health outcomes of children with cerebral palsy. J Pediatr 145：S28-32, 2004.
8) Somerville H, et al：Gastrointesinal and nutritional problems in severe developmental disability. DMCN 50：712-716, 2008.
9) 藤田保健衛生大学　藤田記念七栗研究所 HP：http://www.fujita-hu.ac.jp/FMIP/Reha_gmfcs.html
10) http://www.macs.nu/files/MACS_Japanese_2010
11) http://cfcs.us/wp-content/uploads/2016/02/CFCS_Japanese_FINAL.pdf
12) https://www.sussexcommunity.nhs.uk/get-involved/research/chailey-research/edacs-request
13) 重症心身障害理学療法研究会 HP：http://jusin-PT.net/LFCS.pdf
14) 重症心身障害理学療法研究会 HP：http://jusin-PT.net/sub3.html
15) Katherine A. Benfer, et al：Oropharyngeal Dysphagia and Gross Motor Skills in Children With Cerebral Palsy, PEDIATRICS Volume 131：1553-1562, 2013.
16) Steven E Hanna：Stability and decline in gross motor function among children and youth with cerebral palsy aged 2 to 21 years. DMCN 51：295-302, 2009.
17) 石川健太郎・他：座位姿勢における足底接地の有無が重心動揺と最大咬合力に及ぼす影響．障歯誌 27：555-559，2006．
18) Brehaut JC：The health of plimary caregivers of children with cerebral palsy：how does it compare with that of other Canadaian caregivers? Pedeatr 114：e182-191, 2004.
19) 折口義弘：重症心身障害児の死亡年齢からみた死因分析．IRYO 56：476-478，2002．

20) 西野卓:気道反射と誤嚥. 呼と循 46:223-229, 1998.
21) 鈴木恭子:重症心身障がい児の栄養管理. 臨床栄養 129:659-664, 2016.
22) 土岐彰:小児栄養ケアの実際—身体計測の実際と評価法（高増哲也・他編），チームで実践‼小児臨床栄養マニュアル，文光堂, 2012, pp31-36, 125.
23) Steven MDy, et al:Growth Charts for Children with Cerebral Palsy:Weight and Stature Percentiles by Age, Gender ,and Level of Disability（V.R. Preedy ed.），Handbook of Growth and Growth Monitoring in Health and Disease,Springer, 2012, pp1675-1705.
24) 口分田政夫，他:重症心身障害児の栄養管理. 静脈経腸栄養 27:1175-1182, 2012.
25) Waterlow JC:Classification and definition of protein-calorie malnutrition. Br Med J 3:566-569, 1972.
26) 高増哲也:栄養 小児科当直医マニュアル（神奈川県立こども医療センター小児内科・小児外科 編），改訂14版，診断と治療社, 2016, pp69-80.
27) Kendrin Sonneville,et al:Manual of Pediatric Nutrition, 5 th Edition, People's Medical Publishing House, 2013, pp13-15.
28) Fischer M,et al:Evaluation of muscle and fat loss as diagnostic criteria for malnutrition. Nutr Clin Pract 30:239-248, 2015.
29) Olaf Verschuren,et al:Determinants of muscle preservation in individuals with cerebral palsy across the lifespan:a narrative review of the literature. Journal of Cachexia, Sarcopenia and Muscle, 2018, pp1-12.
30) Amarantos E et al:Nutrition and quality of life in older adults. J.Gerontol. A Bil Sci Med Sci 56:54-64, 2001.
31) Naoto Saito ,et al:Natural history of scoliosis in spastic cerebral palsy Lancet 351:1687-1692, 1998.
32) Peter T Katzmarzyk, et al:Sedentary behavior and life expectancy in the USA:a cause deleted life table analysis. BMJ Open 2, 2012.
33) Verschuren O,et al:Muscle activation and energy-requirements for varying postures in children and adolescents with cerebral palsy. J Pediatr 165:1011-1016, 2014.
34) GE. Fulford, JK Brown:Position as a Cause of Deformity in Children with Cerebral Palsy. DMCN 18:305-314, 1976.
35) Mokhlesi B,et al:Oropharyngeal deglutition in stable COPD. Chest 121:361-369, 2002.
36) Vasilios Koulouras,et al:Efficacy of prone position in acute respiratory distress syndrome patients:A pathophysiology-based review. World J Crit Care Med 5:121-136, 2016.
37) Henderson AC,et al:The gravitational distribution of ventilation-perfusion ratio is more uniform in prone than supine posture in the normal human lung. J Appl Physiol 115:313-324, 2013.
38) Petersson J, et al:Gas exchange and ventilation-perfusion relationships in the lung. Eur Respir J 44:1023-1041, 2014.
39) 黒川洋明・他:地域リハビリテーション-通所. 総合リハ 40:125-130, 2012.
40) APTA（アメリカ理学療法士協会）HP:https://www.a理学療法士a.org/PatientCare/Nutrition/

第16章 加齢変化による誤嚥性肺炎予防のための嚥下理学療法

　加齢に伴い活動性が低下し，口腔機能が低下（オーラルフレイル）するとフレイルを加速させやすい．また，加齢による嚥下機能の低下（老嚥）により誤嚥しやすい状態となると，誤嚥性肺炎を引き起こしやすい．また，安静や禁食などの対応で嚥下筋のサルコペニアを進行させると，誤嚥性肺炎を繰り返す悪循環を生んでしまう．どこに視点をおいて評価し，何に対して予防的対応をすべきかを理解し，多職種と連携して加齢による口腔・嚥下機能低下および誤嚥性肺炎の予防的対応を行うことが求められる．

1 加齢による誤嚥性肺炎の背景

（1）摂食嚥下機能の加齢変化
　加齢に伴い歯牙の減少，義歯不適合，歯周病による咬合力低下，味覚・嗅覚などの感覚低下，唾液量減少，自然嚥下回数減少，喉頭位置下降，気道防御反射（咳反射，嚥下反射）低下，吸息-嚥下パターン増加，舌運動緩慢による構音障害などが生じやすい．

（2）オーラルフレイル
　オーラルフレイルは，上記の加齢変化をベースに口の健康への関心度が低下して生じた「些細な口の衰え」の状態[1]であり，食べこぼしやわずかなむせ，噛めない食品の増加などを招くプレフレイル段階である．加齢による機能低下だけでなく，精神・心理的フレイルや社会的フレイルもオーラルフレイルに大きく影響を与えるため，集いの場への参加などを通した口の健康に関する教育も併せて行われる必要がある（図1）．

（3）老人性嚥下機能低下（老嚥）
　老嚥は，社会的フレイルおよび精神・心理的フレイルを背景に身体的フレイルが生じ，オーラルフレイルや嚥下筋のサルコペニアに姿勢変化や低栄養が加わって嚥下機能の予備力

> **一言メモ　オーラルサルコペニア**
> 　新しい概念としてオーラルサルコペニアが提唱[3]された．舌筋や舌骨上筋群などの嚥下筋にサルコペニア（筋萎縮と機能低下）が生じ，それによって口腔・嚥下機能低下が生じる状態を指すが，定義や評価法についてはこれからである．

キーワード　オーラルフレイル，老嚥，機能的口腔ケア，予防理学療法

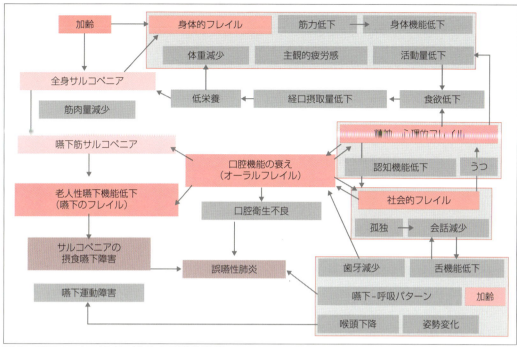

図1 嚥下のフレイルサイクルと誤嚥性肺炎

表1 老嚥に対する認識の必要性

定義：加齢による嚥下機能低下＝嚥下のフレイル（予備力↓）
原因：感覚（味・臭覚）・乾燥（唾液）・サルコペニア（低栄養） 　　　・喉頭侵入（喉頭位置・反射↓）・舌圧低下・構造変化（姿勢） 　　嚥下筋サルコペニア：速筋の遅筋化・筋萎縮→筋力低下 　　→舌や喉頭挙上筋の反応が弱く遅くなり誤嚥しやすくなる 　　脳卒中モデル：初期は意識レベル低下で禁食，発症後1カ月で自然回復例多く，摂食嚥下リハで3食 　　　　　　　　経口に向け徐々に回復させる 　　高齢者モデル：安静・禁食・栄養管理不足で嚥下筋サルコペニア進行 　　　　　　　　　→早期発見し予防的対応が必要 　　　　　　　　早期発見ツール：EAT10（3点以下），KTバランスチャート 　　　　　　　　予防的対応：栄養管理・活動向上・嚥下筋抵抗運動練習

が低下した状態[2]である．具体的には，咀嚼や口腔内移送に必要な歯や舌の動きと唾液分泌が低下し，嚥下時舌圧や喉頭挙上筋など嚥下筋筋力の低下，速筋繊維の遅筋化による嚥下運動スピードの低下，嚥下圧低下による咽頭残留により喉頭侵入しやすい状態となる．また，嚥下反復により徐々に疲労し誤嚥しやすくなることも特徴の一つである（表1）．これが進

一言メモ　肺炎への誤嚥の関与

日本人の死因は，2011年から肺炎が脳血管障害に代わって3位になった．その97.3%は65歳以上の高齢者，89.2%は75歳以上の後期高齢者であり，肺炎への誤嚥の関与は70歳代では70%程度，80歳以上では90%程度となっている[4]．フレイル高齢者では，加齢，性別（男性），呼吸器疾患，摂食嚥下障害などが危険因子として挙げられる[5]．

表2 誤嚥性肺炎の原因と予防

誤嚥しただけでは肺炎にならない（65歳以下は死なない）
口腔衛生：口腔内不潔・口腔乾燥による菌の繁殖
体質：糖尿病・歯周病・栄養状態低下で易感染性
嚥下障害：食物や水分だけでなく唾液の誤嚥
個別性：唾液誤嚥（夜間不顕性誤嚥）睡眠時無呼吸
睡眠時の不顕性誤嚥が多い→絶食でも誤嚥性肺炎発症
〈予防のポイント〉
①口腔ケアによる口腔フレイル予防、口腔内細菌叢の正常化
②嚥下機能改善
③栄養状態の維持・改善
④呼吸機能改善：咳反射・咳嗽力・呼吸パターン
⑤胃食道逆流（GERD）の予防・改善→姿勢も影響
⑥高齢者の易感染性の改善（DM・脱水）
⑦覚醒レベル・活動レベルの維持向上（睡眠薬など）

むとサルコペニアの摂食嚥下障害に移行し，誤嚥性肺炎を反復発症する負のスパイラルを招いてしまう．この段階で積極的に嚥下機能の回復に介入し，機能改善を図ると同時にその後の機能低下を予防するための自己管理能力を身につけてもらう必要がある（図1）．

（4）誤嚥性肺炎

誤嚥性肺炎（表2）は，近年は「嚥下性肺炎」と呼び，口腔内衛生状態不良（不潔，口腔乾燥），抵抗力低下（糖尿病，歯周病，低栄養などで易感染性＝免疫能低下），気道防御機能低下，個別性問題（夜間不顕性誤嚥や睡眠時無呼吸，胃食道逆流，多剤服用の有無，姿勢変化，誤嚥に対する対処法や自己管理能力）などを背景に，オーラルフレイルや老嚥が原因で誤嚥し，体内に肺炎球菌など起因菌が侵入して発症する．誤嚥しただけでは発症せず，特に65歳以下では死に至らないこと，気道上皮が乾燥などで壊れてそこから菌が体内に侵入すること，睡眠時の唾液の不顕性誤嚥が多いため，絶食中でも発症する危険があることを考えると嚥下機能改善のみでは解決せず，加齢変化を含む多因子に包括的にアプローチする必要がある．

2 評価

（1）オーラルフレイルの評価

オーラルフレイルの判定方法（表3）は，現時点で確定したものは出されていない．基本チェックリストの25項目中，13〜15の3項目（口腔機能）はオーラルフレイルを示す項目である．これに加えて，多数歯欠損や義歯不適合などの口腔内の状態，食事状態の変化として摂取品目や食事量の減少，食事時間の延長が挙げられる．また，反復唾液嚥下テスト（30

一言メモ　EAT10

EAT10は，2008年にBelafskyらにより嚥下機能低下の早期発見ツールとして開発された．嚥下困難感や体重減少，むせやストレスなど10項目の質問で構成され，3点以上で嚥下障害の疑いありとした．これは日本語版が作られ，臨床的病態重症度分類との相関や，栄養およびADLとの関係もあると報告されている[8]．

秒で3回未満）とオーラルディアドコキネシス（ta/ ka/ 5秒間で5回以下）を評価に加える場合もある[6]．

表3 オーラルフレイルの判定方法

①基本チェックリスト
　13. 半年前に比べて硬いものが食べにくくなりましたか
　14. お茶や汁物でむせることがありますか
　15. 口の渇きが気になりますか
②口腔内の状態
　多数歯欠損や義歯不適合を放置
③食事状態の変化
　咀嚼品目の減少，食事量の低下，食事時間の延長
④反復唾液嚥下テスト：30秒間で3回未満
⑤オーラルディアドコキネシス：ta/ka/5秒間で5回以下

(2) 老嚥の評価

老嚥の評価についても，現時点で確定したものは出されていない．喉頭位置の下降や嚥下時喉頭運動距離の減少，舌圧低下，低栄養とサルコペニアの有無，食後の湿性嗄声などでの声門上侵入やむせ，口腔乾燥などを個々にチェックする[7]．スクリーニングとしては，EAT10（3点以下）やKTバランスチャートなどを用いて点数化する方法もある．

(3) 誤嚥性肺炎の特徴と診断方法，リスク因子の評価

誤嚥性肺炎の場合，発熱や咳，痰などの一般的な肺炎症状がなく，何となく元気がない，食欲がない，喉がごろごろとなるなど非特異的症状のみがみられことが多い．誤嚥が明らかな場合と嚥下機能低下が確認されている場合，胸部レントゲン写真で両側性肺炎像，白血球増加，炎症反応（CRP）の亢進などの所見がみられて誤嚥性肺炎と診断される．肺炎像がみられなくても誤嚥してびまん性嚥下性細気管支炎になっている場合があり，起因菌が体内に入れば肺炎となる状態のため注意が必要である．

誤嚥性肺炎のリスク因子については様々な研究がなされているが，歩行能力やADL低下，認知機能低下があると嚥下機能低下につながり発症リスクになっているという報告[10]がある．脳卒中者については判定のためのアルゴリズムも考案されている[11]．そのチェック項目は，意識レベル，口蓋反射（両側挙上），自然嚥下回数（毎分1回），咽頭残留物の有無（頸部聴診や吸引時痰の有無），舌運動＋口唇閉鎖であり，口腔期の問題と咽頭期の問題をチェックする．また，リスクの高さは口腔内に舌苔や付着物があるかで判断する．

一言メモ　KTバランスチャート

KTバランスチャートは，小山によって口から食べる幸せをサポートするための包括的評価として開発され，食べる意欲，全身状態，呼吸状態，口腔状態，食事中の認知機能，咀嚼・送り込み，嚥下，姿勢・耐久性，食事動作，活動，摂食状況レベル，食物形態，栄養の13項目を5段階で評価し，バランスチャートとして支援のためのツールとして使用するものである．多様な要因が影響する高齢者の摂食嚥下機能低下を捉えるのに適している[9]（11章，135頁参照）．

一言メモ　健口体操指導

健口体操は，歯科医を中心に各地でご当地体操が作られており，地域住民への啓発活動として用いられている．運動構成要素は，深呼吸，首・肩・頬・舌の運動，構音運動，唾液腺刺激などが中心である．集いの場で大きな声で話をする，歌う，笑うことも口腔機能低下の予防につながる．また，口の機能の衰えに気づき，きちんとした対応を行わないと嚥下機能低下をも招くことを教育し，具体的な歯牙や歯肉，舌の状態をよく保つための管理方法について指導教育される．

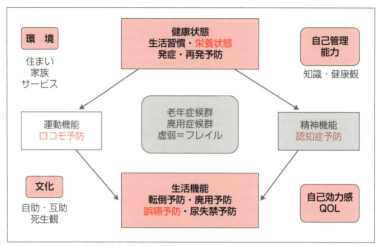

図2　健康寿命延伸のための予防

3 予防と治療

1）オーラルフレイルから老嚥への移行に対する予防

(1) 集いの場におけるオーラルフレイルチェックと健康教育

以下の4つのポイントが高齢者に対する健康教育の柱として認識されている（図2）．

①口の健康＝健口体操指導→口の廃用を予防するための運動方法の指導．

②ロコモ予防＝運動指導→全身運動性の向上，バランス向上．

③認知症予防→レクリエーションなどで気晴らし，認知課題＋運動の組み合わせ．

④低栄養予防→サルコペニアの予防のためたんぱく質摂取（1日75G以上）＋運動後の必須アミノ酸摂取（ロイシンなど），脱水予防．

(2) 機能的口腔ケア

口腔内の清潔保持（器質的口腔ケア）だけでなく，舌運動機能へもアプローチ（感覚刺激や抵抗運動）することが重要である．具体的には，舌の筋力強化，舌の巧緻運動練習（ボタンなめ），オーラルディアドコなどを行う．

(3) 嚥下理学療法として行うポイント

加齢変化に対しても，頸部周囲筋のリラクセーション，顎位の修正，喉頭位置の適正化，舌骨上筋群の筋力強化，嚥下のための呼吸練習（胸郭拡張性向上，咳嗽強化）などを中心に行う．

一言メモ　三大唾液腺

三大唾液腺として，耳下腺，顎下腺，舌下腺があるが，分泌される唾液量と性状が異なる．顎下腺は，唾液の約70％を分泌し，性状は漿液成分と粘液成分であり，耳下腺は約20％で漿液成分，舌下腺は5％で粘液成分である．漿液成分は消化酵素を含み，粘液成分は舌表面粘膜の滑走性に作用するため，口腔内乾燥などがみられる場合は，粘液成分での保護することを考える必要がある．

表4　誤嚥性肺炎への対応

発症前
　予防：肺炎球菌ワクチン，ACE阻害薬等
　　　　口腔ケア
　　　　活動性の維持・向上
　　　　呼吸機能の維持・向上：予防的呼吸理学療法
　　　　誤嚥しないための嚥下理学療法
誤嚥性肺炎発症
　治療：抗菌薬使用
　　　　呼吸理学療法＋加湿・吸引療法
　　　　コンディショニング（栄養＋運動療法）

(4) 自分の口腔嚥下機能に合った食事をするための注意事項

誤嚥しやすい食品，調理時の工夫，食事中に注意すべき誤嚥のサインについてチェックし，どのように対応すべきかを指導する．

2) 誤嚥性肺炎に対する治療と予防

(1) 誤嚥性肺炎に対する治療

発症後は，抗菌薬が使用され，加湿して呼吸理学療法および吸引療法を行い無気肺の改善を図る．血中の二酸化炭素濃度の上昇は嚥下反射を低下させるため，呼吸アシストなどを行うことで二酸化炭素を体外に排出し換気を改善する．それと同時に胸郭拡張性の改善を図り，嚥下－呼吸パターンにおける呼吸予備力を確保する．

唾液誤嚥が疑われる場合は，咳反射の感度を上げるためにACE阻害薬が使用され，口腔内細菌叢の正常化のため，口腔ケア（口腔内清掃と保湿）と唾液腺刺激による唾液分泌促進を図る（表4）．

(2) 誤嚥性肺炎の予防[12]

予防のためには，誤嚥性肺炎につながる因子のチェックと対応を高齢者自身で行えるようになることが大切であり，自分の状態を把握し，どの対策を採用すればよいかを判断できる知識を伝える．意味を理解せずにただ集団で体操を行うことは，自己管理能力向上につながらないことと，現状だけでなく，今後の継時的変化のなかで注意すべき徴候をあらかじめ知り，変化に気づくことで早期対応が可能になる．

①対象者自身が行う嚥下機能低下のチェック方法を指導する（図3）．

まず，誰でもできるスクリーニング検査として，反復唾液嚥下テストと唾液嚥下時の喉頭運動の大きさについて，対象者自身が確認できるように指導する．反復唾液嚥下テストでは，対象者に自分の喉頭を触診させ，自分の指を甲状軟骨上縁に横向きに置き，その状態でなるべく早く唾液を嚥下してもらい，30秒間数えさせる．2回以下の場合は，嚥下障害が疑われることを指導し，今後回数が低下していかないか，年に数回，継時的に確認するように指導する．

また，その際に唾液嚥下を行った時の喉頭挙上量が指一本分きちんと乗り越える程度であったかどうかを確認してもらい，不充分である場合には，嚥下運動が弱いことを伝え，嚥下筋トレーニングの指導対象とする．

②誤嚥の危険度について日常生活の様子から判断する方法を教え，口腔衛生状態のチェッ

唾液を 30 秒間で何回嚥下できるか計ってみよう
(反復唾液嚥下テスト) → 2 回以下は要チェック
喉仏の上に指を横に当て唾液を飲み込んでみよう
→ 喉仏が指 1 本分を乗り越えなければ要チェック

誤嚥のサイン	日頃痰がからみやすい よく微熱が出る	お茶や食事でむせる 食後にガラガラ声になる
口腔衛生注意	口が乾く 口臭が気になる	
嚥下運動低下	食事に時間がかかる ろれつが回りにくい 食べにくいものが増えた	飲み込みにくい のどがつまりやすい 1 回で飲み込めない

図 3　口腔・嚥下機能低下チェック

口が乾く 口臭が気になる → **唾液分泌低下 →口腔内細菌増加** → **誤嚥性肺炎 危険**

そんなあなたは，口腔ケアが大切です

きちんと食事前にも口の中をきれいにしましょう

口腔ケア
①入れ歯は，必ずブラシでこすってきれいにする
②舌の表面が汚れていたら，舌ブラシで軽くこする
③お茶などで口の中を時間をかけてゆすぐ

唾液腺マッサージ
唾液腺はもみあげの下とえらの内側
にあるので，指先でマッサージして
唾液を分泌させる

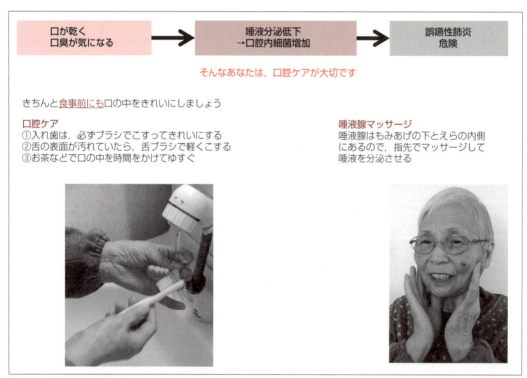

図 4　口腔衛生状態のチェック

クを基本として，危険度の高い順（誤嚥のサイン，嚥下機能低下，口腔機能低下）に対応方法を指導する．

・基本としての口腔衛生状態のチェック（図 4）

口腔乾燥や口臭が気になる場合には，口腔内が不衛生になっている可能性が高いため，食前の口腔ケア指導と唾液腺刺激による唾液分泌促進による口腔内細菌叢の正常化を図るように指導する．特に義歯はブラッシング後に除菌するよう指導する．また，呼吸状態をチェッ

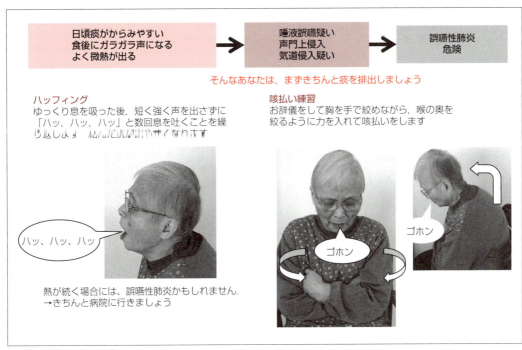

図5 誤嚥のチェック

クし，口呼吸割合が多い場合は，鼻呼吸を意識的に行わせる練習も行う．

A．誤嚥のサイン（図5）

日頃痰がからみやすい，食後に湿性嗄声になる，よく微熱が出るなどの症状があれば，すでに嚥下物が声門上侵入しているか唾液誤嚥している疑いがあり，誤嚥性肺炎の危険が高い状態と考えられるため，まずは痰の除去として，ハッフィングや随意的咳の指導を行う．予防として呼気筋力強化練習を行い，気道クリアランスの向上を図る．

B．嚥下機能低下（図6）

お茶などの水分で誤嚥する，嚥下困難感，複数回嚥下の必要性などの症状がみられるかどうかをチェックする．該当する場合は，頸部・肩甲帯の可動域拡大のために嚥下体操，舌骨上筋群筋力強化のために顎引き抵抗練習，咽頭収縮筋強化のために舌前方位保持練習を指導する．

C．口腔機能低下（図7）

食事時間の延長，言語明瞭度の低下，食形態の工夫や選択が必要になってきたなどの症状がみられるかどうかをチェックする．該当する場合は，ガムをかむなどの咀嚼力強化練習，舌機能練習として，ペコぱんだなどの器具を用いた舌筋筋力強化練習，口腔内でひも付きのボタン移動を行わせる舌協調運動練習，舌音の反復運動練習などを指導する．

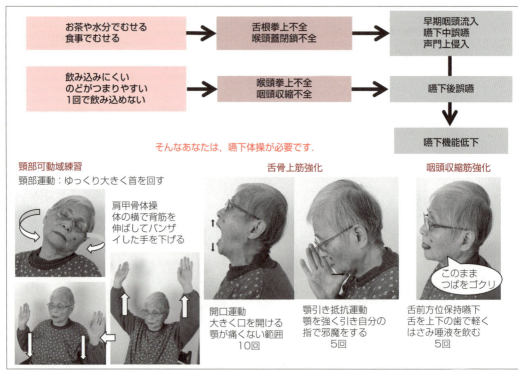

図6 嚥下機能低下

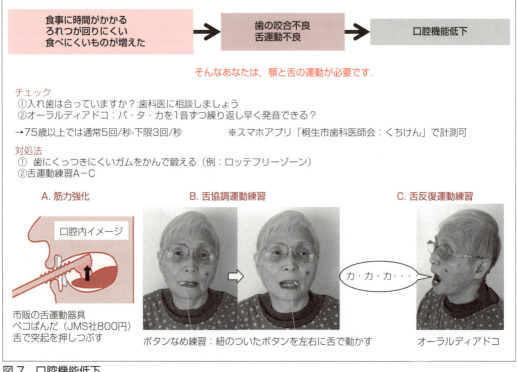

図7 口腔機能低下

表5 薬剤性嚥下障害

病院薬の 8.2％に嚥下障害の副作用記載
＜薬剤の影響の出方の種類＞
① 中枢神経抑制薬（不眠やうつ）：意識レベル・注意低下
　抗不安薬・睡眠薬・抗うつ薬・抗精神病薬・抗てんかん
　→睡眠薬で夜間の不顕性誤嚥↑
② 唾液分泌低下（口腔乾燥症）を起こす薬剤
　抗コリン薬・利尿薬・第1世代抗ヒスタミン薬・抗うつ薬など
③ 運動機能を障害する薬（錐体外路系症状・筋力低下）
　定型抗精神病薬・制吐薬・消化性潰瘍治療薬・筋弛緩薬
④ 胃食道逆流症を増悪する薬剤
　抗コリン作用薬、カルシウム拮抗薬、プロゲステロン、硝酸薬
⑤ 粘膜障害を起こす薬剤
　非ステロイド系抗炎症薬・抗菌薬・抗悪性腫瘍薬・骨粗鬆症治療薬
※薬剤の服用時の誤嚥にも注意が必要
　→薬剤の形状（粉状・錠剤・カプセル）

4 高齢者に対する指導を行う際のリスクと留意点

（1）理解力の問題による誤った判断や方法での実施

　対象者の理解力には個人差があり，教育したように情報を受け取れていない場合があることを前提にして指導する．また，食に関する行動変容であるため，対象者が興味をもった部分だけの変容ではバランスが悪くなる場合があるので注意が必要である．さらに，筋力強化練習における息こらえや過用症候群による一時的機能低下の危険もあり，逆効果になるような方法をとらないよう充分に指導する必要がある．

（2）低栄養によるサルコペニア進行の可能性を考慮する

　運動指導する時点での栄養状態についてはデータがない場合が多く，低栄養を見逃して運動指導を行うと蛋白分解を引き起こし逆効果になる場合があることを認識して指導する．高齢者では，筋たんぱく質の同化抵抗性があり，一般成人以上に 1.0〜1.5 g/kg 体重の総たんぱく質を摂取し血中アミノ酸濃度を上げると同時に，分岐鎖アミノ酸（ロイシンやリジンなど），ビタミンDなどの摂取が同化促進，異化抑制のために用いられる場合もある．

（3）薬剤の副作用による嚥下障害の可能性を考慮する（表5）

　高齢者のなかには多剤服用しているケースがあるが，病院薬の 8.2％には嚥下障害の副作用があることが表示されており，薬剤の影響で意識レベルや注意機能低下，唾液分泌による口腔乾燥，嚥下筋筋力低下，胃食道逆流，気道粘膜障害などが生じている場合がある．この場合には，服用薬剤と嚥下障害の関係について医師に相談し原因薬剤を特定しなければ，運動指導では問題が解決しないことを考慮すべきである．

　理学療法士は，身体的フレイル全般に対して予防の役割を果たすべきである．土台となる栄養状態を支えるのは口腔嚥下機能であり，オーラルフレイルから老嚥，嚥下筋のサルコペニアへと進行しないようにチェックし，指導できる知識と技術を提供する必要がある．特に，地域の予防活動に出ているのはリハビリテーション専門職（理学療法士・作業療法士・

言語聴覚士）のなかでも圧倒的に理学療法士が多いが，そこで指導すべき4つの柱のうちの2つは栄養と口腔機能である．不適切な歯牙や義歯の状態で放置されている場合，食形態が徐々に変化していても気にしていない場合，わずかなむせや飲み込みにくさが生じ始めている場合など，最前線で得られた情報に対して，理学療法士は指導とともに歯科受診や訪問リハビリテーションへつなげられる役割をもつ意識が必要である．

理解すべき臨床キーポイント

- 摂食嚥下機能の加齢変化を理解し，高齢者モデルの視点で評価する必要性を理解する．
- オーラルフレイルおよび老嚥の特徴を理解し，適切な評価とその結果に応じた予防的対応が行えるようになる．
- 誤嚥性肺炎の病態および発症原因を理解し，嚥下と嚥下以外の要因に分けて評価し，適切な予防的対応が行えるようになる．

吉田　剛

●引用文献

1) 国立長寿医療研究センター：「平成25年度老人保健増進など事業「食（栄養）および口腔機能に着目した加齢症候群の概念の確立と介護予防（虚弱化予防）から要介護状態に至る口腔ケアの包括的対策の構築に関する調査研究」事業報告書，2014.
2) Jahnke V：Dysphagia in the elderly. HNO 39：442-444, 1991.
3) Shiraishi A, et al：Prevalence of stroke-related sarcopenia and its association with poor oral status in post-acute stroke patients；Implications oral sarcopenia. Clin. Nutr 37：204-207, 2018.
4) Teramoto S, et al；Japanese Study Group on Aspiration Pulmonary Disease：Hogh incidence of aspiration pneumonia in community and hospital acquired pneumonia in hospitalized patients：a multicenter, prospective study in Japan. J Am Geriatr Soc 56：577-579, 2008.
5) van der Maarel-Wierink CD, et al：Risk factors for aspiration pneumonia in frail older people：a systematic literature review. J Am Med Dir Assoc 12：344-354, 2011.
6) 日本老年歯科医学会学術委員会編：高齢期における口腔機能低下－学会見解論文2016年度版．老年歯学31：81-99，2016.
7) 若林秀隆：嚥下障害とフレイルはこう関連する．Modern Physician 35：880-884，2015.
8) 渡邉光子・他：嚥下スクリーニング質問紙EAT10暫定版の有用性の検討．JJDR18：30-36，2014
9) 小山珠美（編）：口から食べる幸せをサポートする包括的スキル―KTバランスチャートの活用と支援，第2版，医学書院，2017，pp12-92.
10) 安武友美子・他：誤嚥性肺炎発症にかかわる要因の検討．日本呼吸ケア・リハ会誌21，2011.
11) 山根由起子・他：脳卒中急性期における誤嚥性肺炎のリスク評価　アルゴリズムの開発．JJDR19：201-213，2015.
12) 大渕修一・他：予防理学療法学要論，医歯薬出版，2017，pp103-110.

第17章 時期別嚥下理学療法の実際

CASE① 急性期

急性期における理学療法士の役割は，誤嚥性肺炎の予防を目的としたポジショニング管理，呼吸リハビリテーションおよび廃用症候群を予防するための早期離床である．嚥下に関与する筋の多くは，頭頸部および体幹に存在し，姿勢保持や呼吸機能と関連しているため，ADL の向上が嚥下機能の改善につながる可能性がある．

1 急性期における嚥下理学療法の実践例

①症例紹介（入院時）

【症例】70 歳代 女性
【診断名】左視床・内包出血
【障害名】右片麻痺
【職業】無職
【現病歴】自宅で倒れていたところを家族が発見，救急搬送され頭部 CT で左視床・内包出血と診断され入院となる．
【入院時所見】意識レベル　GCS: E4 V4 M6，バイタルサイン：血圧：144/78 mmHg，脈拍：62 回／分，SpO2：94％
【身体機能】
・ROM-T 著明な制限なし
・BRST 右上肢：stage Ⅱ 右手指：stage Ⅰ 右下肢：stage Ⅱ
・反射：胸筋反射（−）膝蓋腱反射（−）バビンスキー反射（−）
・筋緊張：右上下肢弛緩性麻痺
・感覚（表在感覚）：右上下肢 0/10 足底のみ 2/10（深部感覚）：母指位置覚 3/5
・高次脳機能障害：失語症（運動性）
・ADL（FIM）：30 点（運動項目：13 点，認知項目：17 点）

キーワード 誤嚥性肺炎，ポジショニング，呼吸リハビリテーション，離床，座位練習

表1　2病日目の摂食嚥下評価

栄養方法	絶食	身長・体重・BMI	身長：138cm・体重：42kg・BMI：22
摂食状況のレベル	経口なし（Lv1：口腔ケアのみ）	座位・歩行	座位：不充分　歩行：不可能
補助（代替）栄養	点滴	ADL（FIM）	30点（運動：13点，認知：17点）
認知		呼吸機能	
意識	清明	安静時呼吸数	22回/分
意思表示	不確実	随意的咳嗽，ハフィング	不充分
従命	良	咳の有無	時々
食への意欲	不明	痰	少量
口腔・口腔機能		スクリーニングテスト	
義歯	無	反復唾液嚥下テスト	1回/30秒
衛生状態（口腔）	不充分	喉頭挙上	不充分
口腔乾燥	無	改訂水飲みテスト	4点
口腔感覚異常	有	頸部聴診　呼吸音	異常
開口量	2横指	嚥下音	正常
口角下垂	有（右側）	その他の検査	
軟口蓋運動	充分	簡易嚥下誘発試験	2.0mlの嚥下反応（+）精査必要
舌運動　挺舌	下唇を越えない	咳テスト	2回/30秒（陰性）
偏位	無		

（文献6より引用，一部改変）

②評価（表1）

　意識レベルは清明で，簡単な指示に対する理解は可能であった．口腔内の衛生状態は不充分であり，唾液が貯留していた．右側に口角が下垂しているため，時々右口唇から流涎が認められた．開口量は少なく，舌運動は，前後左右の動きはできるが動作は拙劣であった．また，舌の偏位はないものの，挺舌は不充分であった．呼吸機能において，安静時呼吸数は多く，胸式優位の浅頻呼吸のパターンであった．随意的に咳嗽は可能であるが，咳嗽力は弱く，痰の自己喀出は困難であった．スクリーニングテストにおいては，反復唾液嚥下テスト（repetitive saliva swallowing；RSST）は1回であり，嚥下反射の惹起性低下が認められ，改訂水飲みテスト（modified water swallowing test；MWST）は4点，頸部聴診法の嚥下音は正常であるが，嚥下後の呼吸音に異常音が認められた．簡易嚥下誘発試験（simple swallowing provocation test；S-SPT）[1]では，2.0mlの蒸留水による嚥下反応があり，軽度の嚥下障害が認められた．

③ゴール設定

症例の嚥下機能の問題点として，①口唇閉鎖不全，②舌運動障害，③咽頭への送り込み障害，④喉頭挙上低下，⑤嚥下反射惹起低下，⑥咳嗽力低下，⑦右上下肢運動麻痺，⑧ADL低下が挙げられた．

本症例は一側性の大脳病変であり，嚥下反射は保たれていた．意識障害のない一側病変における急性期の嚥下障害は高率で出現することが報告されており[2,3]，本症例においても同様に嚥下障害が認められた．才藤らは，「急性期には30〜40％の嚥下障害があり，慢性期まで残るのは10％以下である」としている[4]．急性期の嚥下障害に対して，一時的に低下する嚥下機能の改善を図り，その期間内に誤嚥性肺炎や窒息などを予防するためのリスク管理が必要である．

経口摂取に関して，意識レベルは清明であり，S-SPT，MWST，咳テストの結果から嚥下反射は保たれており，不顕性誤嚥のリスクは低いと考えた．口腔内の衛生状態を清潔に保ちながら，呼吸状態などのバイタルサインに留意したうえで経口摂取は可能であると判断した．

呼吸嚥下機能改善のための間接訓練や食物形態を考慮した直接訓練を実施し，臥床時および摂食時のポジショニング管理をする条件で，嚥下機能のゴールを嚥下食で3食経口摂取（摂食・嚥下能力グレード：G.7）とした．

安全な経口摂取のために各職種と連携し，チームとして嚥下障害のアプローチを進めた．病棟看護師は口腔ケアを実施し，状況に応じて吸引を行い口腔内クリアランスの保持に努めた．定期的に患者の状態を把握するためにバイタルサインの測定を行い，リスク管理に留意した．理学療法士と連携し，ベッド上でのポジショニング管理を徹底した．言語聴覚士は間接訓練として，舌，口唇，嚥下反射などへの口腔機能へのアプローチを行い，経口摂取に向けて嚥下訓練食による直接訓練を実施した．作業療法士は，離床のために起居移乗動作練習を実施し，利き手交換の獲得に向けたアプローチを行った．管理栄養士は，嚥下機能に合わせた食物形態を検討し，段階的摂食訓練での適切な嚥下食の提供を行った．

④理学療法介入

誤嚥性肺炎の予防としてポジショニング管理を行い，誤嚥物喀出のための排痰体位とsqueezingを併用し，誤嚥物を咽頭付近まで誘導して吸引を実施した．自己喀出できるように咳嗽練習およびハフィング練習を行った．

経口摂取開始に伴い，摂食時のポジショニングを設定した．また，呼吸嚥下機能へのアプローチとして，舌骨を示指と母指で把持し，軽く左右に揺らしながら舌骨のリラクセーションを実施し（図1a），開口および舌突出運動による舌骨上筋群のトレーニングを行った（図1b）．また，右の口角が下がり，口唇閉鎖がやや不良による流涎が認められたことから，車軸点を中心にクリッカーを使用したアイシング刺激を併用しながら口唇閉鎖トレーニングを実施した．呼吸パターンが浅く，胸式優位の呼吸であり，胸郭可動域運動[6]（図1c）および肋骨捻転法[7]（図1d）を実施し，胸郭の拡張性増大を図った．呼吸嚥下パターン練習として，息こらえ嚥下法（supraglottic swallow）や強い息こらえ嚥下法（super-supraglottic swallow）[6]を行い，呼気，息止め，空嚥下，呼気の順でスムースにできるように繰り返しトレーニングを実施した．

早期離床のために座位，立位，歩行練習を進めた．端座位では，頸部体幹屈曲位，骨盤後傾位となっているため，体幹伸展筋群のトレーニングと頭頸部コントロールの運動を行い，座位姿勢

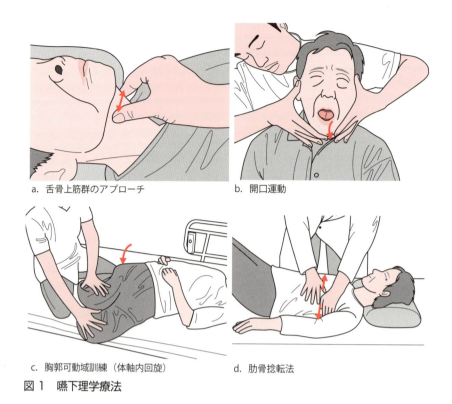

図1 嚥下理学療法
a. 舌骨上筋群のアプローチ
b. 開口運動
c. 胸郭可動域訓練（体軸内回旋）
d. 肋骨捻転法

の安定性の向上を目指した．また拘縮予防および随意性向上のための関節可動域運動を行った．

定期的にチームカンファレンスを開いて症例検討を行い，患者の状態に変化があった場合は適宜，主治医に報告した．

⑤経過およびゴール達成状況

2病日目より，ベッドサイドにて理学療法を開始した．右上下肢の運動麻痺に対し，拘縮予防および随意性向上を目的に関節可動域練習を実施した．誤嚥性肺炎の予防のための臥床時のポジショニング管理は，病棟看護師と連携して一定時間ごとに体位変換（背臥位，左側臥位）を行い，背臥位においては，セミファーラー位15°，頭位30°程度に設定し，胃食道逆流の防止に留意した．左側臥位では，右側認知低下，深部感覚低下のため，臥床時においても三角巾を装着し右肩の二次的障害の予防に努めた．

3病日目より経口摂取を開始し，食物形態は嚥下訓練食（嚥下ゼリー）とした．理学療法士は呼吸嚥下機能へのアプローチとして，準備期の問題である口唇閉鎖へのアプローチ，喉頭挙上低下に対する舌骨筋群のトレーニング，呼吸嚥下パターン練習を実施した．咳嗽力が弱いため，ハフィングおよび咳嗽練習，呼吸トレーニングを行い，徐々に吸引せず，自己喀出できるようになっていった．摂食時のポジショニングを評価し，むせやバイタルサインに変動がないのを確認し，摂食姿勢を頸部軽度屈曲位，セミファーラー位30°に設定した．

5病日目より，段階的に食物形態をアップさせていった．食物形態が変化していくのに従い，摂食時のむせが増加し麻痺側咽頭残留感の訴えがあったため，咽頭クリアランスの低下が考えられ，摂食姿勢の検討を行った．左側臥位，頸部正中位にて麻痺側咽頭部に流入するリスクの低いポジショニングを設定した（図2）．この姿勢では，むせの頻度や咽頭残留感が著しく減少した．

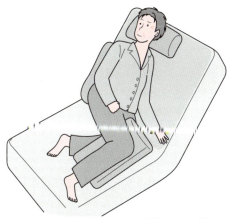

図2　摂食姿勢（体幹左側臥位，頭頸部正中位）

　早期離床のため車椅子への移乗動作練習および端座位練習を開始し，座位の安定性および耐久性の向上を目指した．

　6病日目には，リハ室で長下肢装具を装着し立位練習，歩行練習を開始した．病棟看護師と話し合い，車椅子座位もしくは椅子座位の時間を設け，徐々に離床時間を増やしていった．

　21病日目において，端座位では支えがあれば座位保持は可能となった．頭頸部のコントロールはスムーズになったものの，体幹・骨盤帯は時間の経過とともに崩れてきており，30分以上の座位保持は困難であった．そのため，背もたれのある椅子座位にて，クッションなどを使用し，骨盤を中心に安定性を向上させた状態で摂食姿勢を設定した．利き手交換にて，左手指にてスプーンを把持し，自力摂取が可能となった．摂食中は，むせや呼吸数の増加，呼吸パターンに留意しながら摂食場面を観察した．むせがあった場合には，一旦摂食を中止し，咳嗽もしくはハフィングを行い，咽頭残留物を喀出させた．呼吸数の増加が認められた場合は，呼吸介助や深呼吸などを行わせ，安定した呼吸パターンの確保に努めた．リハ介入期間中に肺炎の併発もなく，嚥下食（ミキサー食）で3食経口摂取となった．

2　急性期で理学療法を行ううえでの留意点

①摂食嚥下機能評価（スクリーニングテスト）

　急性期患者において，早期に栄養手段を確保する必要があり，適切な時期に経口摂取を判断するために嚥下機能を把握しなければならない．嚥下反射を確認するために，寺本らによるS-SPTは，嚥下障害の有無だけでなく，肺炎のリスクも確認することができ，経口摂取決定の判断方法としても利用できる．一方，不顕性誤嚥のスクリーニング検査として咳テストの有用性が認められている[8]．その他のスクリーニングテストとして，RSST，MWST，フードテスト，頸部聴診法など各検査の特徴を理解し，嚥下障害患者に適したテストを複合的に実施したうえでの嚥下障害の判断が必要となる．

②意識レベルと気道反射

　気道に存在する有害物質の侵入を防ぐ防御機能として気道反射があり[9]，代表的なものとして

咳嗽反射や嚥下反射がある．しかし咳嗽反射は睡眠時には抑制され，嚥下反射はノンレム睡眠時には抑制され，意識レベル低下時にも働きにくいことが知られている[10]．

一方，睡眠時や意識レベル低下時に働く気道防御機能として呼気反射がある．呼気反射は，吸気運動を伴わない機能的残気量レベルから呼気運動を発し，気道内に侵入した異物を喀出する反射である．意識レベルが低下している患者や肺炎を繰り返している患者の場合は胸郭拡張性が低下するため，充分に呼気反射が働くことができない．呼気反射をはじめとする気道反射を促すために呼吸リハビリテーションが重要である．

③誤嚥物の喀出

経口から食物を摂取していなくても，唾液や胃食道逆流物を誤嚥することにより誤嚥性肺炎を発症する可能性があることに留意しなければならない．むしろ誤嚥性肺炎は，夜間時の不顕性誤嚥によることが多い[11]．経管栄養（経鼻管，経胃管）をしていても顕性誤嚥対策には有用であるが，誤嚥性肺炎対策にはならない[12]．たとえ誤嚥したとしても誤嚥物を早期に喀出することができれば，誤嚥性肺炎の発症リスクを抑えることができる．

④ポジショニング管理

【摂食時のポジショニング】

嚥下筋は抗重力筋であり，抗重力筋活動は姿勢保持に重要な役割を果たす[13]．摂食時において，安定した座位や筋活動が正常に働く場合は，抗重力位によって円滑な嚥下を促すことができる．不安定な座位での抗重力筋活動では，姿勢保持に嚥下筋が過剰に働くため，セミファーラー位が有利となる．

姿勢の組み合わせにより，約70%の嚥下障害が改善したという報告[14]もあり，嚥下障害患者に対する摂食姿勢の設定における理学療法士の果たす役割は大きい．

【臥床時のポジショニング】

臥床時のポジショニングは，一定時間ごとに背臥位や側臥位，腹臥位などの体位変換を行い，肺炎，褥瘡，拘縮予防に努める．背臥位においては，セミファーラー位15°，頭位30°程度に設定し[15]，胃食道逆流の防止に留意する．また，排痰体位なども導入し唾液や食物などの誤嚥物を中枢気道に移動させ，誤嚥性肺炎を予防する．

⑤呼吸嚥下機能改善

頸部・体幹筋は呼吸，姿勢，嚥下の活動に作用する筋が多く，各々の活動を重複する筋が存在する．したがって，呼吸活動や姿勢保持の安定化を図ることで，円滑な嚥下運動を遂行することが可能になる．頸部の過緊張や関節可動域制限は，舌および口腔周囲群の動きを妨げ，嚥下時の呼吸コントロールや誤嚥物の喀出能力を低下させる．頭頸部の可動域運動を行うことで頭頸部のコントロールを容易にし，嚥下を有利に作用させることができる．胸郭を含めた体幹の可動域運動，肋骨捻転法を行うことで，姿勢保持や咳嗽力を高め，呼吸活動の安定化を図る．呼吸と嚥下の関係では，吸気相で嚥下が起こることで，喉頭侵入や誤嚥が生じやすくなる[16]．そのため，間接的アプローチの早い段階から呼吸と嚥下のパターン練習をしておくことが必要である．

⑥早期離床に向けたADL練習（座位練習）

日本脳卒中学会・他編による脳卒中治療ガイドライン2015[17]では，「不動・廃用症候群を予防し，早期のADL向上と社会復帰を図るために，充分なリスク管理のもとにできるだけ早期から

積極的なリハビリテーションを行うことが強く勧められる（グレードA）」と記されている．その内容には，早期座位・立位，装具を用いた早期歩行練習，摂食・嚥下アプローチ，セルフケア練習などが含まれる．

重度の嚥下障害を呈するような脳卒中患者のほとんどはADLが低く，肺炎発症率とADLとの相関が認められている．そのため，早期離床による座位姿勢の安定性獲得が，嚥下機能に有利に働く[18,19]．摂食時に必要な30分程度の座位耐久性の獲得を目指すことが必要である．

> **理解すべき臨床キーポイント**
> - 症例を通じて，嚥下障害に対する理学療法士の果たす役割を理解する．
> - 誤嚥性肺炎の予防を目的とした適切なポジショニング管理，呼吸リハビリテーションの重要性を理解する．

田上 裕記

引用文献

1) 嚥下性肺疾患研究会編：嚥下性肺疾患の診断と治療 改訂版．ファイザー，2013．
2) Martino R, et al: Dysphasia after stroke: incidence, diagnosis, and pulmonary complications. Stroke 36: 2756-2763, 2005.
3) 前島伸一郎，大沢愛子・他：急性期脳出血における摂食・嚥下障害の検討．Jpn J Rehabil Med 50：290-297，2013．
4) 才藤栄一，千野直一：脳血管障害による嚥下障害のリハビリテーション．総合リハ 19：611-615，1991．
5) 藤島一郎：脳卒中の嚥下障害．医歯薬出版，1993，p72．
6) 日本摂食嚥下リハビリテーション学会医療検討委員会：訓練法のまとめ．日本摂食嚥下リハ会誌 18：55-89，2014．
7) 日本嚥下障害研究会（編）：嚥下障害の臨床 リハビリテーションの考え方と実際．第2版，医歯薬出版，2008，pp204-205．
8) Wakasugi Y, Tohara H, et al：Screening Test for Silent Aspiration at the Bedside. Dysphagia 23：364-370, 2008.
9) 寺本信嗣：高齢者の嚥下障害と誤嚥性肺炎．臨床リハ 25：753-757，2016．
10) 西野卓：気道反射と誤嚥．呼吸と循環 46：223-229，1998．
11) 西野卓：意識障害と気道反射．呼吸と循環 38：1176-1184，1990．
12) 寺本信嗣：胃瘻のみでは誤嚥性肺炎を防げない．臨床リハ 17：826-832，2008．
13) 冨田昌夫：嚥下障害．理学療法学 18：200-203，1991．
14) 大前由紀雄・他：誤嚥防止に対する姿勢指導の有効性．日耳鼻 100：220-226，1997．
15) 福岡達之，道免和久：急性期摂食嚥下リハビリテーションの理論と実践．MB Med Reha 190：41-46，2015．
16) Martin-Harris B, Brodsky MB, et al：Temporal coor- dination of pharyngeal and laryngeal dynamics with breathing during swallowing：Single liquid swallows. J Appl Physiol 94：1735-1743, 2003.
17) 日本脳卒中学会脳卒中合同ガイドライン委員会（編）：脳卒中治療ガイドライン 2015．協和企画，2015
18) Nakagawa T, et al：High incidence of pneumonia in the elderly patients with basal ganglia infarction. Arch Intern Med 157：321-324, 1997.
19) 辻哲也，園田茂・他：入院・退院時における脳血管障害患者のADL構造の分析．リハ医学 33：301-309．1996．Horner J, et al：Dysphasia following brain-stem stroke. Arch Neurol 48：1170-1173, 1991.

第17章 時期別嚥下理学療法の実際

CASE② 回復期

摂食嚥下障害に対するリハビリテーションの特徴はその障害像に合わせて多職種が関わることであり，各職種がその専門性をいかして対応する必要がある．ここでは，回復期における摂食嚥下障害に対する理学療法士の役割を症例の経過を通じて報告する．

1 回復期における嚥下理学療法の実践例

①症例紹介

【症例】20歳，女性
【主病名】小脳橋角部腫瘍術後嚥下障害
【主訴】食べられない，疲れやすい，視点が合いにくい
【現病歴】他院脳外科にて小脳橋角部腫瘍摘出術を施行したが，腫瘍は全摘出できずに術後放射線照射治療を併用した．前院では，麻痺や運動失調などの身体機能は改善してきた．ただ，嚥下機能はゼリー摂取を行ったが経口摂取は困難であった．発症から約5カ月後，嚥下障害の治療のために当院へ転院し理学療法を開始した．
【身体機能】（図1）
　麻痺は軽度，上下肢の感覚や関節可動域，筋力には著明な問題はなかった．起居・ADL動作は食事以外自立．歩行は独歩可能だが，日常活動でも易疲労性がみられた．軽度の運動失調症状があり，頸部や四肢の末梢部位を過剰に活動させ身体を固定させる傾向がみられた．特に，頸部周囲の筋群は常に過緊張で硬く固定した状態なため，臥位でも力が抜けない傾向であった．それに比べ，腹部前面筋群は触診や動作から筋緊張や筋収縮の低下が見られ，そのために座位や立位姿勢では，過剰な背部筋群の活動がみられた．また，腹部筋活動の低下とともに胸郭の硬さによる吸気運動の制限があり，随意的な咳嗽力が低下していた．

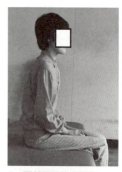

1. 頸部周囲筋過緊張
2. 体幹前面の筋活動低下
3. 失調症状
4. 喀出機能低下
5. 易疲労性

図1 身体機能所見（問題点）

キーワード 摂食嚥下障害　回復期　食事姿勢　食事環境　食事管理

②評価

・咽頭食道透視所見（図2）

咽頭食道透視では，舌骨の前方運動量と運動速度の低下，喉頭挙上運動量の減少が認められた．また，舌根部の挙上運動や咽頭の蠕動運動も低下していた．食塊の移送と食道入口部の開大には，軽度であるがタイミングのズレが認められた．そのため下咽頭に造影剤が貯留し，数回嚥下を繰り返しても完全には貯留物を飲み込めず，喉頭下降時に貯留物の誤嚥が確認された．また，検査での座位姿勢は顎を引いて頭頸部を前屈位に固定させた状態であった．

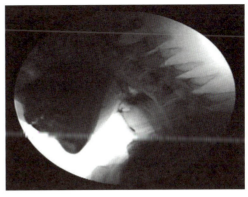

1. 喉頭挙上運動低下
2. 舌根運動低下
3. 咽頭蠕動運動低下
4. 食塊の移送と食道入口部開大のタイミング不良

図2 入院時咽頭食道透視所見（問題点）

・嚥下機能

局所の嚥下機能では，顔面の筋と感覚には問題はなかった．右外転・舌咽・迷走神経麻痺があり，軽度嗄声・複視・軟口蓋麻痺を認めた．観察と触診で舌運動，舌の硬口蓋への挙上運動，特に舌根部の挙上運動の低下，右軟口蓋挙上不良，喉頭挙上運動量の低下と運動開始の遅延が認められた．以上の舌根部の運動や喉頭運動の低下は，前述の咽頭食道透視所見でみられたことが確認された．また，スクリーニング検査として，反復唾液嚥下テストは3回可能であったが，嚥下惹起に困難感があった．

③ゴール設定

本症例は，転院した時点で発症から5カ月程度経過しており，経口摂取が困難であった．ただ，年齢は若く，身体症状は安定し，嚥下以外の全身の身体機能は順調に回復していた．摂食嚥下障害を引き起こしている問題点は，直接的な嚥下機能にも問題はあったが，間接的な阻害因子の影響が大きいと考えた．そのため，身体準備や食形態の調整などを行うことにより将来的には経口摂取は可能と考えた．ただ，前院での治療経過で嚥下機能の改善が不充分であったことをふまえ，経口摂取に必要な身体準備を整え，段階的に治療を進めていくことを理学療法の介入ポイントと考えた．短期ゴールは経口摂取の導入，長期ゴールは3食経口摂取（普通食）とした．特に，本人は食べることに対する不安が強いため，経口摂取を導入する場合には慎重に行うように注意した．また，摂食嚥下機能以外での長期ゴールは復学とした．

④理学療法介入

主な理学療法プログラムを表1に示した．

【摂食嚥下障害の原因分析と対応】

本症例の摂食嚥下障害の原因は，直接および間接機能の両側面で問題があり，経口摂取を可能にするための身体準備が必要と考えた．そのため，理学療法士として耐久性向上や姿勢改善，経口摂取のリスク予防として咽頭残留や誤嚥した場合に備えた喀出機能向上などの全身の機能改善を行った．それと併用し口腔・咽喉頭の問題に対しては，徒手による舌のストレッチや抵抗運動，喉頭挙上運動の促通を行った．また，持続的な発声練習やブローイングによる呼気活動の向上を図った．

表1　主な理学療法プログラム

●身体準備治療
1. 頸部〜肩甲帯周囲のリラクセーション・ストレッチ
2. 体幹筋活動促通
3. 座位・立位バランス、応用歩行
4. 呼吸機能アプローチ・胸郭ストレッチ
5. 舌運動・喉頭挙上運動促通
●経口摂取治療
1. 食事環境設定
2. 食事管理

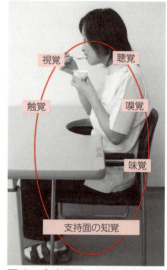

図3　食事場面における基礎的定位

　摂食嚥下障害の原因には、直接的な嚥下機能自体の障害と摂食嚥下機能に影響を及ぼす間接的な要因が考えられる[1]。中枢疾患のように障害像が幅広い場合、直接的な嚥下機能だけでなく、認知機能、姿勢保持機能、耐久性など様々な身体機能低下が摂食嚥下機能に影響を及ぼしている。そのため、症例ごとに摂食嚥下障害を引き起こしている問題点を分析し、個々の障害像に合わせて対応していく必要がある。

【摂食嚥下障害における頭頸部姿勢の影響】

　本症例の摂食嚥下障害を引き起こした要因には、頸部姿勢やコントロール能力の低下、頸部周囲筋の過緊張が考えられた。解剖学的に嚥下に関与する口腔・咽喉頭は、頭部から吊り下げられ頸椎に付着するので、咽喉頭の状況は頸部の姿勢や頸部筋群の状況に影響を受ける。また、頸部周囲筋は姿勢制御だけでなく嚥下や呼吸にも関連した活動を行っており、互いの活動に影響を及ぼすことが考えられる[2]。

　本症例でも、頸部の影響により、喉頭挙上の遅延や運動量低下が引き起こり、嚥下反射のタイミング不良や咽頭残留の原因に考えられた。そのため、頸部・肩甲帯周囲・胸郭部の過緊張状態や硬さには、マッサージ、ストレッチなどで直接軟部組織の柔軟性を向上するだけでなく、起居動作の誘導を通じて接触面や支持面の動きを感じながら過剰な力を抜くように指導した。

　また、咽頭食道透視検査での固定的な頸部前屈姿勢（図2）は、体幹や下肢の支持機能低下により、それを補うために頸部周囲の筋活動が高まり過緊張状態が出現し、自由に活動できない状況と考えられた。食事動作には、たとえば、食事の取り込みの際に頸部と上肢の協調運動のような活動が必要である。頸部や上肢の自由な活動にはその活動を支える土台である体幹や下肢の支持活動が必要である[5]。そのため、起き上がりや膝立ちなどの床上動作、座位や立位での重心移動を伴うバランス活動を行い、抗重力的に体幹活動を促通する運動や支持面の変化を利用した頸部や体幹の分節的な運動を行うことにより、頸部の固定的な保持を改善させた。また、狭路や段差、後方など動的な歩行練習を通じて応用的なバランス活動や耐久性の向上も図った。

> 📝 一言メモ　頭頸部周囲筋の特徴
>
> 頭頸部周囲には約30の筋が存在し、頭頸部だけでなく体幹と連結して姿勢保持活動を行っている[3]。また、筋紡錘が高密度に含まれ、姿勢の変化などの細かな情報が中枢に送り込まれ制御されている[4]。

【食事姿勢調整】

　食事は直接的な摂食活動とその活動を支える姿勢保持活動が行われている．食事のような一定時間姿勢を保持するための姿勢制御活動は，安定性と定位という2つの目的のために空間における身体の位置関係を制御することと考えられる[6]．

　定位とは身体部位の相互関係および身体と環境の関係を適正に保持する能力といわれている．定位するためには，様々な感覚情報を知覚可能でかつ状況に応じて選択できることが重要である．特に食事場面は，視覚・聴覚・触覚・味覚・嗅覚のすべての感覚を利用できる場である．中人が食事の状況を目や耳で確認し，実際に口に運ぶ段階でにおいを感じ，口のなかで食感や味を感じて飲み込む．このような過程のなかで，様々な感覚を統合し食事は成り立ち，その背景にある姿勢制御活動を賦活させ身体を定位している（図3）．姿勢制御活動には様々な感覚情報を知覚可能で，かつ状況に応じて選択できることが重要である．そのため本症例では，食事開始時にテーブルや椅子の高さと位置を調整し，人の出入りが少ない環境を選んでカーテンで囲い，毎回同じ条件に設定し，落ち着ける環境で食事を意識させ集中するように設定した．

　また，食事姿勢調整は，個人の身体機能だけでなく，活動の目的や環境を含めた全体像として捉えていく必要がある．そのため，食事姿勢の調整は，単に車椅子などの座位姿勢を調整するだけでなく，テーブルや食器などの食事に関する活動状況，食事場所や介助者との関わりなどの食事環境を考慮し，食事全体に関わる様々な要素を調整することが重要である（図4）．

【経口摂取開始時のポイント】

　本症例は食べることやむせに対する不安が大きく，これも嚥下機能を阻害する因子に挙げられた．そのため，経口摂取開始時は，食形態や姿勢など検討して慎重に行う必要があった．

　経口摂取前には咽頭通過の準備として，頸部周囲のリラクセーションを促し，可能な範囲で緊張を軽減させた．摂食方法を検討し，咽頭残留の軽減のために頸部回旋法を用いた．食形態はゼリーを選択し，小さじ1杯程度の嚥下しやすい量から開始した．食塊は1回ずつ確実に嚥下することを指導した．リスク管理として，咽頭に食物の残留感があった場合，再度飲み込むか無理な場合は貯留物を喀出させた．また，経口摂取時にむせが生じた場合には充分な休憩をとることで落ち着かせ無理に進めなかった．経過のなかで，咀嚼回数5回程度で嚥下すると食塊の通過と食道入口部の開大のタイミングが合い，下咽頭に貯留する量が少なくなった．

> **🖉 一言メモ　定位に関わる知覚**
>
> 基礎的な定位に必要な知覚システムとして，ギブソンは視覚・聴覚・触覚・味覚・嗅覚を挙げている[7]．定位には，このような知覚が乖離することなく同じように感じられる知覚システム間の協調が必要である[7]．

> **🖉 一言メモ　行為を遂行するための姿勢制御活動**
>
> ナイサーは意図的な行為になると抗重力的な姿勢制御だけでなく，操作対象の特徴や目的に合わせた情動や行為の文脈を含めた探索活動の方向がしぼられて，操作するための身体の構えを取り込んだ姿勢制御になることを示している[8]．

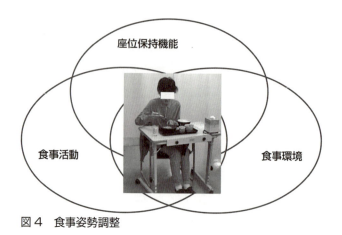

図4 食事姿勢調整

【食事管理】

　本症例は，食事の途中からむせや咽頭残留が出現しやすかった．この原因として，食事途中から姿勢や食べるペース，一口量が変化しても本人が自覚し修正できなかったことが考えられた．

　我々の食べる行為自体は，発達段階を経て嚥下機能が獲得された後，咀嚼や咽頭への送り込みや飲み込みなどは無自覚的に調整されている．高次脳機能や認知機能，特に注意力が低下している患者では，食べる行為自体に意識が集中すると，食事途中での身体の変化を自覚しずらくなる．嚥下機能が低下している場合，無自覚的な食事途中の変化が，嚥下機能に影響を及ぼす場合が考えられる．

　自分の状況に気づきを促すためには，その身体運動の行為を通じて本人の知覚を促す必要がある．そのため，経口摂取開始時には鏡を使用し本人に自分の姿勢や食べ方を確認させ，必要に応じて修正するように指導した（図5）．その後，チェックリストを作成しそれによる食事の確認を行うことで，自分の姿勢や嚥下の変化に本人が気づき修正できるように指導した．退院後の在宅での食事場面でも継続した．

　本来，食事は毎日繰り返される反復的な活動であり，安全に経口摂取を続けるためには食事状況の再現が必要になる．本症例は年齢も若く自己管理可能であったが，個々の症例の管理能力にあわせて，本人以外の介助者や家族指導などの対応を検討する必要がある．

一言メモ　嚥下障害治療のポイント

嚥下障害治療のポイントは，不安，恐れ，痛みなど不快な情報を少なくし，大脳辺縁系が快と価値判断するような環境設定をすることである[9]．そのため，経口摂取開始時は，可能な限り不快な経験を生み出さずに，食べられたという実感を感じさせることが重要である．

一言メモ　知覚と気づき

知覚には無自覚な部分があり，それを知覚できた時には必ず身体運動が伴っている．身体運動抜きにして適応的な知覚（＝気づき）は起こらないとも言われている[10]．

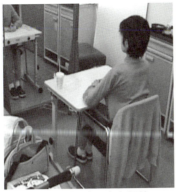

- 食事設定
  食事姿勢調整
  カーテンの利用
  鏡の利用
- 食事管理
  咽頭通過の確認
  定期的な喀出
  チェックリストの作成

図5　経口摂取時の食事調整

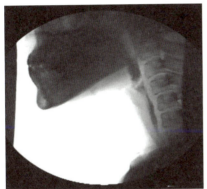

図6　1カ月後の咽頭食道透視所見

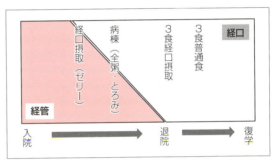

図7　経過

⑤経過およびゴール達成状況

　入院1カ月後の咽頭食道透視検査では，舌骨の前方運動の速さや運動量，喉頭挙上運動が改善し，下咽頭の残留が軽減し誤嚥が改善された．また，前屈位に固定されていた頸部姿勢は改善された（図6）．

　嚥下機能の改善に合わせ，経口摂取を理学療法士の監督下で開始した．その後，経口摂取におけるリスクが軽減した段階で病棟での食事に拡大した．退院時には，食形態を考慮することで経管を離脱し，3食経口摂取可能となった．退院後は，月に1度通院し，嚥下の状況を確認しつつ適宜食事指導を行った．退院4カ月後に3食普通食摂取可能となり，その後復学した（図7）．

2　回復期で理学療法を行ううえでの留意点

　回復期とは医学的管理が必要な急性期を経て，さらなる機能回復が見込まれる時期と考えられる．たとえば，脳卒中の摂食嚥下障害は急性期には30〜60%発症するが，1カ月後には10〜20%に改善されると報告されている[11]．急性期から回復期に至るまでには，身体機能回復に伴い一定レベルで嚥下機能が回復すると考えられる．また，早期リハの重要性が浸透し，摂食嚥下障害者への対応は以前に比べ早期から行われており，その効果も嚥下機能の回復に影響している．

その反面，急性期以降に摂食嚥下障害が残存する場合は，より重症化していることが想定される．摂食嚥下障害の原因には，直接嚥下に関わる機能障害と間接的に摂食嚥下機能を低下させる要因が挙げられる．急性期以降の時期に摂食嚥下障害が残存している場合には，間接的な要因だけでなく直接的な嚥下機能にも問題が生じている可能性が考えられる．そのため，摂食嚥下障害へのアプローチは各職種の専門的な対応が必要であり，他職種との連携も含め幅広い対応が求められる．

　回復期の摂食嚥下リハビリテーションにおける理学療法士の役割のひとつは，安全に経口摂取を可能にするために身体準備を行うことと考えている[12]．特に，嚥下障害には誤嚥や誤嚥性肺炎など呼吸器に関するリスクが考えられる．そのためには，頸部周囲の筋調整，嚥下リスク管理のための呼吸機能向上，食事姿勢を含めた食事環境設定などを行い全身の機能向上が必要になる[13]．また，全身の機能回復に関わる過程で，必要に応じ局所の嚥下機能の改善にも対応する必要がある．たとえば，喉頭挙上運動に直結する頸部周囲の軟部組織の緊張調整や柔軟性の獲得，咀嚼運動に影響する顔面筋活動の促通などは理学療法士の関わるべき内容と考えられる．

　今後の生活をふまえ経口摂取を続けていく場合には，嚥下に関わる様々なリスクを減らすための食事環境調整が必要になる．摂食嚥下障害者の食事環境は，食事姿勢や食形態の状況など個別的に細かな設定が必要な場合が多い．病院から在宅や施設に引き継ぐ際は，現場で今までと同じような食事状況を再現できることが必要になる．そのため，引き継ぐ先の状況に合わせて情報伝達を行うことが重要と考える．回復期以降も引き続き，摂食嚥下機能の改善や機能維持に，理学療法士がその役割を担うことが期待される．

理解すべき臨床キーポイント

- 摂食嚥下障害の原因を身体全体から個別に評価し，個々の障害像に合わせて対応する．
- 食事調整は，姿勢，食形態，食事管理など様々な観点から食事環境全体をふまえて対応する．

　　　　　　　　　　　　　　　　　　　　　　　　　　　　　　　　　　　　　小泉　千秋

● 引用文献

1) 小泉千秋・他：低栄養／摂食嚥下機能障害を有する高齢患者の理学療法．PTジャーナル 52：131-139，2018．
2) 太田清人：頸部・体幹・姿勢のコントロール．MB Med Reha 57：26-33，2005．
3) Donald A.Neumann（嶋田智明・他監訳）：筋骨格系のキネシオロジー．医歯薬出版，2005，pp353-360．
4) 伊藤文雄編：筋感覚研究の展開．協同医書出版，2000，pp381-404．
5) 内山靖：環境と理学療法．医歯薬出版，2004，pp88-98．
6) Anne Shumway-Cook　Marjorie H.Woollacott（田中繁・他監訳）：モーターコントロール，第3版．医歯薬出版，2009，pp152-181．
7) 三嶋博之：エコロジカル・マインド．知性と環境をつなぐ心理学．日本放送出版協会，2000．
8) U・ナイサー：認知の構図．サイエンス社，1978，pp13-33，53-83，115-136．
9) 冨田昌夫：嚥下障害の理学療法．神奈川総合リハビリテーションセンター紀要 28：17-25，2001．
10) 冨田昌夫：成人中枢神経損傷者の評価と治療．理学療法学 29：59-64，2002．
11) 藤谷順子：脳血管障害の嚥下障害．音声言語医学 52：313-315，2011．
12) 小泉千秋：音声言語機能など判定医師研修会テキスト．嚥下障害のリハビリテーション―理学療法士の立場から―，2000，pp129-140．
13) 小泉千秋，丸谷守保：姿勢・呼吸の評価と理学療法．MB Med Reha 88：21-28，2008．

第17章 時期別嚥下理学療法の実際

CASE③ 生活期

生活期における摂食嚥下理学療法の特徴として，
1. 多病並存および新たな疾病障害の発症をふまえた幅広い対応
2. 患者および家族に対するモチベーション維持
3. 単純な局所訓練では改善，維持が困難なことが多く様々な方法をとる
4. 終末期までを含む長い経過の臨機応変な対応
5. 機能維持改善のための継続的な評価と適切な時期の関わり合い

が必要とされる．

1 生活期における嚥下理学療法の実践例

①症例紹介

【症例】60歳代，男性

【診断名】リウマチ，廃用症候群，嚥下障害，間質性肺炎，肺線維症

【経過】他院で嚥下障害，リウマチ，廃用症候群の診断を受け，誤嚥性肺炎にて経口摂取不可能と伝えられ，胃瘻を造設されていた．本人および家族の希望としては「口から食事ができるようになりたい」と当クリニックを受診され，新たに間質性肺炎，肺線維症の診断を受けた．

【身体機能】
障害高齢者の日常生活自立度（寝たきり度）：B2
会話明瞭度　1/5
身長 153 cm，BMI = 16.7，MRC：4
6 MD：85 m　最低 SpO2：85%
握力：右 17.9 kg，左 14.4 kg

②評価

【嚥下評価】
MWST：3 b，RSST：4 回 /30 秒．
頸部胸部聴診法（CCA）：陽性（図 1）

キーワード　間接訓練，リスク管理

表1 誤嚥性肺炎リスク評価表
i-EALD ver 4 simple type 2017

局所所見	口腔乾燥/口臭	全身所見	ADL食事中座位困難	嚥下評価	MWST	呼吸所見	食事中呼吸パターン変化
	口腔内両側残渣		るいそうの進行		RSST		呼吸不全病歴
	明らかな咀嚼障害		会話明瞭度の低下		食事中のむせ/咳		呼気の減弱

みえ呼吸嚥下リハビリクリニック

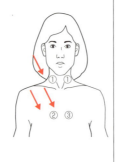

嚥下前後の右もしくは左頸部（声門部）および胸骨左右縁で3呼吸音を3回（計9呼吸音）聴取する．
1. 呼吸音の変化を確認したもの
2. 呼吸パターン（呼吸回数，吸気呼気比の明らかな変化）を確認したもの

の2項目のいずれかを満たすものを誤嚥疑い，陽性とする
血管雑音・呼吸雑音を元来もつ症例の判断は注意を要する

図1 頸部・胸部聴診法 CCA
(Cervical and Chest Auscultation)

表2 i-EALD 評価方法

- 低リスク：T≦2
  年間平均0.5回以下の肺炎罹患リスク
  →半年〜1年ごとの評価が適当
- 中等度リスク：2＜T≦6
  年間1回程度の肺炎罹患リスク
  →3カ月〜4カ月ごとの評価が適当
- 高度リスク：6＜T
  年間複数回，もしくは3カ月以内の肺炎罹患リスク
  →1カ月〜2カ月ごとの評価が必要

誤嚥性肺炎リスク iEALDver4：局所所見（F）1点/全身所見（G）1点/嚥下機能（D）3点/呼吸所見3点/合計（T）8点/12点＝高リスク（表1，2）
嚥下造影検査：座位にて濃いトロミ，クッキーともに誤嚥なく摂取可能．喉頭侵入は軽度あるが喀出可能．咽頭残渣は喉頭蓋谷に確認される．食事時のSpO2は81％まで低下．
嚥下内視鏡検査：咽頭の狭窄所見あり

【病態全体像を把握するこつ 薬剤手帳の確認】
　多くの在宅患者は薬剤手帳を持っている．その内容を確認することでどのような病名で対応されているか，どの科にかかっているかを把握することができる．また，継続して確認することで，病態変化に伴い投薬が変更されたことなどに気づくことも多い．

【多病併存および新たな疾病障害の発症をふまえた幅広い対応】
　摂食嚥下障害は病名ではなく，症状と捉える．そのため，症状が出現した原因は様々である．原疾患をはじめ，現病歴，既往歴，現症の問診は重要である．特に在宅症例においては医療的な情報が少ないため，問診とフィジカルアセスメントを怠るとリスクを伴うアプローチに陥ってしまう．
　本症例において，リウマチによる四肢の変形だけでなく，頸椎の変形も嚥下障害に影響を与えていた．あわせて呼吸機能の低下により繰り返す肺炎と間質性肺炎から，さらに廃用と嚥下機能の低下という負のスパイラルに陥ってしまっていた．

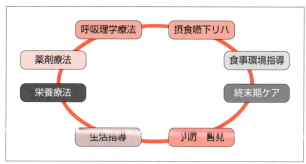

図2 包括的呼吸嚥下リハビリテーション

●呼吸器疾患と嚥下障害は表裏一体

　包括的呼吸嚥下リハビリテーションとして，呼吸における理学療法・薬剤療法・栄養療法・生活指導と摂食嚥下におけるリハビリテーション・食事環境指導・終末期ケア・予防啓発に注目して，取りかかりやすいものから介入していく．在宅においては，環境・医療介護従事者，家族背景からも，すべての項目を満たすことは困難である．そのため，いずれの項目をより多くカバーできるかによって対応は様々となる．

　包括的呼吸嚥下リハビリテーションの項目は相乗効果を得ることができる（図2）．また，嚥下時無呼吸の存在を加味すると，呼吸器疾患患者には嚥下障害の出現は否めないことを認識するべきである．

●病態全体像を評価するこつ　誤嚥性肺炎リスク評価表

　誤嚥性肺炎のリスク評価を行うにあたり，嚥下障害の評価における，反復唾液嚥下検査（RSST）や改訂水飲みテスト（MWST）などの簡便な優れた方法がある．しかしながら，ポジショニング設定による嚥下状態の変化を直接的に簡便に評価するには頸部聴診法（頸部胸部聴診法）を併用した設定が有効である．在宅における実際の環境において評価できることは非常に有効な評価となる．リスク評価においても i-EALD（井上式誤嚥性肺炎評価表）のような，嚥下機能に全身状態や口腔機能，呼吸機能も含め簡便に施行可能な評価を行い共有することが大切である．

③ゴール設定

　在宅におけるリハビリテーションのゴール設定においては，これまでの経過と終末期における対応の本人および家族の希望を確認したうえで設定しなければいけない．そのポイントとしては，患者および家族に対するモチベーション維持をふまえたものが望ましい．

　今回は，元来の呼吸不全に伴う肺炎発生，逆流性誤嚥性肺炎などの発症機会を減らし，在宅における楽しみである摂食の機会をもつことを目標とした．本人と家族に対して摂食が可能な食形態の理解を勧めることで，精神的な不安を取り除き，誤嚥しても喀出する対処法や，手段を習得することで，安心して在宅生活を送れるようになることをゴールとして挙げた．

④理学療法介入

　終末期までを含む長い経過の臨機応変な対応が求められる．そして単純な局所的アプローチでは改善・維持が困難なことが多く，様々な方法をとることが必要とされる．

●対処方法を考えるこつ　包括的呼吸嚥下リハビリテーション

　呼吸状態と嚥下機能は密接に関わり合い，井上らは包括的呼吸リハビリテーションにおける運

動療法，栄養療法，薬剤療法，生活指導に，摂食嚥下リハビリテーション，食事環境指導，終末期ケア，予防・啓発を加えた8項目とし，各項目ごとに関わり合い可能な内容を考慮し対応することを勧めている．

　在宅においては，環境，医療介護従事者，家族背景からも，すべての項目を満たすことは困難である．そのため，いずれの項目をより多くカバーできるかによって対応は様々となる．

　包括的呼吸嚥下リハビリテーションの項目は相乗効果を期待することができる．診断名であるリウマチ，廃用症候群，間質性肺炎からは，運動時の疲労感が予測された．本人のモチベーションを維持することもさることながら，身体能力の維持向上に努めるため，低負荷，高頻度の運動と，関節に負荷をかけないように配慮し，呼吸困難感が出現しないようにADL指導を行った．

⑤経過およびゴール達成状況
●機能維持改善のための継続的な評価と適切な時期の関わり合い

　理学療法士として，呼吸困難感軽減および動作安定性獲得を目的としたコンディショニングおよびADLトレーニングを施行した．加えて声量と換気量，呼気量の向上のために発声練習を施行した．摂食練習のために喉頭挙上の練習および嚥下練習を施行した．

　前院にて呼吸機能検査が施行されており，％VC：64.7％，FEV1％：96％．5カ月後では，％VC：63％，FEV1％：92％と機能低下を防ぐことができた．

　在宅酸素療法，呼吸リハビリテーション，摂食嚥下リハビリテーションを開始．酸素療法は開始時，労作時のみO_2 0.5 L 液体酸素にて行われた．

　クリニック通院にて摂食練習を開始．最初は米菓子・とろみ付ジュースにて行い，3カ月後には，さば，味噌汁，酵素粥，ブルーベリーヨーグルト，イチゴ味の栄養補助ゼリーの摂食練習を施行．その後，発熱のため一時中断した．定期的に点滴の管理が必要なために，ポートを1つ造設した．4カ月後より，摂食練習を再開．シフォンケーキホイップ和えの摂食練習が実施できた．

●7カ月の経過（図3）

　障害者高齢者の日常生活自立度（寝たきり度）：A1

　酸素療法は安静時・労作時ともにO_2 1 L

　BMI：16.2，MRC：3，MPT：27秒，MWST：3b，RSST：8回/30秒

　iEALDver4：局所所見（F）1点／全身所見（G）1点／嚥下機能（D）2点／呼吸所見3点／合計（T）7点／12点＝高リスク

　胃瘻栄養による逆流が強く，ボーラス法を施行するも注入量の制限が必要な状態となったが，外来通院にて皮下ポートを造設し，高カロリー栄養を施行した．そのような状態ではあったが，家族に嚥下機能に応じた食形態のレシピを提示し，手作りの嚥下食を在宅で楽しみ摂食ができるようになった．

2　生活期で理学療法を行ううえでの留意点

　専門職として理学療法士は，「基本的動作能力」の回復を担当する．関節の動きを改善し筋力の強化を行う運動療法や，温熱・電気などの物理的なエネルギーによって痛みの軽減や症状の緩和を行う物理療法，歩行や食事動作といった日常生活に必要な動作を練習する日常生活動作練習がその主なものである．

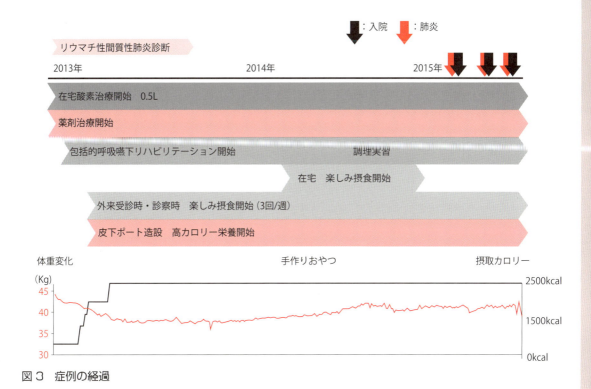

図3 症例の経過

　ここで，あらためて述べるまでもないが，嚥下障害に対するアプローチにおいて摂食時のポジショニングのみならず，呼気力を保持するための呼吸訓練，楽な呼吸と楽しい食事，それらを保持するための体幹，頸部，呼吸筋を含む筋力強化，可動域練習が必要とされる．

　川の流れのように急性期から回復期，慢性期，在宅への連綿とした切れ目のない在宅医療と在宅介護の流れを保つことが適切と述べられるが[6]，地域における多職種の連携協力による様々な病態や障害に対応することが重要である．ここにおいて，各専門職および患者家族との病態と生活方針を含む情報共有が必要である．前述の部分においても，家族に関してのみならず，看護，介護職，ケアマネージャー，主治医に対してその評価結果と日常指導内容を伝え，その実行を確認する必要がある．

　実際の臨床においては，在宅において摂食嚥下障害の方のほとんどは，専門的なリハビリテーションを継続されることが少なく，また，いまだにその必要性の啓発が不充分な状態がある．さらに，在宅の摂食嚥下障害患者の多くは，症状としての嚥下障害の病名はついているものの，その原因疾患が明確化されていないことも多い．また，在宅における指示書の内容においては，患者の病態全体を把握していない指示であることも多く，様々な方法をもってその全体像を把握する必要がある．

　在宅での指導の根本は実行可能な内容を指導する．そのためには必要性を理解してもらうための充分な評価と説明を繰り返し行い，患者・家族に寄り添いながらその指導内容を決め，関わり続けていかなければならない．

> **理解すべき臨床キーポイント**
> ●摂食嚥下障害は主病名ではなく，症状と捉え，適切なアセスメントとその結果に応じた対策がとれるようになる．また，リスク管理が必要な患者が多いため，多職種との情報共有と変化に対する迅速な情報発信が重要なことを理解する．
> ●フィジカルな因子に注目する．

鈴木 典子

●引用文献
1) 井上登太：誤嚥，窒息時の対処法 - いざという時に役立つ -，星雲社，2009．
2) 井上登太：頸部胸部聴診法，星雲社，2009．
3) 井上登太：誤嚥性肺炎ケアをする人のための必要知識，星雲社，2008．
4) 井上登太：5分以内で助けよう！ 誤嚥・窒息時のアプローチ，株式会社 gene，2017．
5) 鈴木典子：訪問リハビリテーション 25：2015．
6) 富士通総研：地域の実情に応じた在宅医療・介護連携を推進するための多職種研修プログラムによる調査研究事業．報告書を一部改変，平成 27 年度老人保健健康増進など事業．

第18章 摂食嚥下障害のチーム医療における理学療法士の役割と連携

1 社会的背景

　厚生労働省による2015（平成27）年度介護保険事業状況報告によると，要介護および要支援認定者数は620万人であり，このうち75歳以上となる後期高齢者は531万人とされている．また居宅介護サービス受給者数は4,672万人であり，前年度に比べ15万人増となっていることから[1]，今後，在宅や施設における要介護高齢者への対応はますますの増加が見込まれている．

　また，通所リハビリテーションチーム（以下リハ）や訪問リハなどの中等度者へのリハ内容の実態把握調査[2]によると，日常生活上の課題として約1割に「食事」が挙げられており，今後，摂食嚥下障害は病院だけではなく在宅での対応も増加が見込まれている．

　摂食嚥下障害の原因や症状，経過は多岐にわたり，関わる範囲も多様である．本章は急性期から在宅における摂食嚥下障害のチーム医療における理学療法士の役割と連携として記載しているため，各々の環境に当てはめて参考にしていただきたい．

2 関連職種の役割[3]

　摂食嚥下障害には多職種が関わることが多く，下記に関連職種の主な役割を述べる（表1）．アプローチ方法や範囲は施設毎のマンパワーや嚥下に対する理解度，知識，職種によって異なるため，必ずしもすべての病院や施設に当てはまるわけではないため，各職種の役割を考える場合の参考としていただきたい．

（1）医師

　嚥下障害の診断，重症度の評価，全身管理，リスク管理を行い，治療方針を決定する．誤嚥，脱水，低栄養，基礎疾患の悪化，合併症の併発などのリスク管理に留意し，リハ実施の有無，代償的方法での管理，手術の適応など，患者の状態や状況により総合的に判断し決定する．

　主治医や協力医の体制は様々である（図1）．

（2）歯科医師

　齲歯，歯周病などの口腔疾患，義歯や補綴の作成や調整，口腔ケアなど，口腔期に対する役割が大きい．

キーワード 摂食嚥下障害，チーム医療，連携，理学療法士の役割

表1　摂食嚥下障害に携わる職種と主な役割

職種	主な役割
医師	診断，重症度の評価，全身管理，治療方針の決定
歯科	医師口腔に関する治療，義歯調整，補綴の作成，口腔ケア，口腔管理
看護師	患者状態の観察，直接的嚥下訓練，食事介助，輸液・経管栄養管理
歯科衛生士	専門的口腔ケア，口腔管理（口腔機能の維持・改善）
管理栄養士	栄養アセスメント，栄養管理，栄養補給法の検討，食形態の提案（訪問では調理指導）
調理師	病院，施設における嚥下食の調理・提供
放射線技師	嚥下造影検査（VF），造影剤についての助言
言語聴覚士	口腔咽頭機能評価，スクリーニングテスト，間接・直接的嚥下訓練，食事介助方法の助言
作業療法士	食事環境の設定，自己摂取のための食事用具の検討，食事動作練習
理学療法士	ポジショニング，呼吸リハビリテーション，ADL評価，ADL向上
医療ソーシャルワーカー	退院後の社会資源の紹介
ケアマネジャー	介護保険制度上の調整，サービスの調整
介護福祉士	介護現場での食事介助
ヘルパー	在宅での調理，食事介助
家族	患者（生活者）状態変化の観察，在宅生活では，食事環境の設定，食事の準備，介助，口腔ケアなど全般

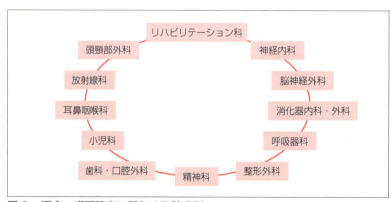

図1　摂食・嚥下障害に関与する診療科

　在宅や施設，病院などへの訪問歯科診療により，在宅生活者への歯科治療，口腔ケアや嚥下機能評価を実施している．

　医師や歯科医師が行う嚥下機能評価にはVFやVEがあり，誤嚥や残留の診断，食形態や摂食方法などの適切な評価や治療方針の決定に用いられている[4,5]．

（3）看護師

　バイタルサインのチェック，薬の投与，点滴，経管栄養，口腔ケア，直接的嚥下訓練，摂

食介助，家族指導など，医学的管理を直接的かつ全面的に行う．病棟での基礎訓練や摂食方法，摂食姿勢の定着のためには，看護師の理解と協力が必須である．

2006年には摂食嚥下障害の看護分野において，「摂食・嚥下障害看護認定看護師」が誕生し，卓越した知識技術の患者への提供，看護師からの相談および指導の役割をもち活躍している[6]．

(4) 歯科衛生士

歯科衛生士による口腔ケアは専門的な口腔ケアであり，口腔内を清潔に保ち，歯および歯周組織の保存を行うだけでなく，口腔周囲筋や唾液腺などの刺激による口腔機能の廃用予防や維持改善をも目的としており，間接訓練の役割もある．

誤嚥の危険性を伴う場合は，全身状態の把握，含嗽時の誤嚥の有無，適切なポジショニング，使用器具の選択などにより，看護師や家族などへの日常的な口腔ケアの指導も行う．

口腔内環境は口腔機能だけにとどまらず，覚醒レベル，誤嚥性肺炎予防など全身に与える影響は大きいため，留意しておきたい事項の一つである．

(5) 管理栄養士

栄養評価（栄養状態の評価・栄養アセスメント）により栄養必要量と所要量を算出し，必要に応じて適切な経腸栄養剤や栄養補助食品を選択する．また個々の嚥下機能に応じた嚥下食を提供し，患者の嗜好に合う食形態や味付けなどの工夫について，調理師への伝達や検討，また嚥下造影用検査食の提供も行う．

在宅への訪問指導においては，家族力や利用サービスに応じて必要栄養量を確保するための助言や市販栄養補助食品の紹介を行うとともに，嚥下機能に合わせた食事を作るための調理指導を行うなど，食環境全般に関しての役割が大きい[7]．調理をヘルパーが担当している場合には，家族だけでなくヘルパーへの調理指導を行うこともある．

(6) 調理師

嚥下機能に応じた嚥下食を実際に調理する役割であり，見た目，食材，形状，彩り，味つけ，食材の大きさ，粘性，食感，食べやすさなどを工夫し調理する．

調理方法や食事提供方法の工夫により，安全で美味しく，より患者の嗜好に近い食事が提供できるようになるため，情報共有することで食欲の増進，食事摂取量の増加につながり，嚥下練習が進みやすくなる．

(7) 放射線技師

医師・歯科医師以外では，唯一人体に対し放射線を照射することができ，X線画像をみる機会が多い職種であり，嚥下造影検査を実施する際には必須となる．造影剤の種類や性状，希釈などによる造影性の変化などの相談や助言を行う．

(8) 言語聴覚士

嚥下障害スクリーニングテストの実施（水飲みテスト，反復唾液嚥下試験など）や口腔・咽頭機能の評価，および医師や歯科医師とともに嚥下造影検査や嚥下内視鏡検査の評価を実施し，摂食嚥下機能の総合的な評価を行う．

嚥下訓練としては主に口腔期や咽頭期が中心となり，口唇や舌運動，軟口蓋挙上訓練，発声や構音訓練などの間接訓練や，誤嚥防止の手段として代償的な嚥下方法の評価や訓練，実

際に食物を用いた直接訓練などにより摂食嚥下機能の改善を図る．また看護師や家族へ摂食訓練におけるポイントや注意点などの指導，医師および看護師，管理栄養士などとの検討のうえ，嚥下機能の変化に伴い食形態変更の助言などを行う．

(9) 作業療法士

摂食嚥下や食事動作を妨げる要因となっている機能障害の改善（頸部，体幹，上肢に対する関節可動域，筋力増強，筋緊張調整），より安全に効率的に食事を行うための姿勢設定（ベッド上，車椅子シーティング），自己摂取を目指した食事動作練習と食具の工夫（スプーンや箸などの食具の把持，スプーンですくう，箸でつまむ，さく，かき集めるなどの操作や自助具の作成．食材を口まで運ぶ上肢の協調動作練習や利き手交換），環境設定（机や椅子の高さ調整）など，主として先行期における摂食動作の自立に向けた役割が大きい[8]．

(10) 医療ソーシャルワーカー

入院時から在宅生活に向けての退院および施設入所などの際，本人や家族の状況に応じ，社会資源の紹介や環境調整を行う．

(11) ケアマネジャー

要介護者へファーストタッチする職種であり，利用者に必要なケアプランを立案し，介護保険におけるトータルサービスの調整者である．そのため，要介護者の在宅生活を支える上では，医師を含めた他職種への情報提供はもちろん，ケアマネジャーへの情報提供および共有は必須である．

(12) 介護福祉士

施設や介護現場において，食事のセッティングや摂食介助に最も携わる職種である．些細な変化に気づくこともあり，得られる情報も多い．

(13) ヘルパー

在宅では，それぞれの家族力や背景により，ヘルパーによる摂食介助を行うことがある．様々な時間帯で関わるため，時間帯や状況による変化など些細な変化に気づくこともあり，細かな情報を知り得ていることも多い．

ヘルパーが買物を行う際，本人の嗜好品だけでは充分な栄養素を補えない場合，管理栄養士からの指導のもと，高カロリーや必要栄養素を含んだ食材を選定することもある．

(14) 家族

本人にとっての一番の理解者であり，精神的サポートにおける役割は大きい．これまでの食生活や嗜好を把握しているため，本人の嗜好に近い食事の味付けや食事量の増量が必要な際には大きな助言となる．また在宅生活においては家族による介護力が大きな割合を占め，咀嚼嚥下機能に応じた食事の準備，食事介助，口腔ケアや全般的なケアなど，家族の理解度や協力度により，社会的サービスの利用状況も変わるため家族との連携は必須である．

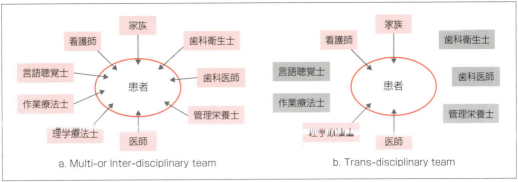

図2　リハビリテーションチームアプローチ　　　　　　　　　　　　　　　　　　　　　（文献9より引用，一部改変）

3 協働と連携

1）摂食嚥下リハビリテーションのチームアプローチ

　チームの形態にはmulti-disciplinary，inter-disciplinary，そしてtrans-disciplinaryの3つの形態がある[9]（図2）．"disciplinary"は「専門分野の」という意味である．Multiあるいはinter-disciplinary teamでは医療者の個々の役割・機能は決まっており，Multi-disciplinaryは総合病院の各科のように医療者間に機能的な連絡が少ないのに対し，Inter-disciplinaryは通常のリハビリテーションチームに見られるような各専門職間に定期的なコミュニケーションが存在する点が異なるとされている．

　一方，Trans-disciplinary teamではそこに存在する医療者で役割を担当するため，医療者は状況に応じてその役割が変動することを前提にしており，チーム構成により各専門職の実際の役割が変わることになる．

　具体的には，図2-bのように，施設や在宅など限られた職種しか関わることができない環境下であれば，言語聴覚士や作業療法士が担当していた領域（口腔機能や環境設定など）を可能な範囲で理学療法士が行うなど，専門職としての独自性をもちながらも従来他の職種が担当してきた部分を別の職種が補うなど状況に応じて役割を変動させる柔軟性が必要となる．

　摂食嚥下障害は急性期，回復期，施設，在宅など様々な環境やステージで関わり，かつ食事や栄養摂取は日常的な行為であるため，摂食嚥下障害への対応はチームアプローチが基本であり，その場や状況に応じられるこのチーム形態が最も適している．

　Trans-disciplinary teamとしてチームアプローチを行うためには，専門職が共通の基本的な知識や技術を身につけることだけでなく，他職種の役割や理解も不可欠である．

🖉 一言メモ　協働とは

協働とは，同じ目的をもつ複数の人および機関が協力関係を構築して目的達成のために取り組むことであり，協働を実現するための過程を含む手段的概念が連携であり，協働における連携の実態がチームである．

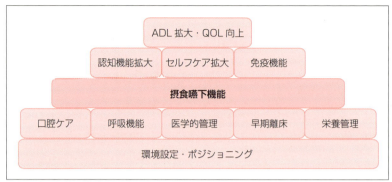

図3 摂食嚥下機能の要素

2) 摂食嚥下機能の要素

　摂食嚥下機能は口腔や咽頭の局所だけで完結するものではなく，意識レベル，認知機能，呼吸機能，筋緊張，姿勢，日常生活活動度，栄養状態などの全身の影響を受ける（図3）．そのため，摂食嚥下機能の改善のためには，一職種だけですべてを対応することは限界があり，多職種による専門的かつ多面的な関わりにより成立している．

3) 協働と連携に必要なこと

(1) 構成メンバーの把握

　摂食嚥下リハビリテーションチームに限らず，協働と連携のための基本的事項として，チーム構成メンバーの職種や介入頻度を把握する．

(2) ゴールの明確化

　総合的な治療方針は主治医が決定するが，各評価の結果から患者の嚥下能力を判定し，どの位の期間にどこまで目指すのか，そのためには何が必要かなど，チーム内でゴールおよびリハ内容の明確化，情報共有が重要である．

　また在宅の場合，限られた職種および機会の関わりとなるため，家族への協力が必須であるが，家族の協力が得られない場合，他職種へ依頼するのか，インフォーマルサービスを活用するのかなど，環境を含めた問題点の明確化，対応方法なども方針を一致させておくことが必要となる．

(3) リスク管理

　摂食嚥下障害は基礎疾患だけでなく誤嚥や窒息，脱水，低栄養，誤嚥性肺炎などのリスクが伴うため，チーム内でリハの中止基準を明確化しておくことが重要である．発熱の状態や体調の変化，食欲不振，食事摂取量や摂食状況の変化だけでなく，会話明瞭度や軽微な意識レベルの変化，皮膚の状態，体重の推移や栄養状態に関連する血液生化学検査を確認し，栄養状態を把握することが大切である．

(4) 手段

　情報共有にはカルテ記録や報告書の共有，カンファレンスや回診など多様な手段がある．既存システムや記録での共有はもちろんのこと，face to face の情報共有は不可欠である．その日のリハでの様子や僅かな変化，本人や家族の発言内容などを看護師や介護福祉士，日常的に患者と接する職種に共有することで，次のステップへつながりやすくなる．

4 嚥下チームにおける理学療法士の役割 [10, 11]

摂食嚥下動作は口腔・咽頭関連だけの局所運動ではなく，姿勢保持や呼吸を含めた全身運動であり，摂食嚥下動作が円滑に行われるためには，姿勢保持能力や安定した呼吸状態が必要である．

(1) 摂食嚥下動作の阻害要因となる機能障害の改善

評価結果に基づき，頭頸部，体幹，胸郭などの関節可動域や筋力増強訓練，筋緊張の調整を行う．頸部の可動性や筋緊張の差異は喉頭や舌骨の動きにも影響を与えるため，舌骨や喉頭の位置，舌の可動性，口唇の動きの確認も行う．

(2) 姿勢設定

自力摂取なのか介助による摂取であるのか，また誤嚥防止を主とするのか自力摂取を主とするのかにより，ポジショニングの留意点も異なるため，目的を明確にしたうえで，食事場面における座位の観察，姿勢保持能力を評価し，頭頸部から肩甲帯にかけての筋緊張や両上肢の自由度，上肢を動かした際の体幹の傾きや修正の程度など座位バランスを含めたうえで，嚥下しやすい安楽な摂食姿勢となるように頸部や体幹，股関節の角度を含めたポジショニング設定を行う．

(3) 呼吸リハビリテーション

誤嚥を完全に防止することは困難であるが，誤嚥した時に誤嚥物を喀出できるだけの咳嗽力，換気量の保持，胸郭の可動性を保持することが必要であり，咳嗽訓練やハフィングは有効である．喀出能力の低下や不顕性誤嚥の場合は，肺野へ貯留した誤嚥物を中枢気道まで移動させる目的で，必要に応じ体位ドレナージを行う．

(4) 環境設定

自力摂取の可否，用いられている食器や食具，テーブルの高さなどの適正評価を行う．自力摂取の場合，テーブルの高さにより上肢の協調性や頭頸部の位置も変化し，選択的な頸部や体幹の動きが制限される．また前腕を置くテーブルの高さにより舌骨上筋群の筋活動にも影響を及ぼすため，テーブルの高さは姿勢調整の一つとして心掛ける必要がある．

食事は楽しみの一つであることも多いため，在宅の場合，身体機能や家族力に応じてベッド上ではなく食卓までの移動手段の検討，移動の機会を設けるなど，「食事の場」を変更していくことも必要である．

一言メモ　誤嚥防止機構

咽頭は気道と食物搬送路の交差部位であり，呼吸と嚥下で共有する部位であるため，呼気相において嚥下反射が惹起し，嚥下後も呼気相から再開することで誤嚥を防止している．

また嚥下時は呼吸が止まり，鼻咽腔閉鎖，喉頭・声門閉鎖が起き，食塊の喉頭や気管への侵入を防ぐ嚥下性無呼吸が生じている．

そのため，呼吸状態を安定させることで嚥下と呼吸の協調性をはかりやすくなり誤嚥予防につながる．

(5) ADL 向上

 嚥下に関与する筋は鎖骨や肩甲骨に付着し姿勢や重力の影響を受けるため，座位保持能力や耐久性の向上，ADL の向上がひいては摂食嚥下機能の向上に繋がることを多く経験する．摂食嚥下障害に特殊なアプローチは必要ではなく，動きやすい身体状況，環境設定を提供することで，食べやすい（誤嚥しても誤嚥性肺炎になりにくい）身体機能に繋がるため，理学療法を通じ日常生活の自立度を高めることの意義は大きい．

 摂食嚥下チームには多職種が関与し，それぞれの専門性を発揮しつつ状況に応じた柔軟な対応が必要である．理学療法士としての専門性を大事にしながらもそこに偏ることなく，最終的には患者本人の意志やゴールに向けて，その環境に応じた社会的な視点を含めて対応できる包括的なアプローチが求められている．

理解すべき臨床キーポイント

- 摂食嚥下リハビリテーションチームの特性や関連職種の役割を理解する．
- 摂食嚥下リハビリテーションチームにおける理学療法士の役割を理解し，チーム医療の一員としての対応をとることができる．

南谷 さつき

● 引用文献

1) 厚生労働法ホームページ，平成 27 年度介護保険事業状況報告（年報）．www. mhlw. go. jp—h27_gaiyou. pdf 2018. 3. 18 引用
2) 厚生労働省：平成 27 年度介護報酬改定の効果検証および調査研究に係る調査（平成 28 年度調査）(1) 通所リハビリテーション，訪問リハビリテーションなどの中など度者へのリハビリテーション内容などの実態把握調査事業報告書，2017 www.mhlw.go.jp—0000158751.pdf 2018.4.7 引用
3) 日本嚥下障害臨床研究会：嚥下障害の臨床 リハビリテーションの考え方と実際（苅安誠・他），第 2 版，医歯薬出版，2009, pp324-347.
4) 日本摂食嚥下リハビリテーション学会医療検討委員会：嚥下造影（詳細版）日本摂食嚥下リハビリテーション学会医療検討委員会 2014 版作成に当たって．日摂食嚥下リハ会誌 18：166-186, 2014.
5) 日本摂食・嚥下リハビリテーション学会医療検討委員会：嚥下内視鏡検査の手順 2012 改定（修正版）．日摂食嚥下リハ会誌 17：87-99, 2013.
6) 鎌倉やよい：摂食・嚥下リハビリテーション序説，5 看護師の立場から．摂食・嚥下リハビリテーション（才藤栄一・他監），医歯薬出版，2007, pp120-121.
7) 江頭文江：開業医との連携におる地域栄養サポート．耳鼻 54（補 2）：96-102, 2008.
8) 黒住千春：摂食嚥下リハビリテーションチームにおける作業療法士の役割と課題，Jpn J Rehabil Med 52：pp417-420, 2015.
9) 才藤栄一：リハビリテーション医学・医療総論．日摂食嚥下リハ会誌 5：3-10, 2001.
10) 南谷さつき：嚥下と姿勢および呼吸の関係．理学療法学 41：34-39, 2014.
11) 南谷さつき：嚥下機能低下．姿勢制御と理学療法の実際（淺井仁・他），文光堂，2016, pp149-161.

索引

あ

アイスマッサージ 164
アスリート 41
　——に対する栄養理学療法 46
アスレティックトレーニング学 49
アセトン 11
アテローム性動脈硬化 67
アディポサイトカイン 52, 54
アディポネクチン 54
アミノ酸 9, 11, 12
アミノ酸プール 9, 10
アライメント調整 160
アラキドン酸 13
アルブミン 25
アンジオテンシノーゲン 54
亜鉛 15
亜鉛欠乏 180
悪液質 26, 73
　——に対する栄養理学療法 29
悪性腫瘍 72
顎引き抵抗運動 132, 155, 197

い

インスリン 9
インスリン感受性の改善 56
インスリン抵抗性 67
インスリン様成長因子 67
医師 104, 221, 222
医療ソーシャルワーカー 222, 224
胃がん術後 74
胃食道逆流 127, 179, 192
胃内容物排出遅延 181
胃瘻・腸瘻 107
異化 8
異化期 12, 29
異化亢進状態 78
異常筋緊張亢進 155
意識レベル 112, 151
息こらえ嚥下 172
一次蠕動波 120
一過性嚥下障害 145
一日のエネルギー必要量 16
咽頭期 120, 158
咽頭筋群 120, 129
咽頭腔 159
咽頭残留 151
咽頭収縮 130
咽頭収縮筋 131, 138, 141, 143
咽頭壁 119

う

ウォーキング 57
運動とたんぱく質摂取 68
運動学習理論 114
運動継続の工夫 67
運動習慣 54
運動生理学 49
運動性無月経 41
運動耐容能 54, 168
運動単位 65, 67
運動単独療法時の留意点 69
運動発達 37, 39
運動不足 27
運動要素 146
運動療法 56
　——と栄養療法 6
運動療法的アプローチ 112
運動連鎖 113
運動練習 160

え

エイコサペンタエン酸 13
エストロゲン 42
エネルギー源 9
エネルギー産生 10
エネルギー消費過少 27
エネルギー消費量 16, 24, 45, 56
エネルギー摂取量 24
エネルギー必要量 16, 105
エントロピー 121, 127
栄養アセスメント 75, 103
栄養サポートチーム 4, 101
栄養スクリーニング 22, 102, 103, 184
栄養の効果 3
栄養管理 3, 29
栄養剤摂取 108
栄養障害 2, 26
栄養状態 26, 108, 135, 136
栄養素 8, 10, 12, 55
栄養素摂取 24
栄養投与ルート 106
栄養不良の診断基準 184
栄養補給 47
栄養補助食品 92, 174
栄養理学療法 2, 4, 21, 27
　——のモニタリング 29
　——の介入 27
　——の流れ 30
栄養量 15
延髄 125
延髄嚥下中枢 151
嚥下 113
　——のフレイルサイクル 191
　——の良肢位 139
　——と呼吸の協調性の低下 167
嚥下スクリーニング検査 134
嚥下チームにおける理学療法士の役割 226
嚥下運動 118, 119, 120
嚥下運動障害 133, 145
嚥下運動阻害因子 114, 136, 152
嚥下介入の方法 161
嚥下器官の位置修正 141
嚥下機能低下 198
嚥下筋 112, 129, 130, 183
　——に対するアプローチ 131
　——に対する電気刺激療法 142
　——の活動 132, 136
嚥下筋力強化 155
嚥下時の喉頭挙上低下 151
嚥下障害 117
　——のスクリーニング検査 133
　——を引き起こす原因病巣 151
嚥下障害重症度 146
嚥下筋筋活動促通 141
嚥下性肺炎 192
嚥下造影検査 158, 171
嚥下中枢 163
嚥下内視鏡検査 158, 171
嚥下反射 133, 167, 169
嚥下抑制 120
嚥下理学療法 112, 117, 129
　——の啓発 115
嚥下理学療法介入 114
嚥下理学療法評価 114
嚥下良肢位 139

お

オーラルサルコペニア 190
オーラルディアドコキネシス 193
オーラルフレイル 190, 192, 193
　——から老嚥への移行 194
オトガイ舌骨筋 129, 130
オレイン酸 13

229

黄体化ホルモン……………………42
横隔膜運動………………123, 127
横隔膜呼吸………………………127
大島分類…………………………177

か

カウプ指数………………………36
カリウム………………………15, 47
カルシウム………………………15
がんリハビリテーションの分類
　………………………………77
がんと栄養……………………72, 79
がんの栄養理学療法…………72, 77
がん悪液質………………73, 74, 78
がん患者の活動性の評価………75
がん関連性体重減少…………73, 80
がん関連疲労……………………76
がん誘発性体重減少……………73
下咽頭収縮筋……………………131
下顎………………………………130
　──の偏位…………………140
下顎位置の修正…………………155
下顎骨
　………118, 120, 123, 125, 128, 130
下筋群の伸張……………………142
下腿周囲長………………………184
下腿周径…………………………24
加速度計法………………………45
加齢変化………113, 136, 147, 190
科学的消化………………………8
家族…………………………222, 224
過栄養…………………………2, 18
過食………………………………27
介護福祉士…………………222, 224
介護予防…………………………156
回復期……………………90, 154, 208
回復遅延…………………………45
改訂版水飲みテスト
　…………………133, 134, 158, 170
開口運動……………………204, 197
外舌筋……………………………131
咳嗽……………………161, 169, 184
咳嗽反射……………………159, 167
喀出能力…………………………184
覚醒水準…………………………136
顎運動………………………120, 128
顎下腺……………………………194
顎関節の不随意運動……………162
顎舌骨筋……………………129, 130
顎二腹筋……………………129, 130

片麻痺の影響……………………146
活動記録法…………………44, 45
活動係数…………………………17
活動水準…………………………140
活動性低下のリスク……………74
括約筋……………………………118
肝移植術後………………………74
肝機能……………………………54
看護師………………………104, 222
患者教育…………………………173
乾燥状態…………………………184
感覚刺激…………………………179
感覚低下…………………………190
感覚入力…………………………141
管理栄養士…………104, 222, 223
関連職種の役割…………………221
環境設定…………………………227
簡易栄養状態評価表……………102
簡易嚥下誘発試験……133, 134, 151
顔面筋群…………………………129

き

キャリパー法……………………44
ギャッジアップ座位……………148
気道クリアランスの向上………197
気道侵入…………………………151
気道防御機能低下………………192
気道防御反射……………………190
飢餓に対する栄養理学療法……28
起立運動…………………………93
基礎代謝…………………………16
基礎代謝基準値…………………16
基本チェックリスト……………192
基本的生活習慣…………………33
機械的合併症……………………107
機能的口腔ケア………141, 142, 194
偽性球麻痺…………………145, 151
義歯不適合………………………190
脚橋被蓋核………………………157
吸啜-嚥下反射……………………37
急性期…………………83, 153, 201
急性呼吸促迫症候群……………83
球麻痺………………………145, 151
救命期……………………………84
協働…………………224, 225, 226
胸郭拡張制限……………………179
胸郭拡張性向上練習……………154
胸郭変形…………………………179
胸鎖乳突筋………………………183
胸式呼吸…………………………126

強制呼出手技……………………173
局所機能へのアプローチ………115
極度のやせ………………………180
筋機能向上練習………………142, 143
筋緊張………………………133, 180
筋弛緩薬…………………………180
筋蛋白同化抵抗性………………69
筋肉量…………………………17, 22
筋力強化…………………………131
筋力低下…………………………62

く

クロム……………………………15
クワシオルコル型………………18
空腹時血糖………………………54
薬の影響…………………………180
口すぼめ呼吸……………………172
口呼吸……………………………196

け

ケアマネジャー……………222, 224
ケトン体……………………11, 12
茎突舌骨筋………………………129
経管依存症………………………180
経口摂取……………………106, 213
経腸栄養……………………106, 107
経鼻胃管…………………………107
軽度屈曲位………………………185
頸神経ワナ………………………130
頸椎固定の影響…………………147
頸部・胸部聴診法 CCA…………216
頸部周囲筋…………………130, 138
頸部・体幹のアライメント……185
頸部聴診法…………………170, 171
頸部突出嚥下法…………………130
頸部・体幹機能向上……………155
頸部体幹筋活動…………………148
血液検査………………………36, 45
血漿たんぱく……………………9
血中アミノ酸濃度………………199
血中グルコース量………………9
血糖値……………………………9
肩甲骨………………130, 140, 155
肩甲舌骨筋………………………130
健口体操指導……………………193
腱炎・腱付着部症………………41
嫌気性代謝………………………9
言語聴覚士…………104, 222, 223
原発性肥満………………………52
減量目標…………………………54

こ

コリンエステラーゼ……………………25
コレステロール………………12, 13, 56
コンディショニング………41, 42, 49
コンディション低下症状……………45
呼気筋力強化練習……………………197
呼吸……………………………119, 125, 160
呼吸リズム……………………………122
呼吸リハビリテーション……………227
呼吸器疾患の嚥下理学療法…………167
呼吸筋……………………………161, 183
呼吸筋機能障害………………………168
呼吸困難………………………………174
呼吸状態…………………………136, 187
呼吸補助筋……………………………183
呼吸予備力………………………154, 195
呼吸練習……………………165, 172, 173
個別因子の評価……………………135, 136
誤嚥……………………………………145
　　──に対する対処法………………192
　　──のチェック…………………197
　　──の危険度……………………195
誤嚥性肺炎
　　……………114, 145, 179, 191, 192
　　──の治療………………………195
　　──の予防……156, 192, 195, 112
　　──への対応……………………195
誤嚥性肺炎リスク判定アルゴリズム
　　……………………………………152
誤嚥性肺炎リスク評価表……………216
誤嚥防止………………………………153
誤嚥防止機構…………………………227
口蓋筋群………………………………129
口筋群…………………………………129
口腔ケア………………………………195
口腔フレイル……………114, 112, 113
口腔衛生状態…………………………196
口腔乾燥………………………………142
口腔感染……………………………112, 113
口腔期…………………………120, 158
口腔機能低下…………………………198
口腔・頸部運動機能……………180, 182
口腔準備期……………………………158
口腔清拭………………………………142
口腔内衛生状態不良…………………192
口腔内感覚入力………………………142
甲状舌骨筋……………………………130
好気性代謝……………………………9
交互嚥下………………………………164

行動変容………………………………114
行動療法………………………………54
抗がん治療………………………72, 78
抗酸化作用……………………………14
抗肥満効果……………………………56
拘束性換気障害………………………179
咬合力低下……………………………190
高エネルギーリン酸化合物…………8
高血圧…………………………………19
高次脳機能障害………………………151
高度肥満………………………………54
高齢者と食事…………………………4
硬口蓋…………………………………119
喉頭……………………………130, 142
喉頭位置………………137, 155, 167
喉頭位置下降…………………………190
喉頭位置修正…………………………142
喉頭運動………………………130, 137
喉頭蓋谷………………………………133
喉頭蓋閉鎖……………………………130
喉頭挙上筋………………130, 138
喉頭挙上量の維持……………………155
喉頭前庭………………………………119
構音障害………………………162, 190
国立健康・栄養研究所の式………16
骨格筋……………………………63, 65
骨格筋内脂肪…………………………65
骨格筋量…………………………3, 66
　　──の減少………………………62
　　──の推定方法…………………69
　　──の増加……………………4, 63
骨粗鬆症……………………………41, 42

さ

サプリメント…………………………45
サルコペニア…………………………62
　　──のアルゴリズム……………63
　　──の栄養理学療法……………62
サルコペニア嚥下障害………………145
サルコペニア肥満……………19, 58, 63
作業療法士………………………222, 224
座位獲得………………………………180
座位姿勢…………………140, 141, 148, 183
座位条件………………………………140
座位姿勢保持能力………………136, 148
座位保持能力向上……………………153
最大換気量……………………………57
最大挙上重量…………………………67
最大酸素摂取量………………………57
三大栄養素……………………………12

三大唾液腺……………………………194
酸化ストレス…………………………54
酸素供給………………………………9

し

シーティング…………………………141
シャキア………………………………132
シルベスター法………………………165
支配神経………………………………121
仕事量……………………………66, 67
四肢周径………………………………22
自己喀痰………………………………184
自己管理能力………………………136, 192
食塊形成困難…………………………179
食具の工夫……………………………175
食行動…………………………………55
食行動異常……………………………55
食支援…………………………………108
食事環境………………………………161
食事姿勢調整…………………………212
食事摂取量…………………………73, 80
食事場面の介入ポイント……………186
食事療法………………………………56
食生活習慣…………………………135, 136
食道入口部………………………130, 159
食道期…………………………120, 158
食道蠕動波……………………………120
食癖……………………………………39
食物テスト……………………133, 134
食欲……………………………………28, 74
食欲不振………………………………28, 73
食器の調整……………………………161
思春期…………………………………44
姿勢アライメントの修正……………140
姿勢に対する介入……………………160
姿勢制御活動…………………………211
姿勢設定………………………………227
姿勢調節………………………………165
脂質……………………10, 12, 13, 55, 105
脂質異常症……………………………19
脂質過剰摂取…………………………27
脂質代謝………………………………56
脂質量…………………………………17
脂肪……………………………………9
脂肪酸………………………9, 10, 13, 54
脂肪量…………………………………36
脂溶性ビタミン……………………13, 14
歯科医師………………………104, 221
歯科衛生士………………………222, 223
歯牙の減少……………………………190

歯周病 190
耳下腺 194
質問紙票 54
斜角筋 183
主観的包括的アセスメント 102
主観的包括的栄養評価 35
重症児の栄養・嚥下障害 178
重症児の栄養必要量 185
重症児版フレイルサイクル 185, 186
重症心身障害児の嚥下理学療法 177
女性アスリートの三主徴 42
除脂肪量 44
小児がん患者 38
小児のやせ 33
小児の栄養障害 35
小児の肥満 33
小脳の役割 162
小脳系 162
消化 8
消化管運動 125
消化器症状 181
消化吸収障害 73
上食道括約筋 118, 119
上腕筋面積 24
上腕三頭筋皮下脂肪厚 24, 184
上腕周囲長 184
静脈栄養 106, 107
心肺運動負荷試験 54
身体活動計 54
身体活動係数 45
身体活動量 54, 67
身体機能評価 108
身体計測 22, 108, 184
身長体重比 184
身長年齢比 35, 184
伸張刺激 160
神経核 163
侵襲 29
侵襲時の代謝 11
深呼吸 172

す

スクイーズバック運動 131
スクリーニング検査 171
スクリーニング評価スケール 181
ステロイドホルモン 13
ストレス係数 17
スポーツ 41
——と栄養の理解 41
——における栄養理学療法 49
——における相対的エネルギー不足 43
スポーツ活動におけるトラブル 41
スポーツドリンク 46
水中運動療法 39
水分摂取量 46
水分必要量 105
水分補給 47
水溶性ビタミン 13, 14
衰弱 79
推定エネルギー消費量 25
推定身長値 98
睡眠時無呼吸 192
睡眠状態 45, 128
膵リパーゼ 10
錐体外路系 163
随意咳嗽 161

せ

セレン 15
生活活動 58, 136
生活期 96, 155
生活機能評価表 181
生活習慣病 19, 51
——に対する運動療法 57
——の予防 51
生体電気インピーダンス 22, 44
生物学的消化 8
成長ホルモン 35
成長曲線 35, 184
声帯運動 127
声門閉鎖 172
声門閉鎖練習 159
聖隷式嚥下障害の質問紙 134
精神発達遅滞 39
脊髄小脳変性症 162
脊柱起立筋 126
脊柱側弯 179
摂取タイミング 47
摂食嚥下リハチームにおける役割 115, 116
摂食嚥下の質問紙 170
摂食嚥下環境の設定 141
摂食嚥下機能の加齢変化 190
摂食嚥下機能の要素 225
摂食嚥下障害 145
——に関与する診療科 222
——の経時的変化 146
——の評価 134, 169
摂食嚥下能力分類システム 181
摂食姿勢 205
舌運動 141
舌運動緩慢 190
舌運動障害 146
舌運動促通 142
舌音の反復運動練習 197
舌下腺 194
舌協調運動練習 197
舌筋群 129, 131, 143
——が働く条件 131
舌骨 130, 137
——のモビライゼーション 142
舌骨下筋 129, 140
舌骨下筋群 122, 123, 129, 130, 160
舌骨可動性拡大運動 154
舌骨上の伸張 142
舌骨上筋 129, 132, 140
舌骨上筋群 123, 125, 129, 142, 204
舌骨上・下筋群の走行 129
舌骨上・下筋群の徒手的伸張 155
先行期 158
潜在性鉄欠乏 45
全身アライメント 136
全肺気量 169
前悪液質 73
前舌保持嚥下 130
漸増抵抗練習 131

そ

咀嚼 113, 117, 118, 133
咀嚼運動 131
咀嚼筋群 123, 126, 129
粗大運動機能 180, 181
相対性喉頭位置 138
僧帽筋 126, 183
総エネルギー消費量 58
総エネルギー摂取量 48
総コレステロール 25
造血 14
速筋線維 65

た

ターンオーバー 180
タイプⅠ線維 65

た

項目	ページ
タイプⅡ線維	65
ダイナペニア	64
ダウン症候群	39
たんぱく異化	73
たんぱく質	9, 12, 105
──の摂取量	26, 55, 69
──の代謝	9
──の代謝	10, 22, 69
他動的頸部可動域運動	155
多剤服用の有無	192
多量ミネラル	15
食べる機能の評価	36
唾液嚥下	151
唾液誤嚥	139, 146
唾液腺	123
唾液分泌	142, 195
唾液分泌量	180, 190
代謝	8
代謝回転	10
代謝経路	9
代謝性合併症	107
代謝方程式	45
代償的嚥下法	114, 130
体格指数	51
体脂肪率	44
体重	22, 44
体重／身長比	35
体重減少率	22, 23
体重測定	22
体組成	22
大腸がん術後	74
第1鰓弓筋	121
第2鰓弓筋	121
第3鰓弓筋	121
脱水	41, 45, 184
胆汁酸	13

ち

項目	ページ
チームアプローチ	225
チームスポーツ	48
遅筋線維	65
窒素バランス	25
窒素平衡	18
中咽頭収縮筋	131
中心静脈栄養	107
中性脂肪	9, 10
貯蔵脂肪	56
超重症児スコア	177
調理師	222, 223
直立姿勢	125

つ

項目	ページ
ツルゴール反応	184

て

項目	ページ
テストステロン	67
デヒドロエピアンドロステロン	67
低ナトリウム血症	41
低栄養	2, 3, 18, 26, 101
──のメカニズム	26
低栄養傾向	45
低栄養状態	180, 181
低酸素血症	169
低出生体重児	184
低炭水化物食	55
抵抗力低下	192
適正負荷	79
鉄	15
鉄欠乏性貧血	41, 45
電解質	47
電気刺激療法	142

と

項目	ページ
トリグリセリド	54
トレーナビリティー	68
努力性吸気	183
努力性呼吸	179
頭頸部周囲筋	210
頭頸部領域の模式図	117
頭部と体幹の位置関係	140
頭部挙上練習	164
糖質	8, 12, 17, 105
糖新生	9, 11
糖尿病	19
糖類	46
同化	8
同化期	29
銅	15
毒性の発生率	74

な

項目	ページ
ナイアシン	14
ナトリウム	15, 46, 47
内科的トラブル	41
内舌筋	131
内臓脂肪	52
内臓脂肪型肥満	52
軟口蓋	118
難病の嚥下理学療法	157

に

項目	ページ
二次性肥満	52
二次蠕動波	120
二重エネルギーX線吸収測定法	44
二分脊椎	39
乳酸	9
乳糖	8
尿酸	54
尿素	9
尿比重	45

の

項目	ページ
脳の発育	35
脳性麻痺	39
脳性麻痺児・者のコミュニケーション機能分類システム	181
脳卒中	145
──の摂食嚥下障害に対する理学療法評価表	150
脳卒中治療ガイドライン	150

は

項目	ページ
バイオフィードバック療法	114
バインランドⅡ	38
バクテリアルトランスロケーション	105
パーキンソン病	157
パントテン酸	14
肺過膨張	169
廃用症候群予防	112
廃用性筋萎縮	28
白血球数	25
発育	35
発達	35
発達評価	38
鼻呼吸	197
反射性嚥下運動	117
反復唾液嚥下テスト	133, 134, 158, 170, 171, 192, 195

ひ

項目	ページ
ヒトの嚥下	117, 124
ヒトの顎運動	125
ビオチン	14
ビタミン	12, 13
──の過剰症	14
──の欠乏症	14
ビタミンA	14

ビタミン B$_1$ …………………………… 14
ビタミン B$_2$ …………………………… 14
ビタミン B$_6$ …………………………… 14
ビタミン B$_{12}$ ………………………… 14
ビタミン C ………………………… 13, 14
ビタミン D ………………… 14, 67, 199
ビタミン E ……………………………… 14
ビタミン K ……………………………… 14
非たんぱく質熱量／窒素比 ……… 17
非運動性身体活動 ………………… 58
非必須アミノ酸 …………………… 13
肥満 ……………………………… 19, 51
　──と栄養 …………………………… 51
肥満症 …………………………… 19, 54
　──の運動療法 …………………… 56
肥満症治療指針 ………………… 54, 55
肥満症治療食 ……………………… 54
肥満診療ガイドライン 2016 ……… 56
肥満度分類 ………………………… 52
疲労 ………………………………… 45, 174
疲労骨折 …………………………… 41
微量ミネラル ……………………… 14
鼻呼吸 ……………………………… 197
必須アミノ酸 …………………… 12, 13

ふ

フィットネス ……………………… 49
フードテスト …………………… 170
フレイル ……………………………… 62
ブロック学習 ……………………… 114
不応性悪液質 …………… 29, 73, 78
不顕性誤嚥 …………………… 169, 179
不飽和脂肪酸 ……………………… 13
負荷設定 …………………………… 79
負荷量 ……………………………… 67
浮遊骨 ……………………………… 130
腹腔内圧 ………………………… 179
腹式呼吸 …………………… 126, 172
複数回嚥下 ……………………… 164
物理的消化 ………………………… 8
分岐鎖アミノ酸 ……………… 10, 199

へ

ヘモグロビン ……………………… 25
ヘルパー ………………………… 222, 224
ベッド上ギャッジアップ ……… 139
ペコぱんだ ……………………… 143
閉塞性換気障害 ………………… 179
変形・拘縮 ……………………… 180

ほ

ポジショニング …………… 78, 206
歩行運動 ………………………… 125
歩数計 ……………………………… 54
哺乳障害 …………………………… 37
包括的呼吸嚥下リハビリテーション
　………………………………………… 216
放射線技師 ………………… 222, 223
訪問リハビリテーション ……… 96
飽和脂肪酸 ………………………… 13

ま

マグネシウム ……………………… 15
マラスムス型 ……………………… 18
マンガン …………………………… 15
膜性骨化 ………………………… 123
末梢静脈栄養 …………………… 107
慢性閉塞性肺疾患 ……………… 167
慢性便秘 ………………………… 181

み

ミネラル ………………… 12, 14, 15

む

むせ …………………………… 151, 169
無月経 ……………………………… 42

め

メタボリックシンドローム
　……………………………………… 19, 51
　──の診断基準 ……………… 51, 52
メンデルゾーン練習 …………… 160
迷走神経背側核 ………………… 157

も

モニタリング ……… 29, 69, 106, 184
モリブデン ………………………… 15
問診 ……………………………… 174

や

夜間不顕性誤嚥 ………………… 192
薬剤性嚥下障害 ………………… 199

ゆ

有酸素運動 ………………………… 57
遊離脂肪酸 ………………………… 56
指輪っかテスト …………………… 64

よ

ヨウ素 ……………………………… 15
予防的対応 ……………………… 115
葉酸 ………………………………… 14
横向き嚥下 ……………………… 164

ら

ランダム練習 …………………… 114
卵胞刺激ホルモン ……………… 42

り

リスク管理 ……………………… 226
リズミカルな嚥下 ……………… 160
リノール酸 ………………………… 13
リハビリテーションチームアプローチ
　……………………………………… 225
リハビリテーション栄養 ………… 4
リバースアクション …………… 130
リポたんぱく質リパーゼ ……… 11
リラクセーション指導 ………… 155
リン ………………………………… 15
リンパ管 …………………………… 11
リンパ球 …………………………… 25
利用可能エネルギー …… 42, 44, 46
理学療法教育カリキュラム …… 115
理学療法士の役割 ……………… 108
両側性上位運動ニューロン障害
　……………………………………… 151
輪状咽頭筋 …………………… 118, 119
臨床的病態重症度分類 ………… 135

れ

レジスタンストレーニング …… 57
連携 ……………………………… 225, 226

ろ

ロイシン …………………………… 10
ローリング運動 ………………… 131
ローレル指数 ……………………… 36
老嚥 …………………………… 114, 190
老人性嚥下機能低下 …………… 190
肋骨捻転法 ……………………… 204

わ

ワールブルグ効果 ………………… 72

数字

1 RM ……………………………… 67
3 大栄養素の必要量 …………… 105

5回立ち座りテスト……………………64
6分間歩行試験…………………………54

ギリシャ文字

αリノレン酸………………………………12

A

AD ………………………………………184
ACE 阻害薬……………………………195
ADL 向上 ………………………………227
ATP ……………………………… 8, 9, 56

B

BCAA……………………………………10
BIA………………………………………22
BMI……………………… 22, 36, 44, 51

C

Ca………………………………………15
CC ……………………………………184
Central Pattern Generator ………113
CFCS …………………………………181
CONUT ………………………… 18, 103
COPD …………………………………167
CPG……………………………………113
CRP ……………………………………25
Cu ………………………………………15

D

DHA ……………………………………12
DSS ……………………………133, 135
DXA 法…………………………………44

E

EA ………………………………… 42, 44
EAT10 …………………………………192
ECOG …………………………………78
EDACS ………………………………181
EPA ……………………………………12
E-SAS ………………………………136

F

FAT ……………………………………42
Fe ………………………………………15
FILS……………………………133, 135
Food and Nutrition Board………45
FSH……………………………………42
FT ……………………………… 134, 170

G

GCU ……………………………………37
Glasgow Prognostic Score ………77
GMFCS ………………………………181
GNRI …………………………………103
GPS ……………………………………77
GS グレード……………………………138

H

H/A ……………………………………184
Harris-Benedict の式………………16
HbA1c ………………………………54
HDL ………………………………13, 54

I

I …………………………………………15
ICARS …………………………………164
ICF に基づいた理学療法評価
………………………………………21, 22
ICU-AW ………………………………83
i-EALD 評価方法……………………216
inner muscle ………………………131
inter-disciplinary …………………225

K

K ………………………………………15
Karnofsky Performance Status
…………………………………………75
Kaup 指数……………………………184
KPS …………………………………75, 76
KT バランスチャート………135, 193

L

LDH ……………………………………13
LDL ……………………………………54
LEA ……………………………………42
LFCS …………………………………181
LH ………………………………………42
LIFE …………………………………181
Life Space Assessment …………136
Long の式………………………………17
Lubben Social Network Scale-6
………………………………………136

M

MACS …………………………………181
MASA …………………………………152
MENAC 試験…………………………74
Mg ……………………………………15

mGPS ……………………………………77
Mn ………………………………………15
MNA®……………………………………18
MNA®-SF ………………………23, 102
Mo ………………………………………15
MST ……………………………22, 23, 103
multi-disciplinary …………………225
MUST ……………………………………18
MWST ……………………134, 158, 170

N

n-3 系……………………………12, 13
n-6 系……………………………12, 13
Na ………………………………………15
NEAT …………………………………58
NICU …………………………………37
NPC/N 比………………………………17
NST ……………………………101, 102
NST カンファレンス…………………103
NST における理学療法士の役割
………………………………………106
NST 専門療法士……………………102
NTP ステージ…………………………152

O

outer muscle ………………………131

P

P ………………………………………15
PAI-1 …………………………………54
Palliative Performance Scale
…………………………………………75
Passavant 隆起………………………119
Performance Status Scale ………75
PG-SGA ………………………………76
PICU ……………………………………38
PPS ……………………………………75
PS ………………………………………75
Pushing ………………………………164

Q

QOL の低下 …………………………74

R

RED-S …………………………43, 44
refeeding 症候群………………29, 106
RSST ……………………134, 158, 170, 171

S

SARA …………………………………164

SB ……………………………… 187
SCA3 …………………………… 163
SCD ……………………………… 162
Se ………………………………… 15
Sedentary Behavior …………… 187
SGA ……………… 18, 35, 76, 102
silent aspiration ……………… 179
SMART …………………………… 27
SMI ……………………………… 64
Stage Ⅱ transport …………… 133
STEF …………………………… 164
Subjective Global Assessment
  ………………………………… 75
SWAL-QOL ……………… 137, 136

T

TCA 回路 ………………………… 9
the scored Patient-Generated
  Subjective Global Assessment
  ………………………………… 76
Timed Up and Go Test ……… 164
TLC ……………………………… 169
TNF-α …………………………… 54
trans-disciplinary …………… 225
TSF ………………………… 24, 184
TUG …………………………… 164

V

VE ………………………… 158, 171
VF ………………………… 158, 171
VFA ……………………………… 52
Vital Stim® …………………… 142

W

W/H …………………………… 184
Wallenberg 症候群 …………… 145
Watentow の分類 ……………… 35
Wearning-off 現象 …………… 157

Z

Zn ………………………………… 15

理学療法実践レクチャー
栄養・嚥下理学療法　　　　　　　ISBN978-4-263-26576-5

2018年10月25日　第1版第1刷発行

監修者　吉　田　　　剛
編 者　山　田　　　実
発行者　白　石　泰　夫

発行所　医歯薬出版株式会社

〒113-8612　東京都文京区本駒込1-7-10
TEL. (03) 5395―7628(編集)・7616(販売)
FAX. (03) 5395―7609(編集)・8563(販売)
https://www.ishiyaku.co.jp/
郵便振替番号 00190-5-13816

乱丁，落丁の際はお取り替えいたします　　　印刷・あづま堂印刷／製本・皆川製本所
© Ishiyaku Publishers, Inc., 2018. Printed in Japan

本書の複製権・翻訳権・翻案権・上映権・譲渡権・貸与権・公衆送信権（送信可能化権を含む）・口述権は，医歯薬出版(株)が保有します．
本書を無断で複製する行為（コピー，スキャン，デジタルデータ化など）は，「私的使用のための複製」などの著作権法上の限られた例外を除き禁じられています．また私的使用に該当する場合であっても，請負業者等の第三者に依頼し上記の行為を行うことは違法となります．

JCOPY ＜出版者著作権管理機構　委託出版物＞
本書をコピーやスキャン等により複製される場合は，そのつど事前に出版者著作権管理機構（電話 03-3513-6969, FAX 03-3513-6979, e-mail : info@jcopy.or.jp）の許諾を得てください．